脳の寿命を延ばす「脳エネルギー」革命

ブドウ糖神話の崩壊とケトン体の奇跡

佐藤拓己

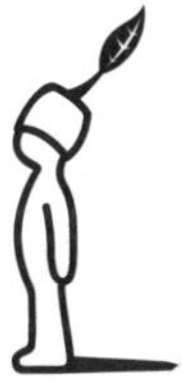

光文社新書

少しだけ長い　はじめに

若かりし頃のとある思い出

私がまだ大学院生だった頃のことである。ちょうと、ジョージ・ブッシュ（父）大統領が来日し、京都御所を訪れるために車に乗っているのを偶然見かけた年だった。

当時、私は京都市左京区のアパートに住んでいたのだが、大家さんが、社会人になった息子さんについて愚痴《ぐち》をこぼしていたのを思い出す。息子さんは朝はコーヒーを飲むだけで、夜に帰っても肉しか食べないらしく、「せめて朝ごはんを食べて出ていってほしいのに」と、顔を曇らせていた。

私は日頃から大家さんには何かと世話になっていたから、なんとかして彼女のささやかな悩みを解消してあげたいと考えた。次の週末、どこかの大学のたいへん偉い先生が書いた新書を読み終え、彼女に会いにいった。格子戸の玄関先で本を差し出しながら、こう言ったのをはっきりと覚えている。

「やっぱり朝にご飯を食べないとダメみたいですよ。脳が働くための栄養は糖分だけですから。ちゃんと米かパンを食べないと頭が回らないらしいです。仕事に影響するかもしれないです」

そしてこうも言った。「これは確かです。偉い先生が言っているんですから」

彼女は、「これ読まはったらエエねんな。おおきに」とうれしそうに、緑青色の大きなオパールをはめた手で本の表紙をなでていた。今はもういなくなってしまった恩人との大事な思い出である。

その本に限らず、たしかにその当時は、そしてその後の10年、いや20年の間、「脳は糖分がないと働かない」と世界中の人が信じていたかと思う。30年経った今でさえ、多くの人々がそう考えているだろう。

しかし、固定電話のコードを差し換えて悪戦苦闘しながら何とかメールを送受信していた時代から、満員電車に揺られながら片手で、隣の誰かの顔にぶつからない気配りさえすれば数秒でメールを送れてしまう時代になった今では、「脳の栄養分は糖分だけ」という常識の壁を、ペンキで塗り替える時がきている。大きなヒビが入ってしまう前に塗り替えなければならない。「**脳のエネルギー源は糖分だけ、というのは誠に正しい。血糖値が安定してさえいれば**」と。

研究テーマとしてのニューロン、そして脳の抗老化

恐縮だが、ここでいったん話をまた若かりし頃に戻す。

大学院を出たあと就職して社会に出た私は、そもそも会社員に向いていないことを友人に指摘されてはいたのだが、３年経ってやっと自分でもそのことを理解した。研究者に戻る覚悟を決め、あわてて受け入れ先の研究室を探して歩いた。探して探して、そして出会ったのが、大阪大学大学院にいた畠中寛《はたなかひろし》先生である。

『モノとしての「脳」』（講談社選書メチエ、１９９４年）を書き終えたばかりの、その分野では非常に有名な教授であった。畠中先生と面談したその日から、私の神経科学者としての一歩が始まったのである。

それから20年以上の間、私は脳の細胞と向き合ってきた。神経細胞と呼ばれる、いわゆる

「ニューロン」である。

見たもの・聞いたものを理解するシステム。思ったこと・感じたことを記憶する仕組み。知識や情報として必要な時に思い出す機構。自分の好みを瞬時に選択する回路。そして私がとりわけ関心を抱き続けたのが、彼らがその一生を終えるメカニズム「**ニューロン死**」であった。

その後、今から約7年前であるが現在の勤務地へ移るのを機に、私は、脳と体についての「**抗老化**」を、主たる研究対象として改めて定めた。「**アンチエイジング**」と呼ばれる分野である。当時はまだ扱う研究者も少なかった印象がある。そして7年が過ぎ、今日の日を迎えている。

研究者として30年を経た私の使い古したリュックには、ニューロンに関する論文や書籍から得た情報の紙束がずしりと詰まっている。さらに、抗老化を扱ったやはり論文や書籍から得た情報も同じくらい詰まっている。それらは混ざり合い発酵し、一部はグツグツと煮え出している。耐熱温度１２０度に加工された手袋を使い、その情報の紙束を摘《つま》み出してみよう。

そこから蒸気とともに以下の言葉が浮き上がる。

「血糖値が安定しない場合、ニューロンのエネルギー不足が起こりがちである。下手をすればニューロンは死んでしまう。少なくとも、燃料なしではいつも通り正常に働くことはできないだろう。不要物、不純物を排除する力も弱まってしまう。昨今問題となっているうつ病や認知症の原因として捉えるべきである」

「放置すると、情報をめぐらすのに不可欠なシナプスの消失が増加の一途をたどるが、エネルギー不足の解消は薬に頼ることなく自分でできる」

「脳は糖分を使えない時には、ケトン体を燃料にして働くことができる。しかも、いつも以上によく働き、血流量を増やし、浄化作業を促進し、いくつもの優れた受容体のスイッチをONにできる」

　この煮え出した紙束がくたくたになってしまう前に、きちんと正しく残したい。そのためにこの本を書こうと思う。

　私の研究者としての時間も残り10年を切ってしまった。そしてこうしている間にも、やっと世間の注目を本気で浴びだした「**ケトン体**」という分子が——ヒトにとって、動物にとって、微生物にとって、いや細胞そのものにとって重要である小さなエネルギー燃料のひとかたまりの分子が——再び流行の彼方へと流れ去ってしまう危《き》惧《ぐ》すらあるのだから。

この本で定めた2つのテーマ

私はさっそく科学者という立場で、2つのことをテーマとすると決めた。

1. **うつ病**も**認知症**も脳細胞のエネルギー基質不足でとどまっているうちに手を打っておくに越したことはない。対処すれば脳が老化するのをはるかにゆっくりとさせることが可能である。そのエネルギー基質は、もちろん**ブドウ糖**であるし、さらに**ケトン体**である。この2つでエネルギーを正しく補いさえすれば、**脳を長持ちさせ、しかも体全体の健康にも役立つ**のである。このことを人々に理解してもらうために自分にできることとして、そのエネルギー配分のやや複雑なシステムをじっくりとひも解いて説明し、それら燃料を得るための食生活についても方向性を示す。

2. ヒトがヒトであることの生理学的根拠は、そのカラダ全体に対して**巨大な脳**を持つことが最大のものだ。ではなぜ、ヒトは巨大な脳を持つことが可能になったか。この問いかけには、各分野の専門家たちから、ありとあらゆる答えが返ってくる。しかし、ヒトをヒトたらしめているその脳の「発生・発達」を可能にした「エネルギー」は、どこから来た、あるいはどこから来ているのかという問いに、未だ明確な答えは出されていない。歴代あまたの先人も、そして現在の神経科学者も、それぞれの答えは用意しているが、科学的で明確な説明をやってのけた書籍は、私の知る限りでは今のところ存在しない。

そこで私は、

・ヒトはなぜ巨大な脳を獲得できたのか。
・ヒトの脳に供給されるエネルギーはどこから来るのか。

を、「エネルギー代謝の観点から」科学的に説明することに挑戦する。

以上の「1」と「2」に焦点を合わせ、「ブドウ糖」と「ケトン体」の重要な役割を、ヒトにとってこれまた重要きわまりない「**インスリン**」の働きを交えながら解説しようと決めたのだ。

＊　　＊

しかしここで、小心者の私にとってはなかなかの問題が立ち上がる。

自分の思うように書き下ろすには、わずらわしい化学式や聞きなれない生化学の言葉、覚えきれない細胞や酵素の名前などを、気《き》後《おく》れすることなく大量に使わなければ、とても紙面上で説明しきることは無理である。リュックから取り出した大量の紙束には、専門用語があふれ、しかも科学ならではの仮説が多量にうごめいてさえいる。

本音を言ってしまうなら、この本を手にしてくれた人々のうちのどれほどが、最後まで読み切ってくれるだろうか、と心配なのである。

読者をあなどっているわけではない。そうではなく、どれほどわかりやすく簡潔に、しかも、仮説を仮説として、事実を事実としてきちんと切り分けて表現できるだろうかと、自らの力量に自信を持てずにいるのだ。

しかしその壁を、エイッと思い切って乗り越えるしかないだろう。一人でも多くの人が、できることならこの本を手にしてくれた全ての人が、どうか最後まで、なるべく楽しみながら読んでくれますようにと、切ない願いを胸に、ペンを、いやキーボードを打ち続けようと思う。

そしてもちろん、わかりやすくする努力を惜しまず、また必要な事項は別途取り上げて解説するなどの工夫を心がけたい。何と言っても私は、科学者であると同時に、20年来の教師なのだから。

体内のエネルギー通貨の授業

次に、教育者の立場から、この本に対する態度を明らかにしてみよう。

いきなり「たとえば」の話で恐縮だが、どこかの中学校で理科を教える先生が、物好きにも私を特別講師として招いてくれたとする。**「体内のエネルギー通貨」**について授業をしてほしいと言ってきたとするのだ。

私は次の日には近くの文房具店に行き、直径30センチの丸型厚紙を18枚と、片面接着剤付きマグネットシート、太書き用カラーペン3本を購入し、小脇に抱えて帰る。夕食後、風呂にも入らず、家族への説明もどかしくそのまま作業に取り掛かる。

厚紙のうち4枚に「C」の文字を大きく描く。「H」を8枚に、「O」を6枚に、やはりカラーペンで描く。それぞれの裏にマグネットシートを貼りつける。作業は夜中まで続くが、楽しいものである。こんなことはいつ以来だろうかと思ったりもする。中学校の生徒たちがどんな顔つきで聞いてくれるだろうかと想像もする。

授業当日、若干の緊張感と少しの期待の笑みを浮かべた三十数名の前に立つ。黒板に

図1　出張講義の黒板

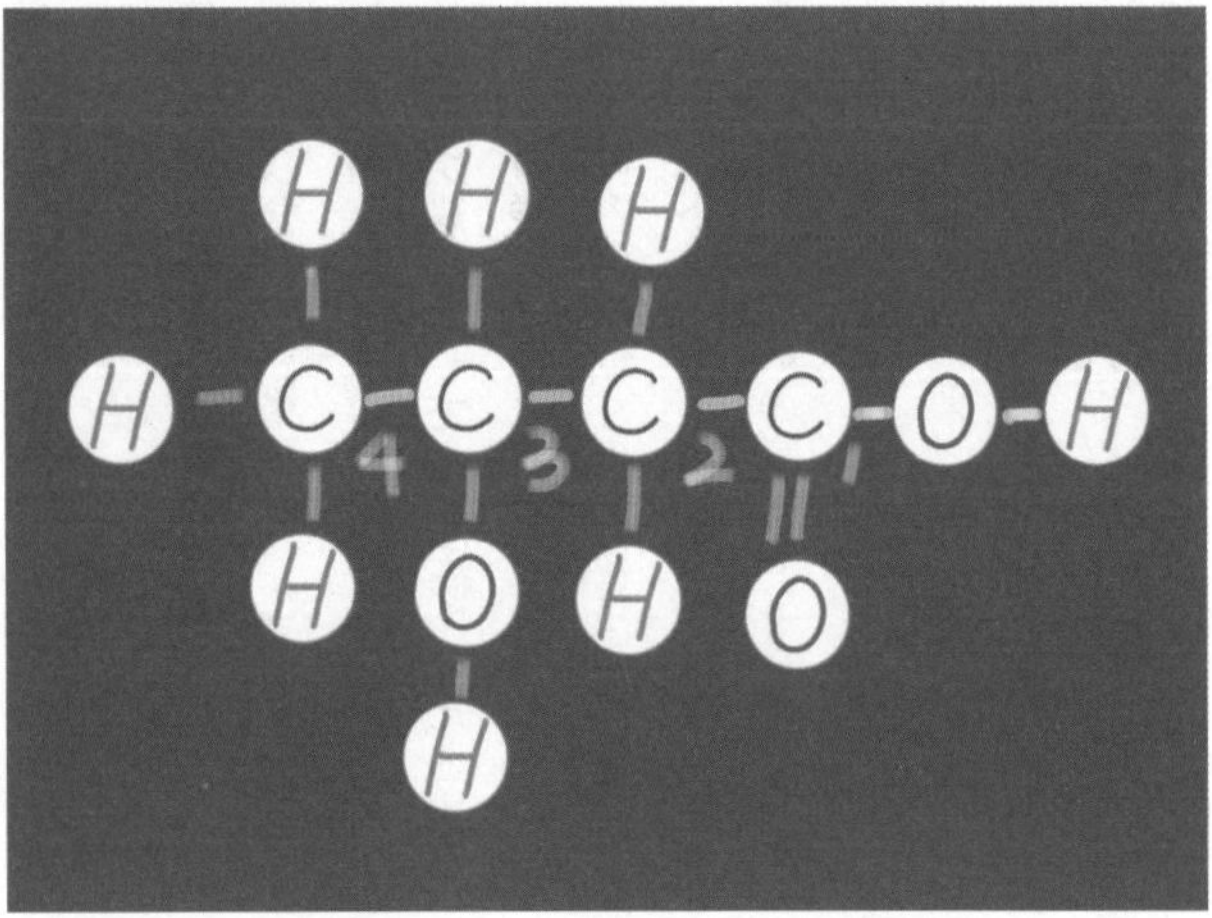

「C」の厚紙を4枚並べ、一つずつ手の平でぐっと押しつける。右側から1番、2番、3番、4番と名前を付ける。1番目の「C」の右側に「O」を置き、その右側に「H」を貼るという作業を黙って続け、炭素4個、水素8個、酸素3個の15個の元素を黒板いっぱいに配置すると、チョークを使い厚紙どうしを直線でつなぎ、一つの大きな化学式を完成させる。1カ所だけは二重線だ。1番目の炭素とその下の酸素を結ぶ線である。これは二重結合を表す。時間があれば説明しようと思うが、誰か質問してくる生徒がいれば上出来だ。

　さてここで授業はやっと本題に入る。「よく見ておいてください」と言いながら、6枚の「H」を黒板からはがし、黒板のものとは別に用意した3枚の「O」とともに、教卓に置かれた水槽にそっと浸ける。シャツの腕をざっくりとめくって、水の中でゆっくりと厚紙をひきちぎる（この時、私の緊張も溶けてゆくだろう！）。濡れた紙片を握って持ち上げ、嬉々として言う。「エネルギーが放出されました！」

最前列の生徒に水がかかって一瞬しかめっ面になるが、気にしないで続ける。

「次にこうします」。濡れた紙片を手のひらでくるくるとこねて一つのボールを作る。

「体の中の酵素はこれを使って働きます。エネルギーが必要な時にこうやって……」と言いながら、せっかく丸めた紙のボールをバラバラに解くのであるが、その時、水槽の水をかける。「加水分解です」

同時に私はこっそりと手をズボンのポケットにつっこみ、あるものをその手に仕込む。

「酵素はエネルギーを得る時に、人と同じようにお金を使います」と言いながら、ばらばらにほどけた紙の中から百円硬貨を取り出す。「ほら！」

はたして、これがウケるかどうかは定かではないが、私自身は十分に楽しむだろう。

さて同じ内容の授業を、私の本業の場である大学で、生化学の講義としておこなったなら、どうなるか？

左手にマイクを握りながら、ホワイトボードに化学式をさらさらと書き込み、ただちに話し始める。

「ミトコンドリアでは、酸化されていない水素が酸素と結合して水になる時に放出されるエネルギーを使って、ＡＤＰをリン酸化してＡＴＰを作ります。このＡＴＰがエネルギー通貨です。

ＡＴＰは、ＡＤＰとリン酸に再び加水分解される時にエネルギーを放出します。生物内のほとんどの酵素は、ＡＴＰの加水分解という形でしかエネルギーを取り出すことができません。

取り出した水素を酸素と反応させた時（水素の酸化といいます）に放出されるエネルギーを、ＡＤＰとリン酸の脱水縮合からＡＴＰを合成すること（リン酸化といいます）に使う必要があります。これを『酸化的リン酸化』といいます。

炭素４個、水素８個、酸素３個でなるこの物質こそが、ケトン体と呼ばれる分子です。ケトン体は有機酸の一種です。これは脳には大変に大切なエネルギー基質となります。

ケトン体には３‐ヒドロキシ酪酸、アセト酢酸、アセトンという３種類の分子がありますが、血中で検出できるのは大部分が３‐ヒドロキシ酪酸であるため、単にケトン体といえば、この３‐ヒドロキシ酪酸を指します。

ミトコンドリアが細胞内でＡＴＰを作るのに、様々な有機酸および脂肪酸が使われます。しかし脳内の細胞がエネルギー基質として使うために肝臓から供給できる有機酸は、ほぼこのケトン体だけです。

脳はケトン体の他に、糖としてブドウ糖も利用しますが、それについては次の講義で扱うことにします」

＊　＊

この本は、中学生向けというよりは、高校生が読んで、「理解できるかできないか」ぐらいの感覚を面白がるのを想像しながら書くことにした。大学院生というよりは大学生が、一般教養の授業で、誰一人居眠りすることなく聞き入ってくれるぐらいの内容に仕上げるのが目標でもある。

本書の内容

ではさっそく、本の内容をざっくりと書き出してみよう。

目次と照らし合わせて、興味の湧くところから読み始めてもらってもかまわない。とにかくすぐにも読み始めてもらえると、大変うれしい。

第1章では、読者が脳の奇跡を体験するための、脳についての基本的なコンセプトを提供しようと思う。

第2章では、ヒトの巨大な脳を維持するためには、ブドウ糖とケトン体が必要であることを述べる。

第3章では、ケトン体を少しだけでも増やせば、脳の機能がすぐにでも改善可能な理由を述べる。

第4章では、インスリンについて述べる。今や老化研究の中心課題となった「インスリン学説」の誕生を述べたい。

第5章では、インスリン学説を踏まえ、「ヒトの老化研究」について述べる。

第6章では、てんかんを神経科学の観点から解説し、脳のさらなる理解につなげる。
第7章には、特別講師としてある女性を招く。といっても、数年前に知人から紹介されたその女性が書いた手記を、ケトン食を用いた治療の一例として掲載させてもらうことにした。それにあたってご本人に多少の加筆をお願いし快諾していただいた。この手記を読むことで、ケトン体の持つパワーをさらに実感することができるだろう。
第8章には、インスリン学説から鳥類の進化を考察する。私自身による課外授業的な科目を無理やり押し込んでしまおう。10年、いや20年ほど前から温め続けた、私のささやかなロマンともいえる長年の夢を叶えるべく、ここで書き綴ってみようと考えている。実のところ、そこから今すぐにも書き出したいくらいなのだが。

ともかくも、私がこれからこの本の中で書き表す内容の全ては、ある一つの事象へと終結する。それは**「ブドウ糖と、そして新たな注目分子・ケトン体が、脳で引き起こす奇跡」**である。

脳の寿命を延ばす「脳エネルギー」革命

目次

少しだけ長い　はじめに　3

この本を読んでいただくにあたって（チュートリアル）　26

第1章　脳のエネルギー問題　28

（1）脳の細胞の構成員　29

（2）2種類のニューロン　44

（3）錐体細胞の重要性　49

（4）アストログリア細胞の特別な役割　58

（5）脳のエネルギー源　65

（6）ニューロンのエネルギーの使い道　69

（7）オーバーワークから救う助っ人は誰？　74

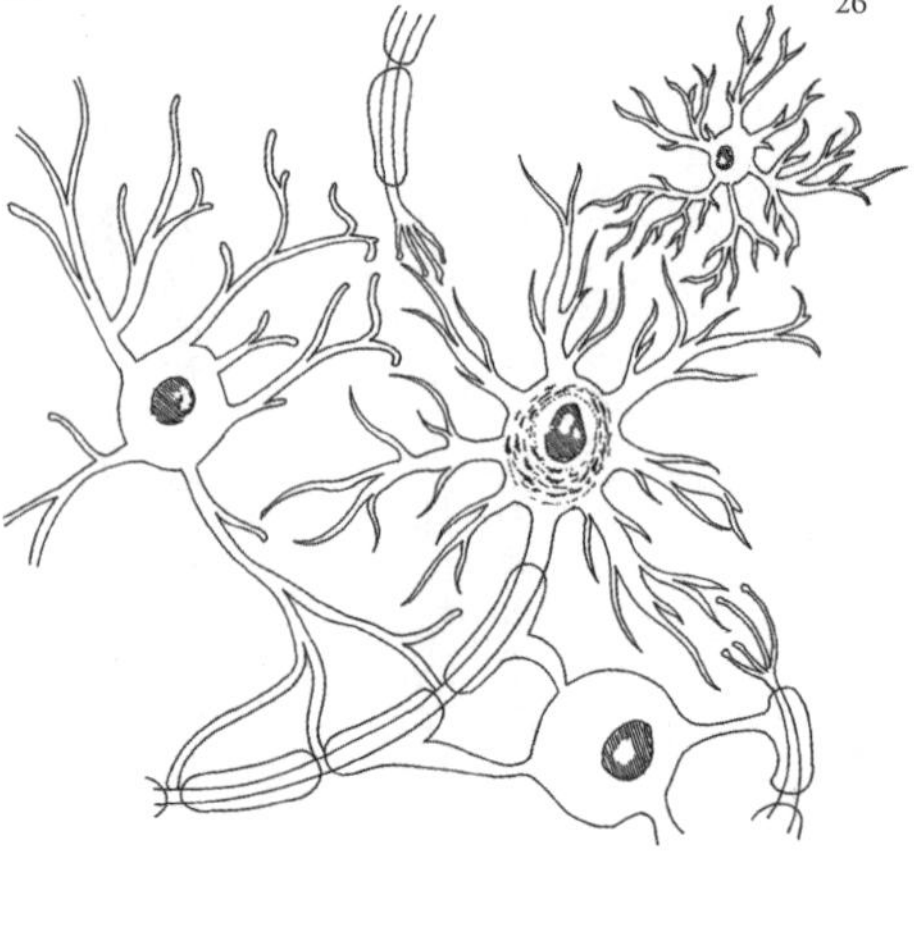

第2章　ヒトの脳エネルギーシステム　79

（1）ブドウ糖の生化学　81
（2）ヒトの脳　86
（3）ケトン体シャトル　94
（4）赤ちゃんの脳の高いエネルギー需要　104
（5）ラット胎仔の脳のエネルギー　108
（6）ヒト胎児の脳のエネルギー　112
（7）胎児の脳へ供給されるケトン体はどこから来るのか？　114
（8）ヒトの脳の特異な点　121
（9）乳酸シャトルとケトン体シャトル　126
（10）ブドウ糖のニューロンへの到達の仕方　134
（11）ケトン体のニューロンへの到達の仕方　141

第3章　認知症フリー社会へのコミットメント　146
（1）短期記憶と長期記憶　148
（2）認知症の脳で起こっていること　152
（3）認知症の科学　162
（4）NMDA受容体の科学　167
（5）錐体細胞のエネルギー不足　171
（6）脳を守る　175
（7）ミトコンドリアへの直接作用　179
（8）脳血流量の増加　182
（9）ケトン体の合成経路　184
（10）ケトン体には受容体がある　187
（11）HCAR2の活性化　190
（12）GPR43の活性化　192

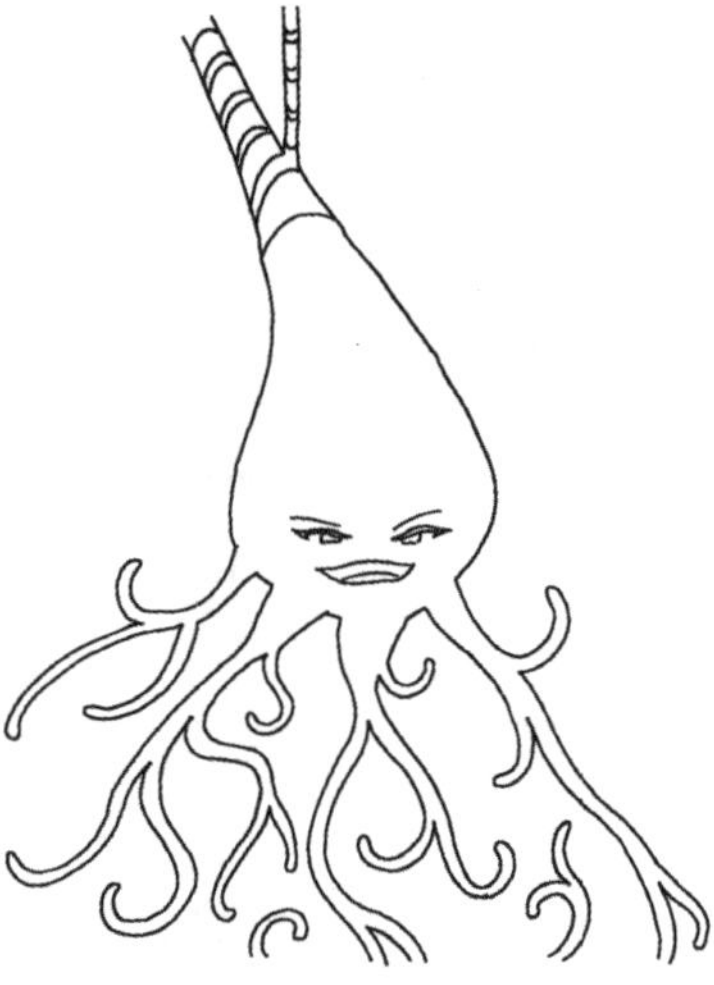

（13）ＨＤＡＣの抑制　194

第４章　インスリンは老化ホルモンか？　198

（１）血糖値を下げるインスリン　199
（２）肥満と老化に関与している？　201
（３）インスリン本来のはたらき　204
（４）インスリンスパイク　207
（５）老化を遅らせる対策　210
（６）インスリンは肥満ホルモン　212
（７）コインのウラ表の関係　214
（８）ブレンナーとケニヨン　219
（９）インスリン学説の誕生　229
（10）ヒトでのインスリン学説の妥当性の検証　233

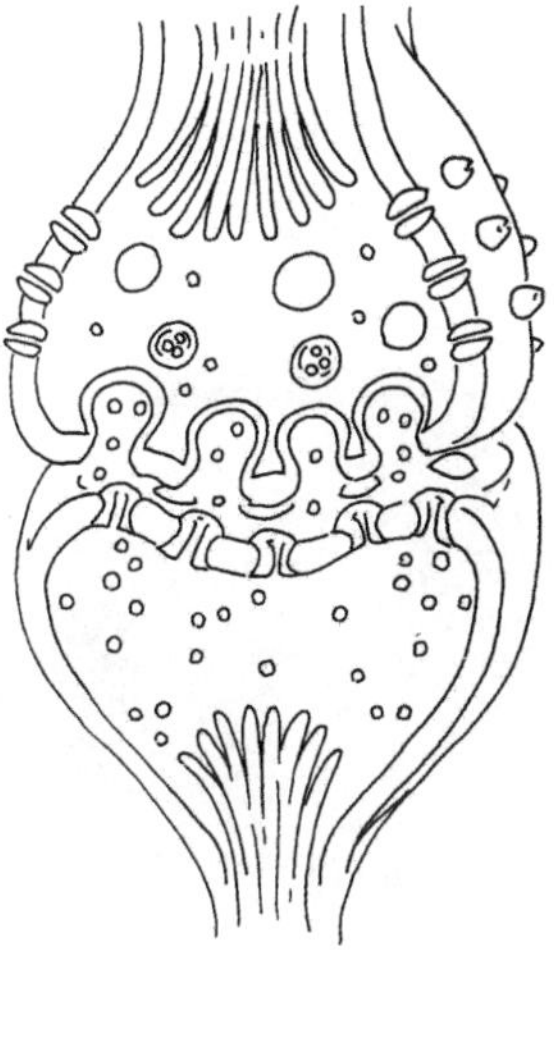

第5章　健康長寿を達成するための脳エネルギーシステム　238
（1）ブルーゾーンの研究から　239
（2）動物性タンパク質　240
（3）健康長寿の老人たち　247
（4）老化は血管から　251
（5）日本の短命村・長寿村　253
（6）老化につながる習慣をやめる　261
第6章　難病から救う脳エネルギーシステム　266
（1）てんかんはなぜ起こるのか？　268
（2）過剰興奮を抑制する　271
（3）ＫＡＴＰチャネルの役割　275

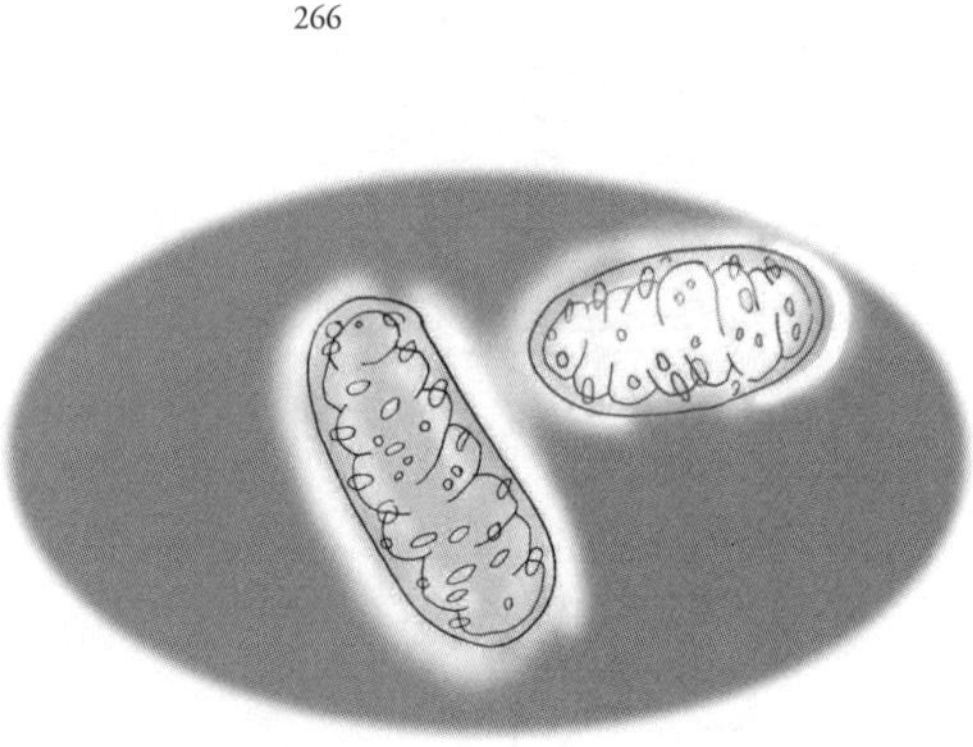

（4）KATPチャネルを活性化する　281
（5）ケトン食の科学的背景　284
（6）ケトン食の抗がん作用　289

第7章　ある母親の手記　295

（1）娘は5歳の時にてんかんと診断された　297
（2）やっと見付けた治療法　303
（3）望みをかける　305
（4）食事で治癒させると決意　307
（5）4月：中学校に入学　315
（6）転機　324
（7）ケトン食は楽ではない　333
（8）レシピの実例　337

第8章　エネルギーシステムから見る鳥類と獣脚類　342

（1）鳥は長寿　343
（2）鳥は高血糖　344
（3）鳥はインスリン耐性　346
（4）鳥が鳥になった生理学的根拠　349
（5）獣脚類が獣脚類になった生理学的根拠　357
（6）オストロムとバッカー　368

おわりに　377

付記1：エネルギー通貨　401
付記2：シナプス伝達　396
付記3：静止電位と活動電位　393

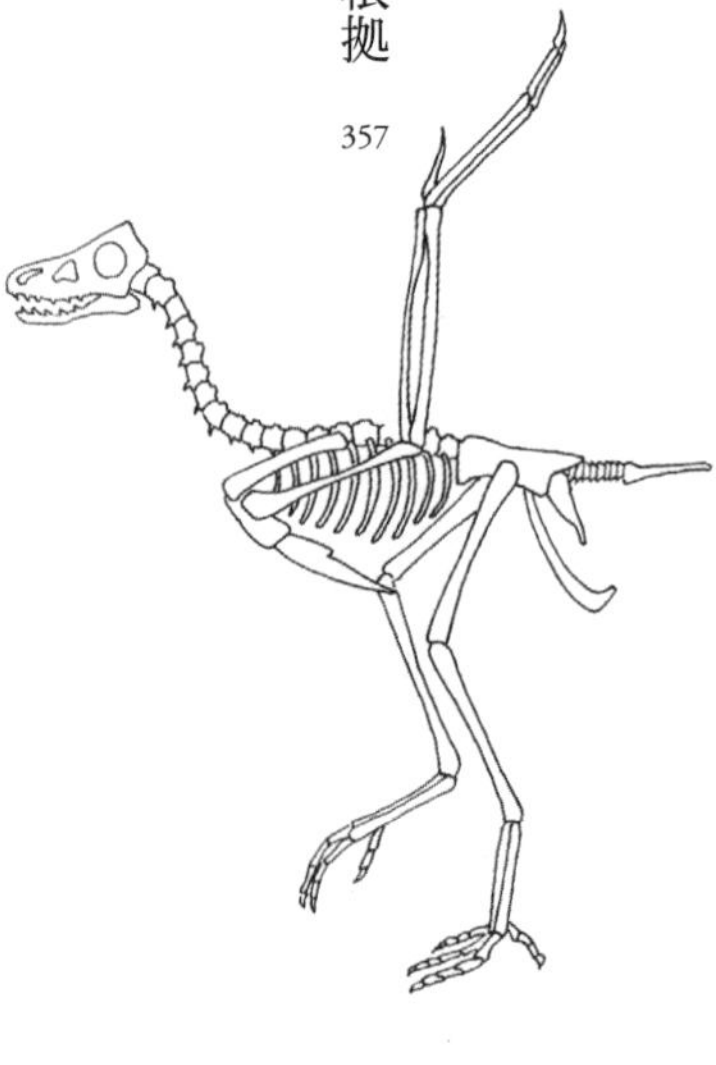

付記4：ブドウ糖とケトン体　391
付記5：乳酸とケトン体　389
付記6：抗てんかん薬　388
付記7：ミトコンドリアとケトン体の関係　387

参考文献　415
著者プロフィール　419

イラスト／見波ふみ雪
本文図版作成／キンダイ

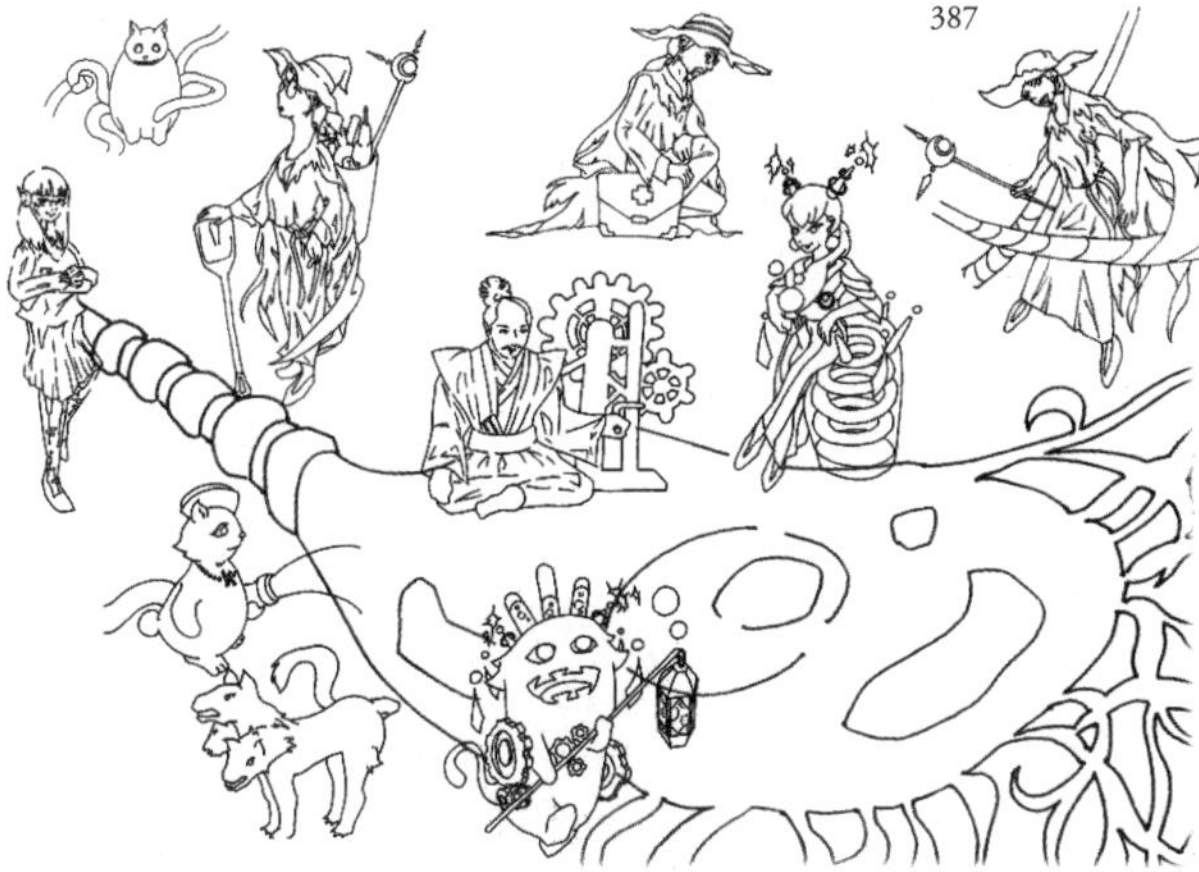

☆★～この本を読んでいただくにあたって～★☆
（チュートリアル）

1. 脳を中心としてその他も含め、その機能や構造などに関して記述しました内容は、論文などにより一定の承認を得たものに基づいたもののみとするよう努めましたが、第8章に関しましては、筆者個人のオリジナルの見解が多数入っておりますので、お気をつけください。

2. 本文中の（　）内には、「たとえ話」や「個人的な感想」が入っていることが多々あります。読者にわかっていただきやすくするため、あるいは堅苦しい文章を軽くほぐすために差し込んでありますが、邪魔だと思われる方もいらっしゃるかもしれません。よって、（　）内は飛ばして読んでいただいても、なんら支障はございません。

3. 第1章～第2章までは、各節のおわりに【注目ポイント】を入れておりますので、お役立てください。

4. 内容を掘り下げたい人のために、本書の末尾に【付記】を加えました。少し専門的な内容に立ち入っていますが、興味のある方はこちらもお勧めいたします。

5. 本書の内容に関して、根拠になった原著論文をできるだけ指し示すために、巻末に【参考文献】を加えました。見やすくするために、1～31を図の参考文献、32～39を表の参考文献、40～95を本文の参考文献、96～102を書籍の参考文献と分類し、主題を付けて掲載しています。

6. この本では、「脳のために何々を食べましょう！」や「こういう風に過ごしましょう！」などという、実生活にすぐ活かせることは、あまり述べていません（少しは述べています）。この本を読みながら、「脳へのエネルギー供給について、一度よ～く考えてみましょう！」ということを主にお勧めしています。
読み進める中で、脳の驚くべき仕組みや、恐れ入るような働きについて、理解を深めていただき、その上で、ご自分の脳にもっと親しみを感じていただければ、筆者として大変ありがたいことです。

第1章

脳のエネルギー問題

ニューロンワールドの多彩な住人たち

ニューロン（Ｎｅｕｒｏｎ）とは、脳内で生きる神経細胞です。数ある細胞の中でも、特殊な能力を持つ「スーパースター」的な存在といえるでしょう。

そのニューロンの中ではさらに、様々な酵素やミトコンドリアが数知れずうごめいています。それぞれが特化した技術を持ち、重要な役割を担っているのです。

また、そのニューロンを取り囲むように、サポーターとしての使命を負った細胞たちが、生き生きと、任務に忠実に仕事をこなしています。

ニューロンの中にも、そして外にも、個性あふれるキャラクターたちがひしめき合って暮らし、コンピュータをもはるかに凌《しの》ぐ、魔法の世界にも匹敵する摩《ま》訶《か》不思議な現実を形成しているのです（今この本を読み始めたあなたの頭の中にも、彼らの不思議な世界が銀河のように渦巻いているはずです）。

その魅力あふれる彼らの世界を「ニューロンワールド」と名付け、その住人たちを順々に紹介していきますが、まずはニューロンを取り囲んでいるサポーターたちの世界をゆっくりと巡っていきましょう。

（1）脳の細胞の構成員

ニューロンの働きと構造

脳にいる細胞として最も有名なのが、やはりニューロン自身です（**図2**）。

ニューロンの働きや構造については、中学や高校の生物学の教科書にも記載があるので、親しみがあるかもしれません。仲間から受け取った情報を別の仲間へ送り出す、分岐ポイント的な働きを担っています。また振り分けられた情報を回路として記憶する、貯蔵庫や書庫のような役割も受け持ちます。

図2　ニューロンワールドの構成員

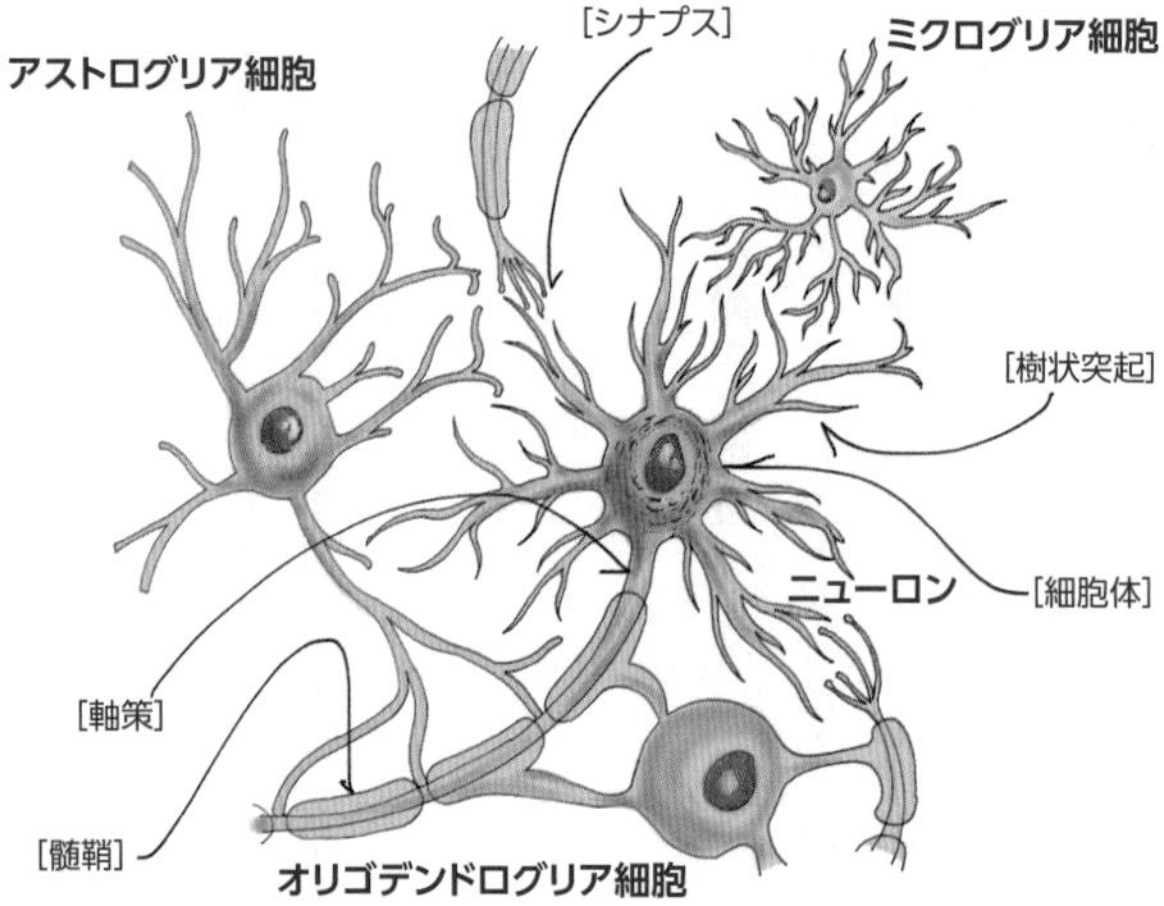

構造としては、細胞体があって、そこから一本の長く伸びた太い突起があります。これは出力のための突起で、**軸索**《じくさく》と呼ばれます。軸索を通って素早い情報のやり取りを可能にするため、軸索には**オリゴデンドログリア細胞**が何本も足を伸ばして巻きついています。舌をかみそうな長い名前ですね。この細胞が巻き付いた構造を**髄鞘**《ずいしょう》といいます。髄鞘の膜成分の半分程度はコレステロールであるといわれています。

またニューロンの細胞体からは短く細い突起が多数出ていて、これを**樹状突起**といいます。これは、他のニューロンからの入力のための装置です。ここで情報を受け取ります。

ニューロン同士は、**シナプス**という特別な構造（その姿は電子顕微鏡でしか見ることができません）で結ばれ、神経伝達物質という化合物を使って情報のやり取りをしています。たとえば、アセチルコリンやアドレナリンは、その神経伝達物質の一例です。

ただ、ニューロンは脳の中では多数派ではありません。ニューロン以外の細胞の方が数は多いとされています。ニューロン以外の細胞のほとんどは、**グリア細胞**です（あとは血管内皮細胞や平滑筋《へいかっきん》細胞や免疫系細胞といったところです）。

3種類のグリア細胞

グリア細胞は、ニューロンの神経活動をサポートするための多くの機能を備えています。主に以下の3種類があります（＊40）。

・オリゴデンドログリア細胞（＊41）
・アストログリア細胞（＊42）
・ミクログリア細胞（＊43）

図3　ミクログリア細胞の機能

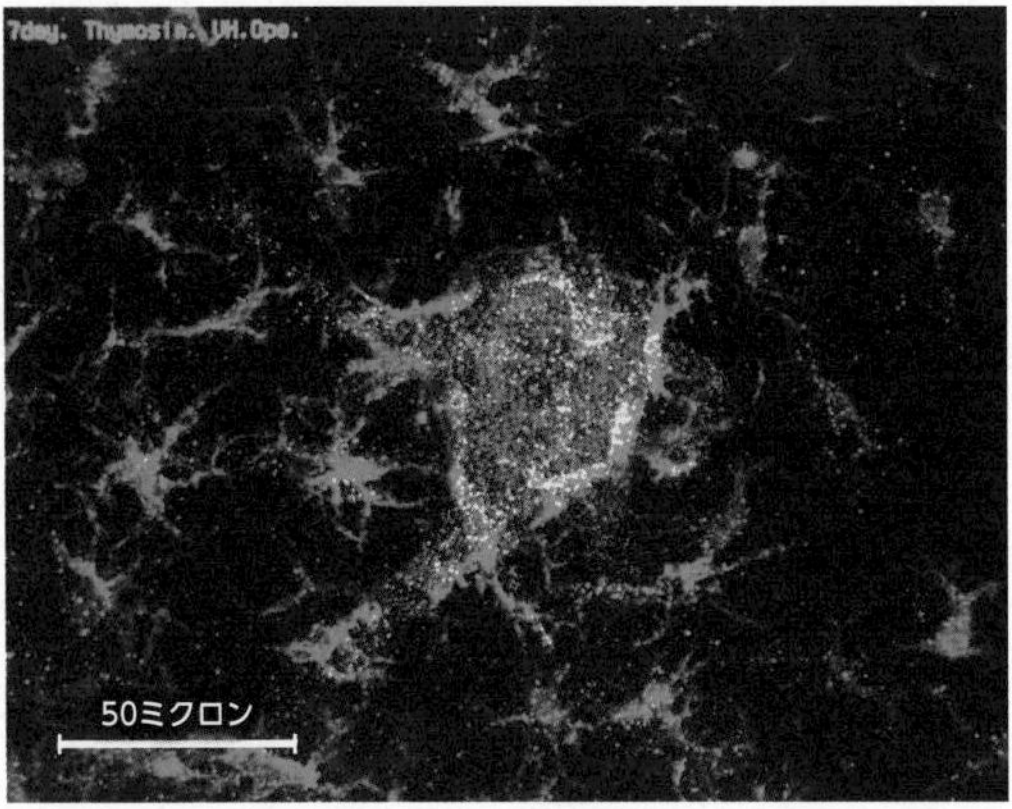

ニューロン（赤）と活性化したミクログリア細胞（緑）

写真提供／前・岩手医大教授：遠山稿二郎氏

「**オリゴデンドログリア細胞**」には、ニューロンの軸索に何重にも巻き付くことで、軸索をほぼ完全に絶縁するという、電線の塩化ビニルのような機能があります。これにより電気信号の伝導速度が何倍にも増加するのです。

「**アストログリア細胞**」は、ニューロンのエネルギー代謝に最も関与が深い細胞で、ニューロンはこの細胞から、乳酸やケトン体などのエネルギー基質を供給されて、**エネルギー通貨・ATP**を産生しています（エネルギー通貨に関しては「**付記1**（401頁）」に詳述したのでそちらをご参照ください）。ニューロンにとっては、給油所がそこかしこにあるようなものといえます。

またアストログリア細胞は、グルタミン酸

などの神経伝達物質が受容体に結合したのち、早急に除去する役目も負っています。除去された物質は再利用されますから、資源ゴミの集積所にもなるということです。

「**ミクログリア細胞**」は、従来の学説では「通常の健康な人の脳ではふだんは現れないが、炎症の時に姿を現し、マクロファージと同じように死んだ細胞を処理する」と言われてきました。死者を送り出す葬儀社のような大変ありがたい存在とされてきたのです。

しかし、最近の学説では、少し違ってきているようです。

ニューロンに変調があると、ミクログリア細胞は、**図3**のようにニューロンを取り囲んで助けることもします。もし助からずニューロンが死んだ時は、やはり後片付けをすることもします。ミクログリアは、言われていたような「死者を送り出す」だけではなく、生きたニューロンを健康に保つ役割を担っていることがわかっています（医者や看護師として全力を尽くし、万一の際は最後まで責任を持つという、神対応なスーパーヘルパーズだったのです）。

またミクログリア細胞は、従来言われてきたように、普段はあまり存在しないというわけではないようです。いつも数多く存在していたのです（なぜ気づかなかったのでしょう。その他のアストログリア細胞とみなされていたのでしょうか。秋の山でモミジとカエデを区別

図4　ミクログリア細胞の分布

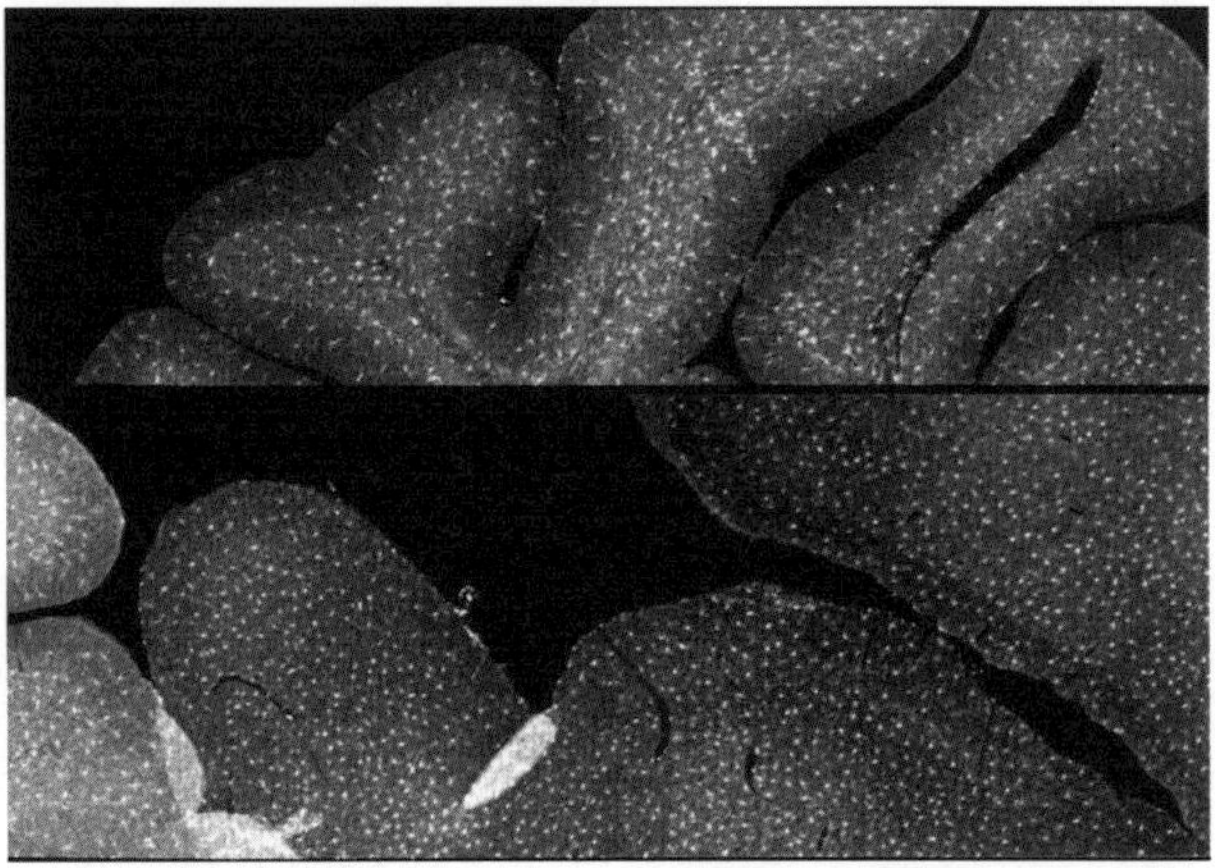

写真提供／前・岩手医大教授：遠山稿二郎氏

せずに眺めていたようなものかもしれません）。

　ミクログリア細胞は脳全体に、ある一定の間隔で存在することがわかってきています。**図4**で光っているのはミクログリア細胞ですので、等間隔で存在するのがわかるかと思います。

　ミクログリア細胞は未だにわからないことが多い不思議な細胞ですので、今後の解明が楽しみです。

アストログリア細胞と血液脳関門

　先に触れたアストログリア細胞とオリゴデンドログリア細胞について、改めて詳しく見ていきましょう。

図5　アストログリア細胞の分布

アストログリア細胞　　アストログリア細胞と微小血管

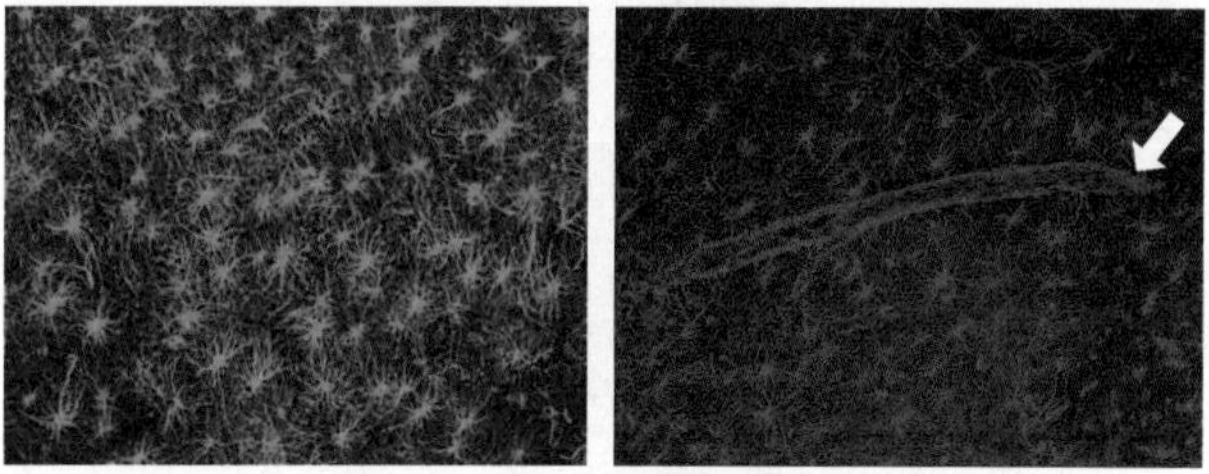

微小血管にアストログリア細胞が巻き付いていることがわかる

写真提供／前・岩手医大教授：遠山稿二郎氏

図5の左図は新皮質（脳を大脳・中脳・小脳などと分けているうちの大脳の、進化的に新しい部分ですが、大脳のほとんどを占めています。大脳皮質と呼ばれることが多いですが、解剖学の知見に従い「新皮質」という名称を本書では主に使います）のアストログリア細胞です。アストログリア細胞は脳で非常に多く存在しているのがわかると思います（満天の星空のようです）。また彼らもニューロンと同じように突起を伸ばして互いに連絡しているように見えます。

図5の右図は、真ん中に微小血管が見えますが、この周囲にアストログリアがすき間なく巻き付いていることがわかるでしょうか。アストログリア細胞は血管の中から栄養分を取り入れ、その代謝産物をニューロンに渡しています（先ほど給油所のようだと書きましたが、どちらかというと宅配便のようにもっと身近で活動的な存在

と言うべきだったかもしれません)。

ところで、脳には「**血液脳関門**」(英語名のBlood Brain Barrierを略して**ＢＢＢ**といいます)というシステムがありますので、少し触れておきましょう(＊44)。

脳はこの精巧極まりない仕組みによって、ほとんどの物質を自分の中に入れないようにしています。脳の中に入れるのは限られた物質だけにしているのですから、(かつてのベルリンの壁のような)冷酷な印象を受けますが、じつは大変にありがたいシステムです。これがなければ、脳は一日たりとも安全に過ごせません。それだけ脳は、繊細で精密で厳格な特別な存在なのです。

そのため、薬剤を脳に到達させるためには、ＢＢＢを超えることが最大の難関になります。認知症の創薬において研究者が苦労しているのは、どのようにしたら薬剤を脳に到達させることができるのかという問題なのです(今後この問題に関してブレイクスルーを作ることが期待されています。が、大変やっかいな「関門」であることは間違いないでしょう)。

このＢＢＢというシステムに則って、**図6**に示してある血管内皮細胞とペリサイト(平滑筋細胞の一種とされます)とアストログリア細胞などが協力して、「選択的透過性」を可能

図6　血液脳関門（BBB）の構造

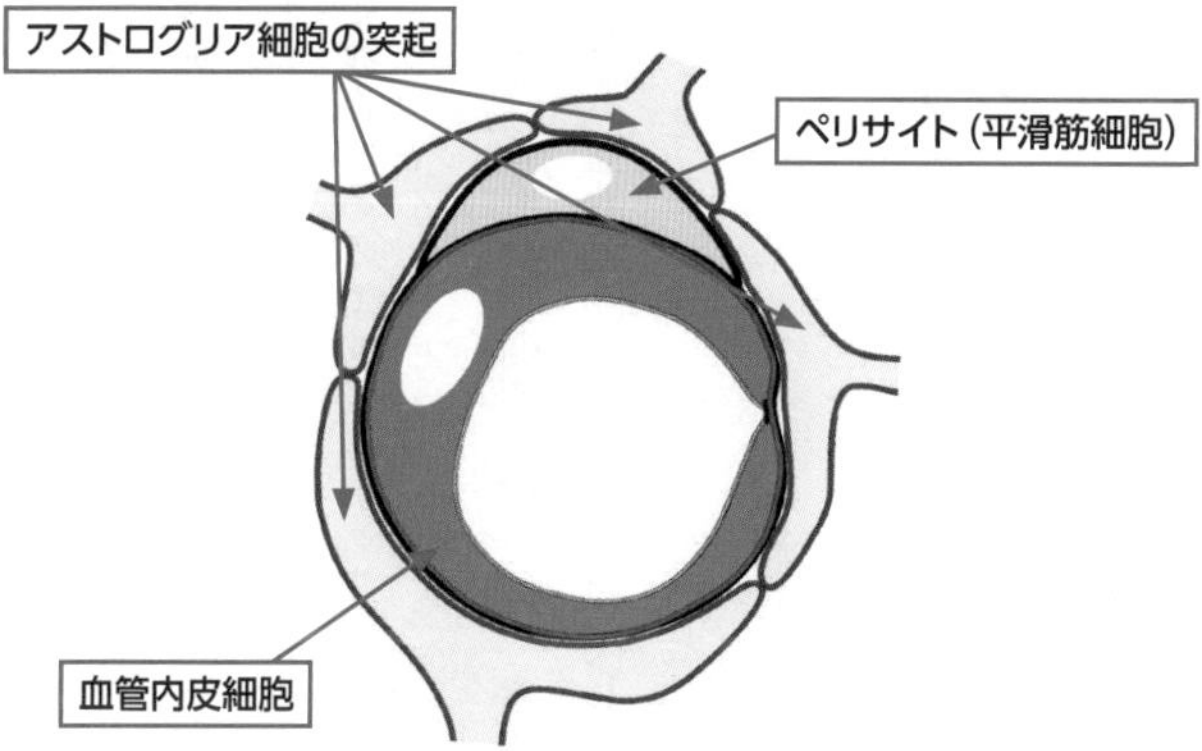

アストログリア細胞の足突起と血管内皮細胞はBBBの構成要員である。

（参考文献＊1）

にしています。ここで血液によって運ばれてきた様々な成分の中から、何を脳内に取り込むべきかを厳しく選択しているのです。

　BBBが脳だけにあるのは、アストログリア細胞の突起が巻き付いていることが大きいでしょう（**図5**）。血管内皮細胞自体の機能はあまり他の組織とは変わらないかもしれませんが、その周りにアストログリア細胞の突起が巻き付いていることで、選択的な透過性が可能になるという考え方は注目に値します（**図6**）（＊45）。アストログリア細胞の足突起だけで「選択的な透過性」を説明できるわけではありませんが、重要な役割をすることは間違いありません。

　特に脳は、エネルギー基質としてブドウ糖

とケトン体を積極的に取り込んでいるのですが、この時アストログリア細胞の足突起の役割は大変に大きいと思われます。血管からニューロンにブドウ糖とケトン体を直接渡す（もしくは加工を施してから渡す）中継所として働いているからです。脳血管中にあるエネルギー基質は、血管内皮細胞を通過した後に、必ずアストログリアの足突起を通過してニューロンに手渡されるのです。

少しは「血液脳関門」の正体、素顔、ありのままが見えてきたでしょうか？ ただ「血液脳関門」の正体に関しては、未だにわからないことが多いのが現状です。ですので、もう少し詳しく述べたいところですが、別の見方からの意見もあるかと予想されますので、このくらいでここは終えようと思います。

シナプス伝達とアストログリア細胞

グリアの話を続けます。アストログリア細胞は、**シナプス伝達**にも必須です（**図7**）。注目してほしいのは、シナプスの周りをアストログリア細胞がぐるりと取り囲んでいることです（**図7**）。これは大部分のシナプスで見られることであり、シナプス伝達にアストログリ

図7　シナプスにはアストログリア細胞が必要

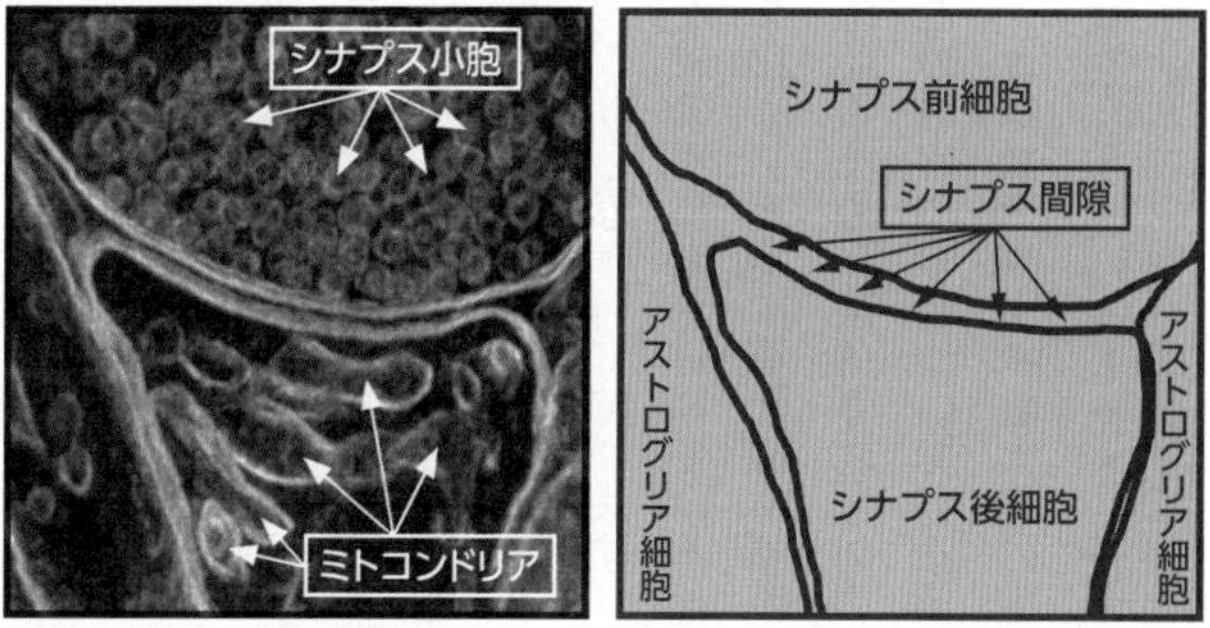

写真提供／前・岩手医大教授：遠山稿二郎氏

ア細胞のサポートが必須である所以です。

シナプス小胞からシナプス間隙《かんげき》に放出された神経伝達物質は、その役目を果たした後に、ほとんどがアストログリア細胞によって回収されることが知られています。もしそのまま居残っていたら、様々な問題が起こることでしょう。

これらのことから、アストログリア細胞がなければ、シナプス伝達は、ほとんど前に進まないことがわかります。シナプス伝達の内容については、「**付記2**（396頁）」に詳述しましたのでそちらをご参照ください（＊46）（＊47）。

以上のように、栄養やエネルギーを取り入れる血液脳関門も、そして情報を伝える中継ポイントであるシナプスも、アストログリア細胞のサポートなしには仕事を全うすることが不可能なのです（アストログリア細胞は、脳の複雑なシステムを支える脇役であると同時に、機能を活動させるのに不可欠な主役ともいえるのです）。

絶縁体としての役割――オリゴデンドログリア細胞

最後にオリゴデンドログリア細胞です（**図8**）。左図の白い部分（染色されていない部分）は横方向に繊維の束があるのがわかるでしょうか。これはニューロンの軸索の束です。黒く染まっているのがオリゴデンドログリア細胞ですが、本当は軸索に沿ってビッシリと存在し、ガッシリと巻き付いています（＊41）。

なぜ軸索に巻き付いている部分は、黒く染まって見えないのでしょうか?

これは、軸索に巻き付いている部分は、細胞の中身がほとんどなくなるくらい薄く巻き付いているために染色されないのです。

この軸索に巻きついている部分の膜の半分以上は、**コレステロール**です（したがって脳では、コレステロールは大変に重要なのです）。

最初にも述べましたが、このオリゴデンドログリア細胞たちが、足を思いきり伸ばして（身を粉にして、いや身を膜にして）ニューロンの軸索を懸命に覆ってくれているおかげで、

図8　オリゴデンドログリア細胞の分布と機能

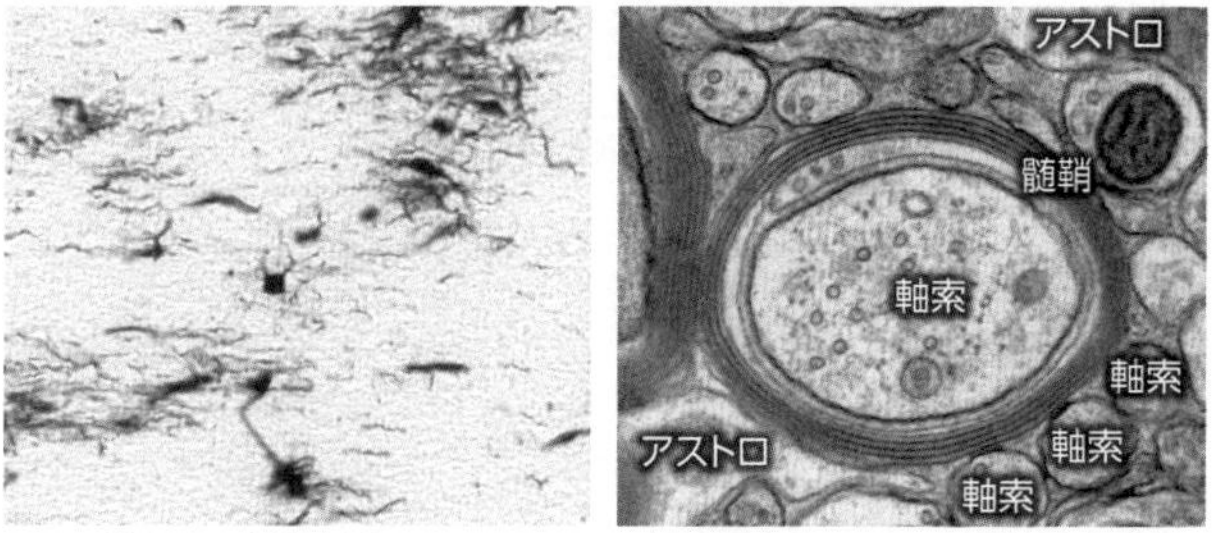

横方向に神経軸索がある（光学顕微鏡）

軸索に巻き付いて髄鞘を形成（電子顕微鏡）

写真提供／前・岩手医大教授：遠山稿二郎氏

ニューロンからの電気信号がムダなくスピーディーに確実に伝わっていくのです。その機能は、電線における絶縁体と同じです。ニューロンの電気信号をロスなく流すことです。

以上、3つのグリア細胞について簡潔に述べてみました。それぞれが、ニューロンのために、そしてニューロンの発する情報を伝えるために、精一杯働き、自らの使命を着々と果たしています（我らがニューロンを支えてくれるスーパー支持団体、世界規模の護衛団なのですから、なんとも心強いではありませんか）。

次の節では、彼らが必死で支えている「プリンス／プリンセス的存在」の、ニューロンの話に移ります。

私としてはそれがちょっと気になるところね。だって私の取り分減っちゃうじゃない～。

え？　私？　20億年前から細胞の中に住んでいるのよ。ATP っていうエネルギー基質を作っているの。頼りになる妖精ってところかしら～。

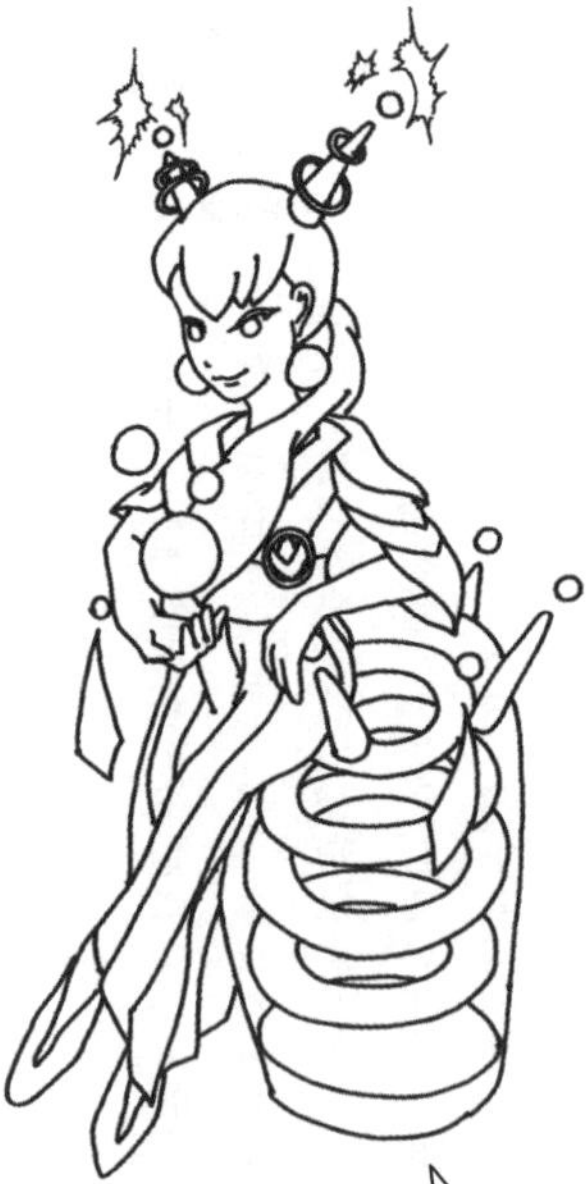

★ 注目ポイント！ 1-1 ★

オリゴデンドロさんがモータースキル（運動能力）を高めてくれるってことご存じ？

子どものうちは神経回路の組み換えによって運動能力は発達できるけど、大人になるとちょっとね。でも大人だって練習すればサッカーが上手になったり、卓球の技を覚えたりできるでしょ。あれはオリゴデンドロさんが神経回路をリモデリング（改修工事）してくれているからなのよ。

ニューロンの軸索に巻き付くときに、太くしたり伸ばしたり新しくしたりしてくれるから、活動電位のスピードがあがるってわけ（**図9**）。しかもしかも！　オリゴデンドロさんたら自分で材料のコレステロールを作っているの。アセチルCoAという積み木を組み合わせて。

そのために私の大好きな脂肪と糖質を使っているみたいなの。

図9　運動スキルにオリゴデンドログリア細胞が必要

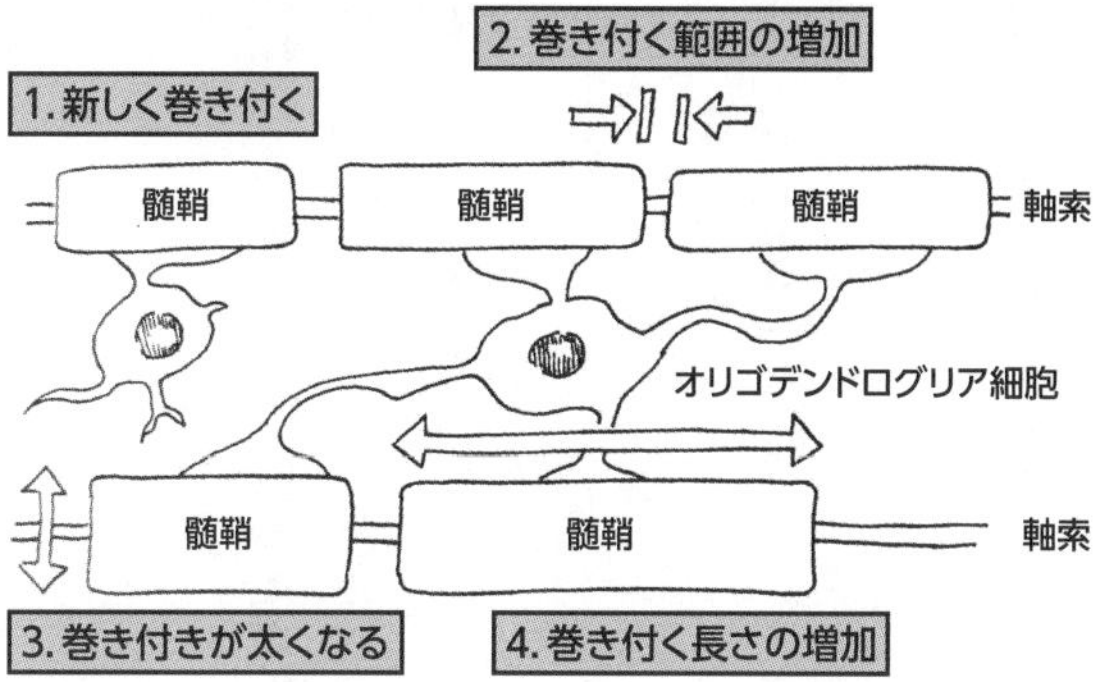

（参考文献*2）

（2）2種類のニューロン

ニューロンの基本構造

新皮質にはニューロンが200億個程度存在するといわれています（こういった数に関する情報は、技術の進歩によって更新されることが多々ありますので、ご注意ください）。それではまず、典型的なニューロンを示します（**図10**）ニューロンは基本的に3つの部分からなります（＊48）（＊49）。

1. **樹状突起**（他のニューロンからの入力を受けます）
2. **細胞体**（核やミトコンドリアなど細胞内器官が密集しています）
3. **軸索**（他のニューロンへの出力をおこないます）

簡単にいうと、樹状突起で情報を受け、細胞体で情報を統合し、軸索で情報を出力するという役割の分担があります。

図10　ニューロンの基本構造

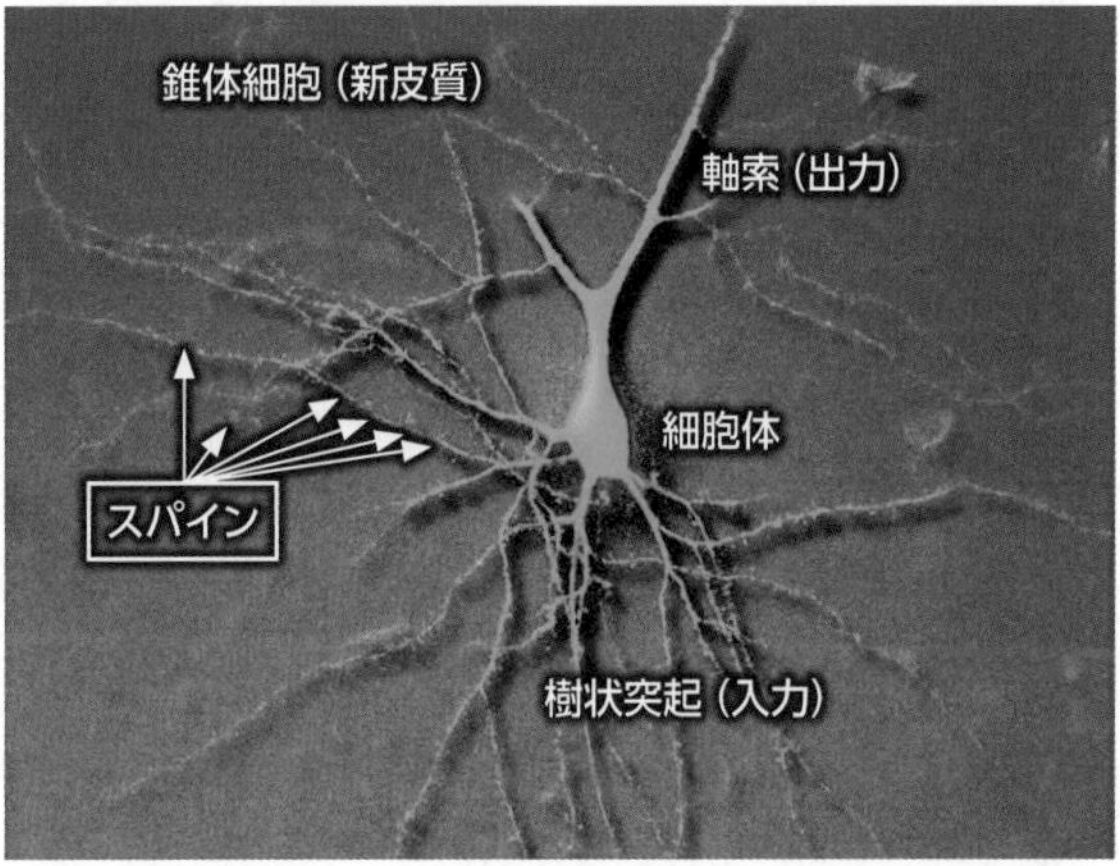

写真提供／前・岩手医大教授：遠山稿二郎氏

また、軸索上に多数ある小さな棘《とげ》のような構造物を**スパイン**といいます。このスパインによって構成されるシステムが、かの有名な**シナプス**です。シナプスというのは、ニューロンとニューロンが情報伝達をする装置のことで、コンピュータでいえば半導体です。

これが一つのニューロンあたり数千個存在しますから、脳全体で飛び交う情報の数は天文学的な数字になります（公園で木々を見ながらボーっと散歩をしている時にも、澄んだ夜空全体の星の数ほどの情報がひしめいているのです。カフェでお茶をして話をしている時には、頭の中に銀河ができあがっていることでしょう）。

大きな錐体細胞と、小型の顆粒細胞

さて、ニューロンには２種類の細胞が存在します。体格のいい**錐体《すいたい》細胞**と、かなり小型の**顆粒《かりゅう》細胞**です。ここでは錐体細胞の写真をお見せしています（**図10**および**図11**）。

図11は、新皮質の組織の写真です。矢印で示した細胞は、その名の通り、錐柱の形をしています。その大きさは、だいたい、

・ベッツの巨大錐体細胞（大型）：１００ミクロン以上
・通常の錐体細胞：20〜50ミクロン程度

です。ミクロンというのは、ミリメートルの１０００分の１の長さの単位です（定規の１ミリ目盛の中に、巨大錐体細胞で10個、錐体細胞で20〜50個並ぶ感じでしょうか。また顆粒細胞なら50〜１００個並びます）。

ベッツの巨大錐体細胞は、運動に関わるニューロンであり、新皮質から出て、手足の骨格筋を制御する運動ニューロンまで（もしくは、そのすぐ近くまで）軸索を伸ばしています。長いものは、驚くなかれ、新皮質から腰まで伸ばしています（このベッツの巨大錐体細胞の

図11　新皮質の第５層のニューロン

ベッツの巨大錐体細胞（白矢印）と錐体細胞（黒矢印）

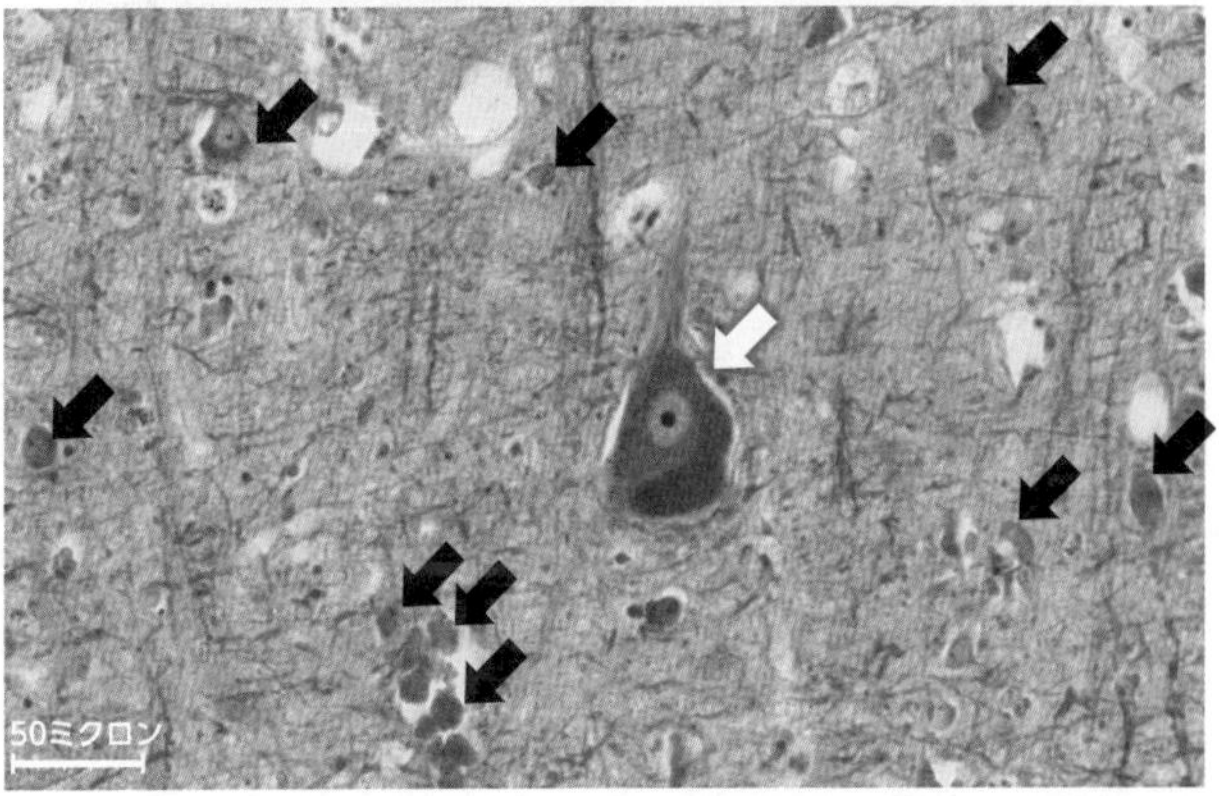

写真提供／前・岩手医大教授：遠山稿二郎氏

細胞体をヒトの大きさまで拡大すると、軸索の長さは、なんと４００キロメートル以上になったりもするそうです。想像するのも難しいですが、とてつもなく長く、大きな細胞なのです。驚きますね）。もちろん、ヒトの中では最も巨大なニューロンです（指令を出すだけでも良さそうなものを、自ら手を伸ばして現場で指示するとは、何と実直で律儀な細胞でしょうか。本当にすごいです）。

一方の、通常の錐体細胞は、新皮質だけでなく、海馬、小脳、中脳などでも見られる細胞群ですので、脳の全体のいたる所に存在しています。この錐体細胞は、情報のハブ（ネットワークどうしが繋がる場）としての役割が大きいといわれています。

★注目ポイント！　1-2★

今日はボクの親類の、大物中の大物、ベッツの巨大錐体細胞おばさんの話をするミャー。

ベッツおばさんを東京タワーの下に連れていって、人間の大きさに拡大したとするね。おばさんの軸索は、あっという間に富士山のてっぺんを越えるんだニャ。そしてなんと大阪の通天閣にいるビリケンさんの足の裏にタッチ!!　できるミャー。それくらい長いんだ！　ボクたち一族のスーパースターなんだミャ。

ボクたち一族はニューロンとか神経細胞とかって呼ばれてるニャ。ボクは小さくていっぱいいるニューロンだよ。ネットワークの仲間にシナプスを使ってどんどん情報を送っているんだ。スゴイでしょう。

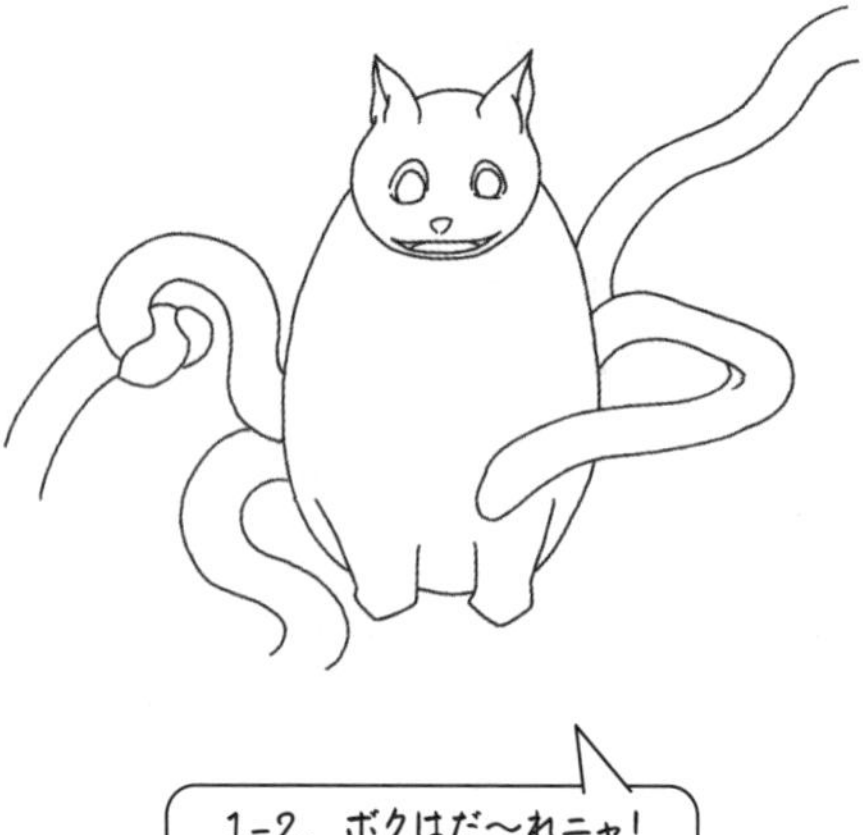

図12　錐体細胞は情報のハブとして機能する

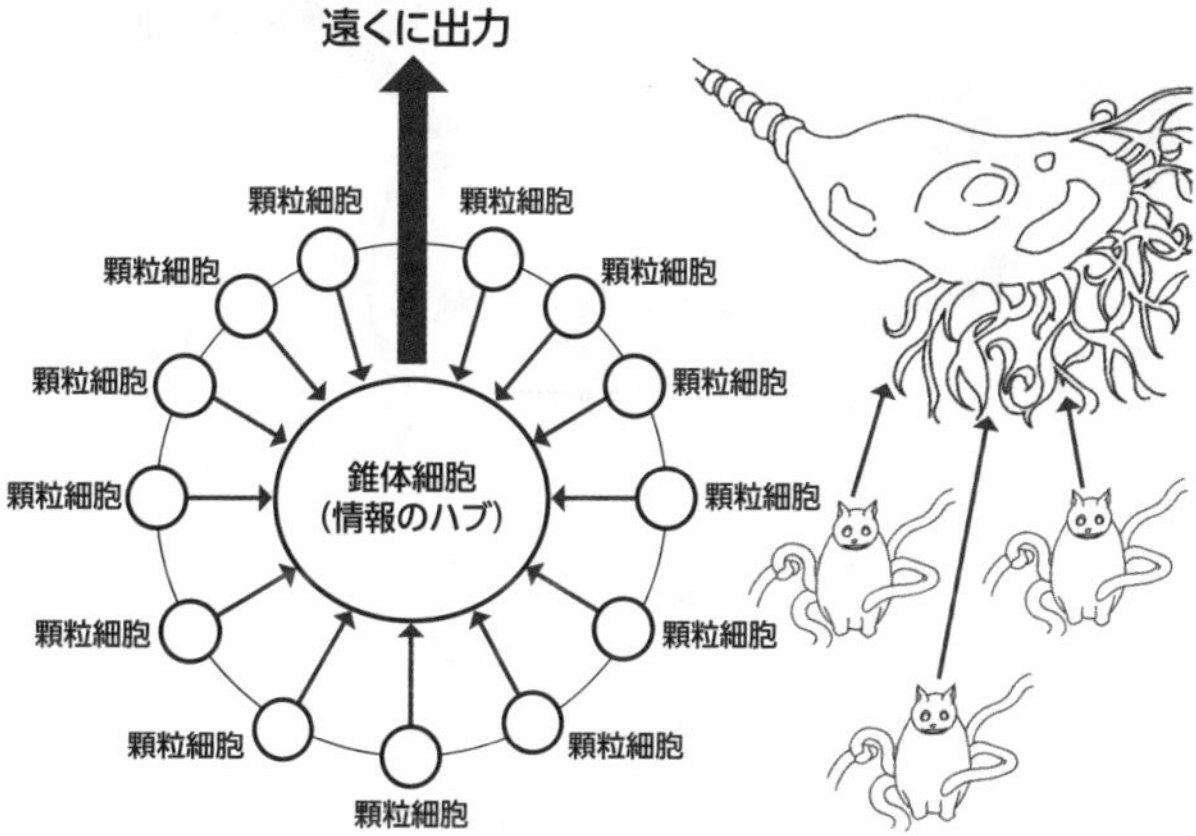

（3）錐体細胞の重要性

認知症と海馬の錐体細胞の減少

新皮質でのニューロンの総数は２００億個程度だと言いましたが、その大部分は顆粒細胞で、その他が錐体細胞となっています。

役割分担をイメージ的に表すと、**図12**のようになります。

錐体細胞は近傍の顆粒細胞からの大量の情報の入力を受けて、一時的に預かったり、あるいは必要に応じて他の脳の部位などに出力として飛ばします。

錐体細胞の体積は顆粒細胞の10倍以上はありますが、その役割も多岐にわたります。そ

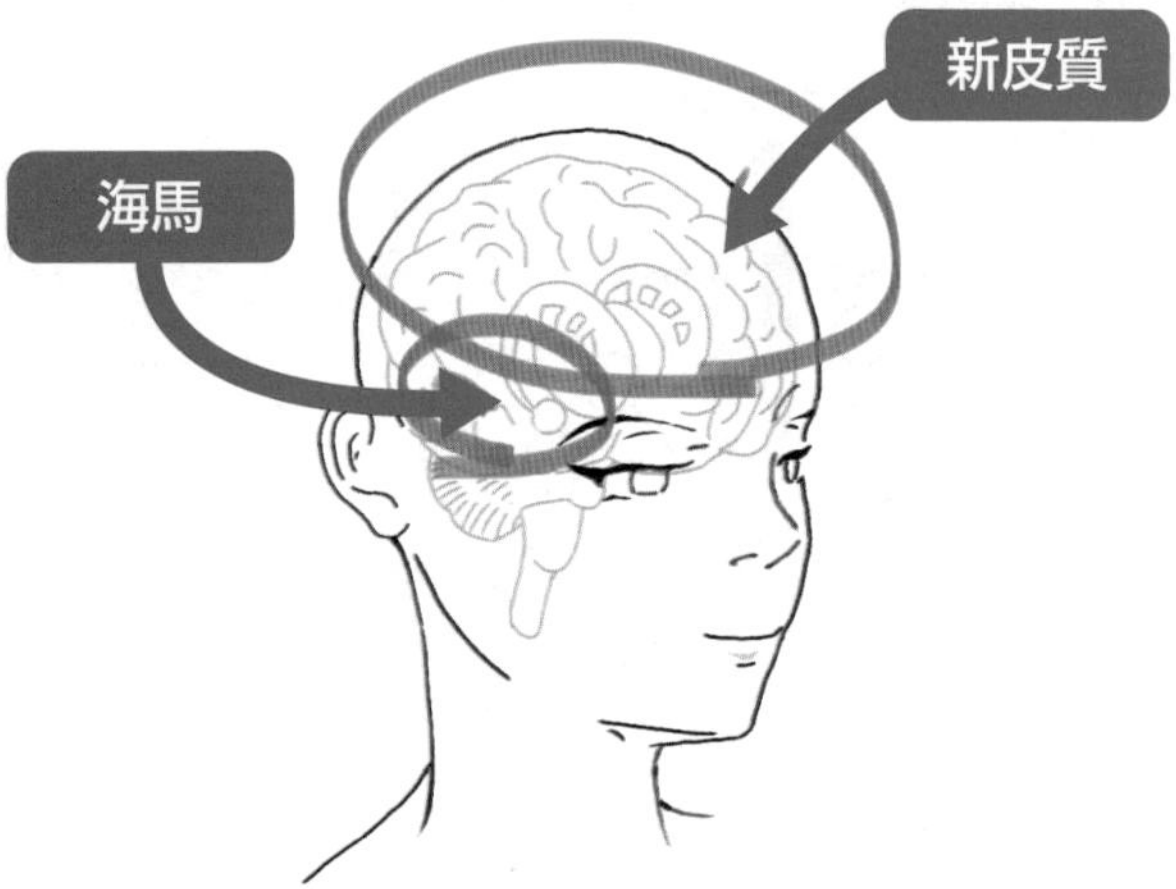

のため、もし錐体細胞がダウンすると、脳は大きなダメージを受けます（これは羽田空港や成田空港がダウンしたら日本はどうなるだろうと考えれば、容易に想像がつきます）。

たとえば、「**認知症**」を脳の病気の代表例として取り上げると、ほとんどの話題は錐体細胞に集中します。なぜなら、脳が不調な時、真っ先に障害が現れるのは、顆粒細胞でなく、錐体細胞だからです。

海馬ではさらに深刻です。海馬の特長は、錐体細胞と顆粒細胞がそれぞれ密集しているということでしょう。このため、強いストレスを受けた時、多くの錐体細胞が一度に失われる危険性があるのです。

海馬は新皮質と比べてニューロンの数もは

図13　アルツハイマー病のMRI画像

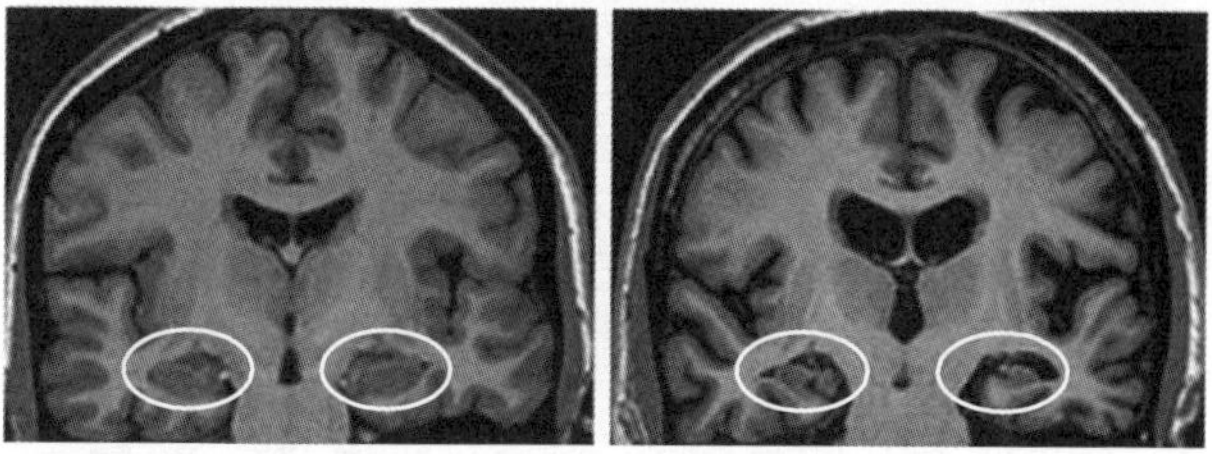

出所：https://www.omegapds.com/mri-can-help-diagnose-alzheimers-disease/

るかに少ないので、密集することによって機能性を高めているると思われますが、同時にこれは、一度に錐体細胞を失う危険性と隣り合わせということになります（メリットとデメリットが共存している状態なのです）。

図13のＭＲＩ画像に示すように、認知症になると、まず海馬の錐体細胞が少なくなってしまいます。白の楕円で囲まれた部分が海馬です。左が健常者で、右がアルツハイマー型認知症の患者さんです。

アルツハイマー型認知症の患者さんの海馬は、多くの部分が欠損してしまっています。写真はかなり症状が進行した人の脳だと思われます。新皮質まで変性が及んでいるので、新しい出来事はもちろんのこと、昔の大切な思い出までも忘れかかっている状態かもしれません。アルツハイマー型認知症では、最初に変性が始まるのも海馬なのです。

十分なエネルギー基質が脳に与えられていると

しかしながら、エネルギーをふんだんに使える状態であれば、ニューロンは樹状突起からの入力と軸索への出力に支障をきたすことがなく、シナプスでの情報のやりとりもいたってスムーズにおこなえることでしょう。星の数ほどある錐体細胞が同時にそうすることで、あなたの脳は活気に満ちます。

過去の経験、覚えた知識、どこかで見た映像、聞き覚えのあるメロディー、味や香りの記憶、ありとあらゆる情報が一気に集結し、あなたにとっての最高の答えを瞬時に導き出すことさえ可能になるかもしれません。

このように、脳の健康を保つためには、情報のハブの役割をする錐体細胞が、機能を十分に発揮することが必要です。もし適切に脳エネルギーシステムを維持することに集中できて、脳を活動的に前向きに維持できるならば、希望のある人生にならないはずがないと思います。

神経科学的にいえば、「脳が活気に満ちている状態」というのは、「脳の中で幸福物質であるセロトニンが適切に作動できる状態」です。そしてそのためには、**十分なエネルギー基質を脳（特に錐体細胞）に与えることがこの上もなく重要なのです**（本書の題名を「**脳エネル**

ギーシステムがもたらす希望」としても良かったかもしれないと思っているほどなのです）。

「前向きな気持ちを持つ／その日を充実した気分で過ごす」ために、実際にすぐにでもやるべきことは、脳のニューロンの一つ一つをきちんとエネルギーで満たしてやることかもしれません。

　錐体細胞がエネルギーに満ちて活性化されていれば、その主《あるじ》であるあなた自身も、感覚が冴《さ》え、判断が明瞭になります（国民である各個人／ニューロンが、それぞれの生活を自ら支えることが可能なら、全体を統治する国王／あなた自身も、活動的に、しかも理知的に、そして穏やかな気持ちで自己の政治をおこなえることになります。**あなた自身が脳の国【ニューロンワールド】を統治する国王**なのです。そして国王の重大な使命が、国民へのエネルギー供給であるといえるのです）。

　もちろん、人の性格やあり様、考え方を、全て脳のエネルギー問題で解決できるとは思いません。あくまでも方向性の一つとして掲げているにすぎませんが、試してみる価値は十分にあると思います。

脳にとって問題なのは、高血糖よりも低血糖――全てが後ろ向きに流れ始める

では逆に脳がエネルギー不足に陥った時を考えてみましょう。

錐体細胞はエネルギー需要が高いので、強く影響を受けます。特にブドウ糖が不足する（低血糖の）時です。

脳のエネルギー源はブドウ糖であるといわれますが、これは大変に正しい意見です。ただし一つ条件があります。「血糖値が一定であるなら」そうであるということです。

ところが血糖値を一定に保つのは、それほど簡単ではありません。日々の中でたびたび上下させている人が多いのが現状です。

特に問題なのは、多くの人が心配する高血糖ではなく、血糖値が下がることのほうが深刻な問題となります。脳においては、高血糖はすぐには問題を引き起こしませんが、低血糖は問題に直結します。錐体細胞がエネルギー不足になるからです。

あれこれ考えるのが面倒になり、わずらわしいことから逃げたくなる。記憶の引き出しが開けにくくなる。気持ちが沈み、怒りや悲しみが強くなる。全てが後ろ向きに流れ始めるかもしれません。

そうならないためにこそ、本書を利用して、普段は気にもしない脳のエネルギーシステム

について思いを馳《は》せ、ニューロンたちそれぞれの健康に目を向ける機会にしてほしいのです（本は時に、人の気持ちや考え方に変化を起こすことで、読者の人生を変えるほどのパワーを持ちます。私はこの本のあちらこちらに、そのパワーをほんの少しずつねじ込んでおきたい。そして人の脳のあり方に少しでも変化をもたらしたいと密《ひそ》かに願っているのです）。

錐体細胞が能力を発揮するには、ブドウ糖だけでは足りない

そこで今さらですが、「錐体細胞が常に本来の能力を発揮できる状態にするには、じつはブドウ糖だけでは少し力不足」ということを改めて提唱させていただきます。

錐体細胞の機能を保存するには、「**もう一つのエネルギー基質であるケトン体が必要**」という重大発表を、この場を借りてプレスリリースさせてもらいます（もちろん新しい情報ではありません。知っている人は知っているタイプの事項でしょう。しかし逆にいえば、知らない人もまだまだ多いということですから、そのための発信となります）（＊50）。

細胞の話に戻ります。**図14**に、海馬の錐体細胞、そして歯状回（脳の部位の名称）の顆粒細胞の写真を並べました（＊51）。錐体細胞は顆粒細胞よりはるかに大きく、体積が少なくとも10倍くらいはあるのがわかります（といいつつ、じつは顆粒細胞の写真と並べてお見せし

図14　海馬及び歯状回のニューロン

錐体細胞（海馬のCA1）　　顆粒細胞（歯状回）

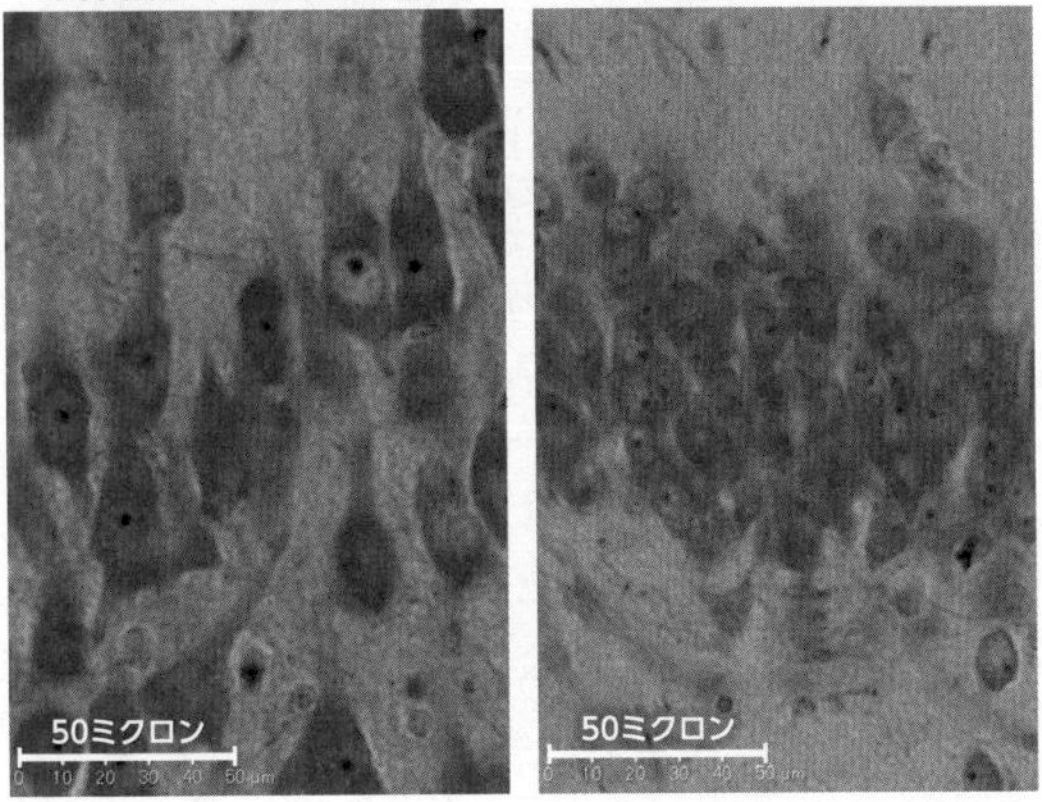

写真提供／前・岩手医大教授：遠山稿二郎氏

たかっただけなのですが。ベストショットだと思いませんか?）。

　本書では、エネルギーの供給源とそのシステムに注目し、この大事な細胞たちの存在を末永く長持ちさせる方法を提案できればと考えています。

　次節以降も興味深く読んでいただけたらうれしいです。

★注目ポイント！　1-3★

はじめまして。本日は血糖値の上下による影響のお話です。

血糖値を上げますとインスリンさまがドカンと出ます。するとその後、血糖値がバカンと下がります。ドカンのあとにバカンでございます。適当なところで止まらず下がり過ぎることが多いので、注意していただけますようお願いいたします。甘いケーキをお召し上がりの際には、珈琲、紅茶を砂糖抜きで。そのようにお気遣いいただけますと幸いにございます。失礼いたしました。

私はニューロンさまが調子を崩された時に駆けつけて治療を施す者、日頃の検診も怠りません。アストログリアさんたちとともに常におそばに控えておりますゆえ。

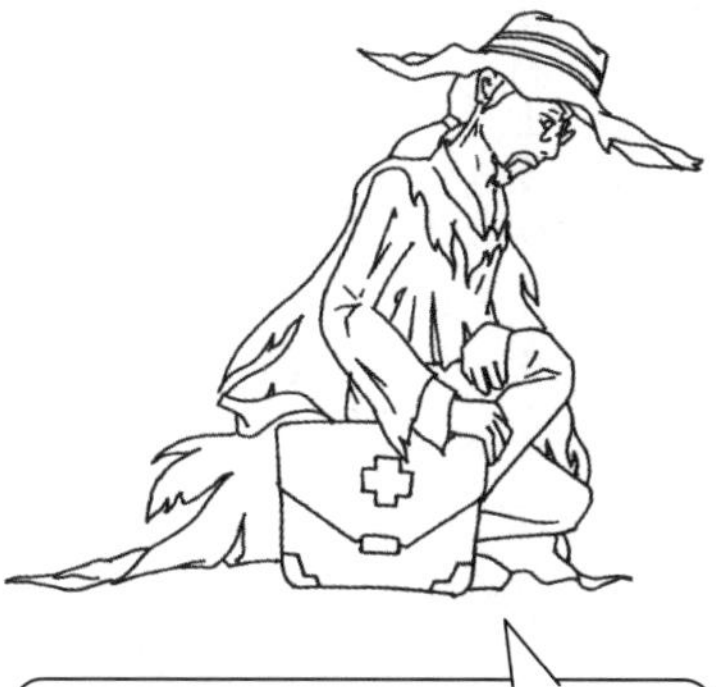

（4）アストログリア細胞の特別な役割（乳酸シャトル）

健気でまじめな働き者、アストログリア細胞

錐体細胞をはじめ、ニューロンへのエネルギー供給について直接的に責任を負っているのは、やはりアストログリア細胞です。毎日、錐体細胞という大食漢に、欠かさず食事を運ぶ必要があります。さらに、この大食漢は食事のえり好みがすごいのです。脳以外の細胞はブドウ糖さえ送り届ければ、あとは自分で料理できますが、ニューロンはそういうわけにいきません。特に手がかかります。

ニューロンの好みの料理というのは、ブドウ糖のような「消化のしにくい」ものではなく、もっと消化がしやすい、なおかつエネルギー価の高いものです。これが「**乳酸**」なのです。アストログリア細胞は、ニューロンが気持ち良く仕事ができるように、乳酸入りのポットをルームサービスとして運び込む執事のような存在です。また、消化しにくいブドウ糖を、離乳食さながらに調理して乳酸に変え、ニューロンの口に注ぎ込むベビーシッターのような存在でもあります。少なくとも、執事たちがニューロンにせっせと乳酸を運んでくれない限

図15　ニューロンのエネルギー調達1（乳酸として70%）
— 乳酸シャトル —

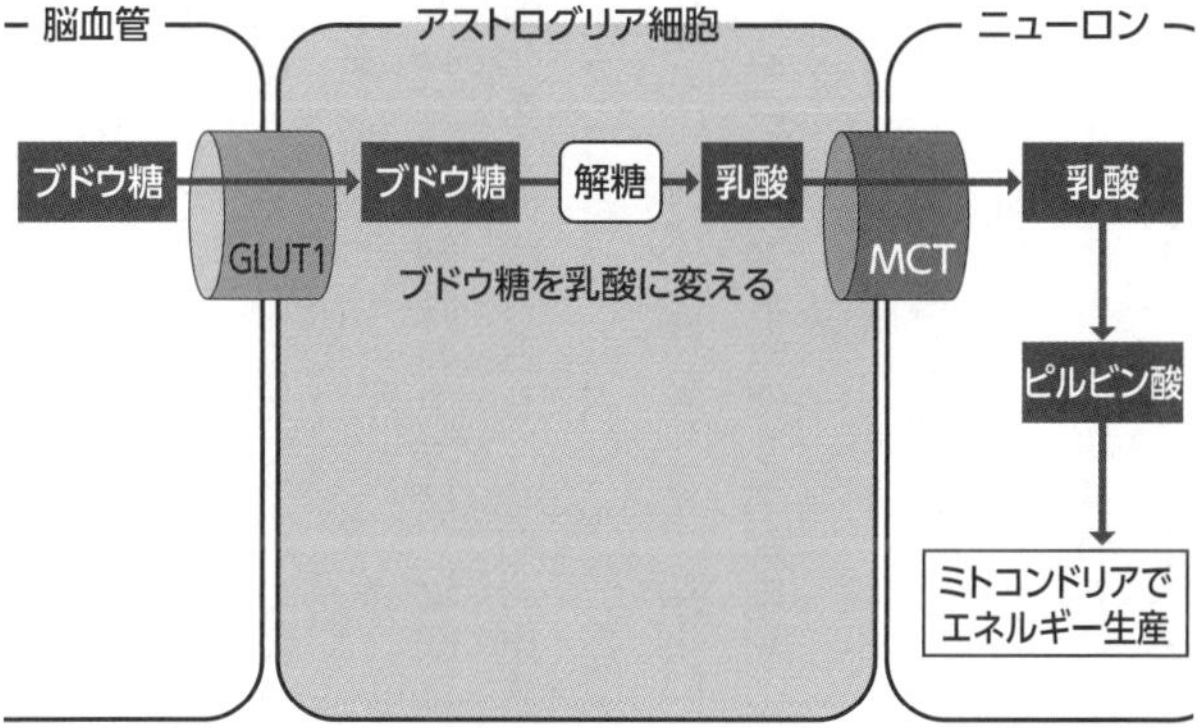

（参考文献＊3）

り、ニューロンが全くの「宝の持ち腐れ」になることは間違いありません。

　アストログリアは、健気でまじめで、大変な働き者なのです（ニューロンだけでなく、アストログリア細胞にもいたわりの気持ちを持ってもいいかもしれませんね）。

　3種類のグリア細胞は、全て重要な役割を担っていますが、ニューロンにエネルギー基質を供給するという意味でも、**「乳酸シャトル」**を形成しているアストログリア細胞はやはり特に重要です（**図15**）（＊3）。「乳酸シャトル」こそが、脳だけで起こる特別なエネルギー代謝であり、それを受け持つものがアストログリアなのです。

　アストログリア細胞は、この乳酸シャトル

の中心的な役割をし、微小血管（血液脳関門）とニューロンの中継点のような機能をします（イメージをたとえてみると、ベルトコンベアでどんどん流れてくる生木の薪木《たきぎ》を、箱の中から手を伸ばしてさっさと取り込み、中でいくつかの加工作業を施して、あっという間に木炭に仕上げて近くのかまどに急いで投げ込む、そんなところでしょうか。少し粗っぽいたとえになりましたが）。

アストログリア細胞の中では、実際には次のような作業がなされています。

リン酸化を2回繰り返し、6個の炭素を3個ずつの2セットに組み換え、水素を抜くことで酸化することをおこないピルビン酸を作り、さらに1回還元して乳酸に仕上げるのです（この作業を、魔法の杖をくるっと1回まわす間にやってのけます。そして延々と毎日繰り返しているのがアストログリア細胞なのです。実際に小さな魔法使いなのかもしれません）。

乳酸シャトルの見事な仕組み

では、さらに順を追って説明していきましょう。

血液中にあるエネルギー基質の大部分はブドウ糖です。ブドウ糖はアストログリアの細胞膜上にある「GLUT1《グルットワン》（グルコーストランスポーター1）」というブドウ糖の通り道を通過して、アストログリア細胞に入ってきます。**図5**（35頁）では、アストログリアが微小血管を取り巻いている画像を見ましたが、それはアストログリア細胞が、ブドウ糖などの栄養分を自らの細胞内に効率的に取り込むためです。これは乳酸シャトルの一環なのです（＊42）。

ＧＬＵＴ１は、いわば無制限のブドウ糖の取り込み口のようなものです。普通は「インスリン」という免許証が必要ですが、ＧＬＵＴ１の場合にはこの免許証がいりません。血液中にブドウ糖が一定量以上ある限り、安定して常にブドウ糖を取り込むことができます。

このシステムは、血中のブドウ糖濃度（血糖値）が安定しているならば、安定的にブドウ糖を取り込めるという意味で、大変に優れたシステムといえます。そしてアストログリア細胞に入ったブドウ糖１分子は、「**解糖**」という代謝系で乳酸２分子に分解されます。

アストログリア細胞の中で大量に製造された乳酸は、「**MCT**（モノカルボン酸トランスポーター）」という通り道を通過して、ニューロンに取り込まれることになります。じつは、アストログリア細胞のＭＣＴとニューロンのＭＣＴがあるわけですが、この間隙《かんげき》が十分に接近して、２つのＭＣＴがあたかも一つの通り道のような働きをします（＊42）。

同じようなことが、アストログリア細胞と微小血管の間のＧＬＵＴ１にも当てはまります。

したがって、乳酸が脳脊髄液中（脳や脊髄は特別な膜に包まれていますが、その中に特別な液体が詰まっていて、これに浮いているような形になっています。これによりある程度の衝撃は吸収され、脳脊髄を外側の衝撃から守る働きをします）に拡散することはほとんどありません。ブドウ糖は、微小血管からアストログリアに直接手渡しされるような形でアストログリア細胞に移動します。同じように、アストログリアからニューロンに直接手渡しされるような形で乳酸がニューロンに移動します（リレー選手がアンダーハンドパスで次の走者に着実にバトンをパスするのをイメージしてください。至近距離での目にも留まらぬ素早さです。1着まちがいなしでしょう）。

ニューロンに渡された乳酸は、ピルビン酸に変換され、ミトコンドリアにおいて完全酸化されてエネルギーを生産します。見事に目的を果たすのです。

ブドウ糖の2つの通り道

こうして乳酸シャトルから供給される乳酸は、ニューロンにエネルギー基質を供給するための重要な物質となります。成人の脳のニューロンでは、使用されるエネルギーの約70％が、この乳酸シャトルから供給されています（＊42）。

残りの約30％は、ニューロンがアストログリア細胞から「GLUT3（グルコーストラン

図16　ニューロンのエネルギー調達2（ブドウ糖として30%）

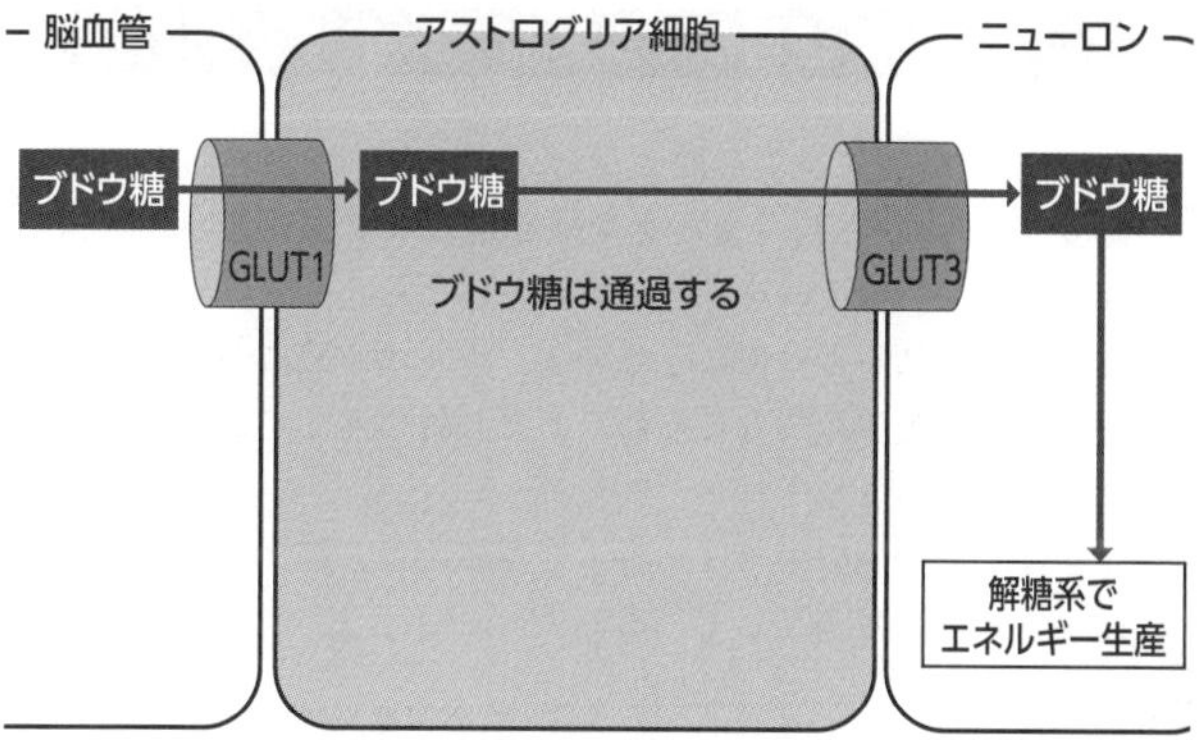

（参考文献*3）

スポーター3）」を通じてブドウ糖を取り込み、解糖系で作るエネルギーです（**図16**）。

ニューロンが消費するエネルギーは、血中のブドウ糖がエネルギー源となりますが、約70%はアストログリア細胞がブドウ糖を取り込んで乳酸に変換してからニューロンに与えること（「乳酸シャトル」）によってまかなわれます。

残りの約30%は、ニューロンはブドウ糖のまま受け取ります。

ニューロンは大変な大食漢なので、この2つ（乳酸とブドウ糖）ともに必要なのです。

★注目ポイント！　1-4★

MCT（モノカルボン酸トランスポーター）のお話よ。わかりやすく訳すと、「カルボン酸を通しますよ」という意味なの。ブドウ糖１コを乳酸２コに分けたら、乳酸はカルボン酸だから通れるよってことなのよ。カルボン酸についてはあとで誰かに説明してもらうわ。あたし忙しくて。さようなら。また会いましょう！

私はヒトの脳の中では一番大きな細胞よ。脳から手足まで届いて、運動に関与しているわよ〜。

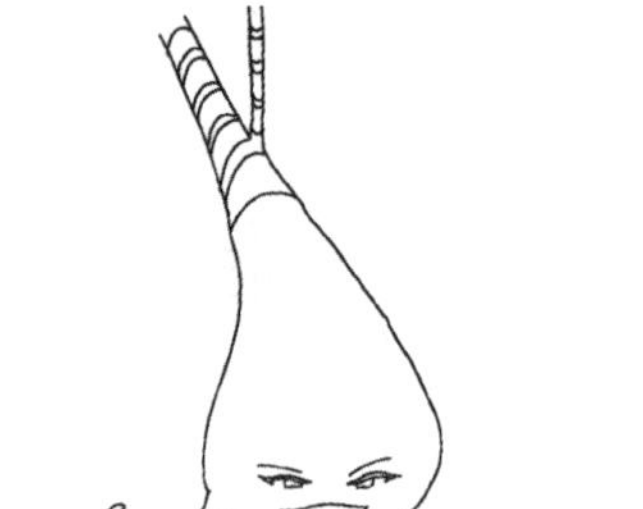

（5）脳のエネルギー源

大物俳優、ケトン体の登場

つい最近まで、「脳のエネルギー源はブドウ糖だけ」ということになっていたのですが、それだけでは脳は元気に働き続けることがむずかしいことがわかってきました。

「脳のエネルギー源はブドウ糖だけ」というのには、３つの事実が基本にありました。

1. ニューロンのエネルギーの約70％は乳酸シャトル
2. ニューロンのエネルギーの約30％はブドウ糖の取り込み
3. この２つとも、安定した血糖値に依存している

ここで３つ目の項目に、一つの重大な問題点が隠されています。

血糖値が安定していない場合、すなわち血糖値が乱高下する場合や、血糖値が低下した時に、ニューロンのエネルギー不足は必ず起こります。じつは、うつ病や認知症の基本的な原

因の一つが、この「ニューロンのエネルギー不足」なのです。

そしてこの時こそ、もう一つのエネルギー基質が重要な役割をします（＊50）。

さあここで、いよいよケトン体の登場です（この本ではケトン体を、主役級にキャスティングされた大物俳優として扱います。ブドウ糖とのダブル主演ともいえます。先ほどのリレーにたとえれば、走者がケガなどで走れない時、控えの選手が試合に出て走る、そしてぶっちぎってトップに躍り出る、みたいな感じです。隠し玉ともいえるでしょう）。

ケトン体のサポートがないと起こる脳の機能不全

ケトン体は、血糖値が安定していれば、言い換えれば、健康であるなら、その機能はほとんど表に出てこなくともいいものかもしれません。

しかし、いったん血糖値が不安定になった時（じつはこれは、多くの日本人が日常的になっている状態だと思われます）、ケトン体のサポートなしに脳の機能を正常に保つことは難しいのです。

ブドウ糖とケトン体がどのようにしてニューロンに到達するかは**第2章**の（10）（11）で詳述しますので、そちらをお読みください。

健康な人（血糖値が安定している人）のニューロンが消費するエネルギーは、ほとんどがブドウ糖に由来します。これは正しい主張かもしれません。

しかし、何事もそうですが、全ての人に当てはめることはできません。血糖値が乱高下する人では、ケトン体のサポートがなければ、たちまち脳の機能が不全になってしまうからです。

ケトン体を合成する酵素を遺伝的に欠損した人を見れば、ケトン体の見えざるサポートが脳に必須であることはすぐに理解できます。彼らは空腹を感じるたびに、「昏睡」の危険があるのです。

じつは、多くの人が「昏睡」に陥る心配なく日常生活を送れるのは、ケトン体を合成する酵素があるからこそなのです。

しかしながら、糖質を過剰に摂取すれば、結果として、ケトン体を合成する酵素をシャットアウトすることになります。これは少なくとも脳にとって危険なことです。糖質を厳しく制限する必要はありませんが、「糖質の過剰摂取」はできるだけ避けるべきです。これは脳を健康に保つために是非とも必要なことなのです。

★ 注目ポイント！　1-5 ★

自己紹介するね。ボクはブドウ糖を２つに分ける行為、つまりシステムそのもののことなんだよ。GLUT3っていう扉から入ってきたブドウ糖を２つの乳酸に分ける仕組みのことなんだ。細胞膜直下にいる10種類くらいの酵素たちが、次々に手を入れて、流れ作業みたいに仕事をやってのけるんだぜ。ブドウ糖の２カ所に切れ目を入れるとパッカーンと割れて乳酸が２個になるんだ。その過程でATP（エネルギー通貨）が２つ勝手に生まれるんだ。どう？　ボクってスゴイでしょう！

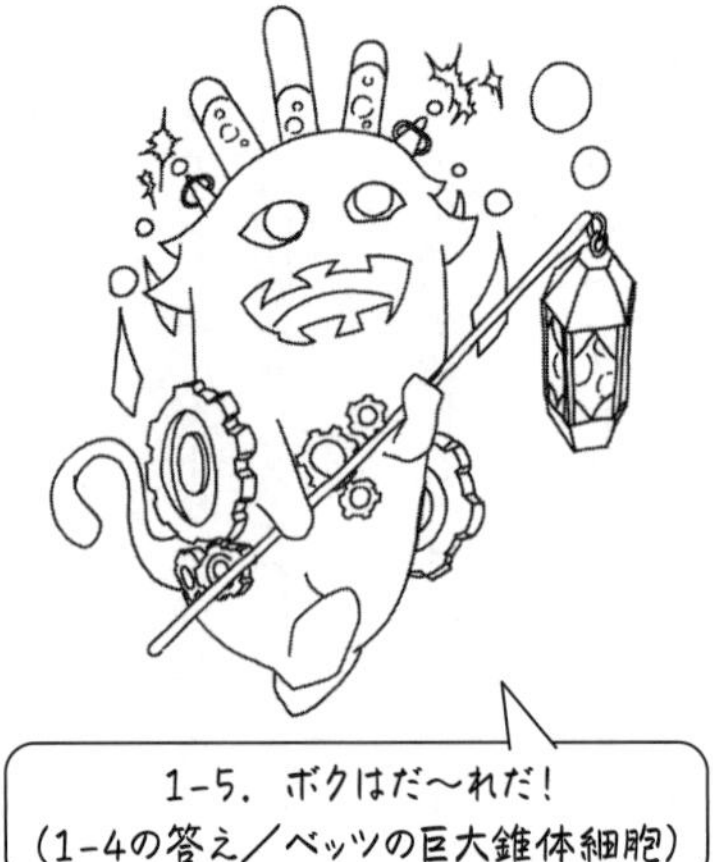

（6）ニューロンのエネルギーの使い道

錐体細胞はなぜ大食漢なのか？

体の大きい錐体細胞が必要とするエネルギーは、体積比から考えれば顆粒細胞の10倍以上になるのではないでしょうか（このエネルギーの約70％はアストログリア細胞から供給される乳酸ですから、いかにサポーターとしてのグリア細胞が途方もない仕事をしているかがわかりますね）。錐体細胞が大食漢である理由の一つは、情報を遠くの領域まで伝えるための長い軸索を維持するのに、どうしても大きな体にならなければならないからです（馬の体格で象の鼻は支えられませんよね）。

もう一つの理由は、活動電位をいつでも発生できるよう準備する必要があるからでしょう（時として、近隣の顆粒細胞からとんでもない量の入力〔活動電位〕が押し寄せてくることもあり得ます）。活動電位については「**付記3**（393頁）」で詳述しますのでご参照ください。

活動電位を発生させること自体にはエネルギーを使いません。エネルギーを大量に使う理由は、活動電位を「いつでも発生できるように準備しておく」という、地味な行為の中にあ

図17　ニューロンの主なエネルギー消費：ナトリウムポンプ

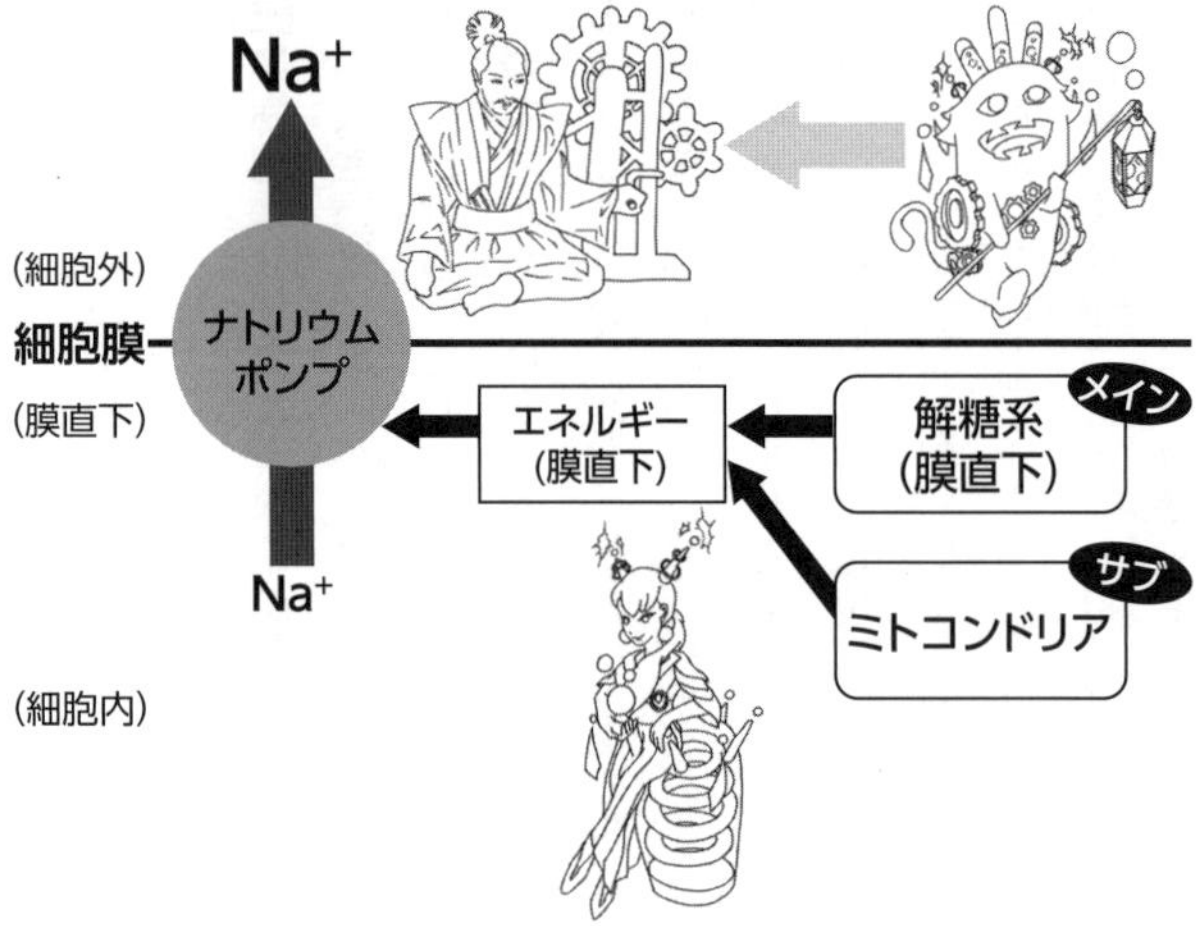

ります。すなわち、日頃から細胞内のイオンをくみ出しておく必要があるということです。

細胞内のイオン濃度を外より低くしておかないと、いざという時に外からイオンを招き入れることが不可能となり、活動電位を発生できなくなります。ニューロンはやるべき仕事がおこなえず、立ち往生する羽目になります。そうならないために常に体の中を掃除して、清々《すがすが》しく保っておくことが必須なのです。

特に重要なのは、ナトリウムイオン（Na^+）の管理です。活動電位が発生するたびに細胞内に流れ込んできて、居座ってしまうのです。このナトリウムをくみ出すシステムが「ナトリウムポンプ」で、ニューロンで消費されるエネルギーの半分近くは、このシステムで消費されているという報告もあるくらいですから、ニューロンのエネルギーの使い道として、かなりの割合を占めていることは間違いないでしょう（いつお客さんが来てもいいように、自らのエネルギーの半分近くを使って掃除しているのですから、スゴイですよね）。

ナトリウムポンプは細胞膜にありますので（＊52）、エネルギー基質ＡＴＰは膜直下のものを優先的に使用することになります。膜直下でおこなわれているのは解糖系ですから、ここで生産されるＡＴＰはナトリウムポンプに消費されていることになります。先ほど、ニューロンのエネルギー需要の約30％は解糖で生産されると述べましたが、ここで生産されるＡＴＰのほとんどはナトリウムポンプで消費され、それでは足りずにミトコンドリアで生産されるＡＴＰも消費していると考えられます（**図17**）。

ナトリウムポンプとは、別名「Na^{+}/K^{+}-ATPアーゼ」ともいいます。ですからポンプの実体は、ＡＴＰを加水分解する酵素です。全ての細胞は、この酵素のつかさどるエネルギーを使って、ナトリウムイオンを細胞外に排出し、カリウムイオンを細胞内に取り入れています。細胞の内外でナトリウム勾配《こうばい》（濃度の高低差）が生じることにより、細胞は活動電位を発生することができるのです（日本と外国との間でありとあらゆる物質がやり取りされますが、その際に使う飛行機の燃料をせっせと作っているのがナトリウムポンプだと思ってください。燃料なしでは飛行機は１ミリだって飛べないですから、かなり重要な仕事をしているわけです）。

細胞膜の門の管理人、ナトリウムポンプ

まとめてみましょう。ニューロンの最も大切な役割として、情報伝達があります。情報伝達は電気信号をもっておこなわれます。その鍵を握るのが、まさにこのナトリウムポンプという酵素なのです。細胞膜内にあり、エネルギー通貨ＡＴＰを１分子加水分解することにより、３分子のナトリウムイオンが細胞外に排出され、２分子のカリウムイオンが自動的に細胞内に取り込まれるという仕組みです。やっていること自体は、車の開閉窓のハンドルを手動でグルグル回しているだけなのですが、それによって細胞内外のイオンを入れ替え、細胞内のイオン濃度を調整してくれています。

　ナトリウムポンプは、ニューロンワールドを成立させている働き者の管理人（門番）たちといったところです。この管理人がいないとニューロンワールドは本来の活動をおこなえなくなりますから、非常に重要な職務を担っているのです（実際には、体の中の全ての細胞がこの管理人を抱え込んでいます。体の隅から隅まで管理してもらっているといえます）。

★ 注目ポイント！　1-6 ★

ナトリウムポンプさんのお話をするには40億年以上前に遡らなければなりません。

最初、地球の表面は海で覆われていました。カリウム濃度が高く、ナトリウム濃度が低い状態でした。そんな中で細胞は生まれたのです。

ところが大陸ができ、山が盛り上がり、風が当たって雨が降り、川ができました。川が大陸を削ってナトリウムとカルシウムが海に流れ込んだのです。当然、細胞たちにもナトリウムなどが入り込んでしまいました。そのままでは生きていけないので、ナトリウムなどを吐き出すことを始めた、とのことです。

生物たちの細胞は、今もそれをず〜っと続けているのです。どんなに時が流れても、基本的には何も変わっていないのですね。私も少しでも力になれれば良いのですが。とにかく毎日が忙しくて忙しくて。ニューロンさまのお食事のお世話や、使用済み燃料の回収など、仕事が山ほどあるのです。

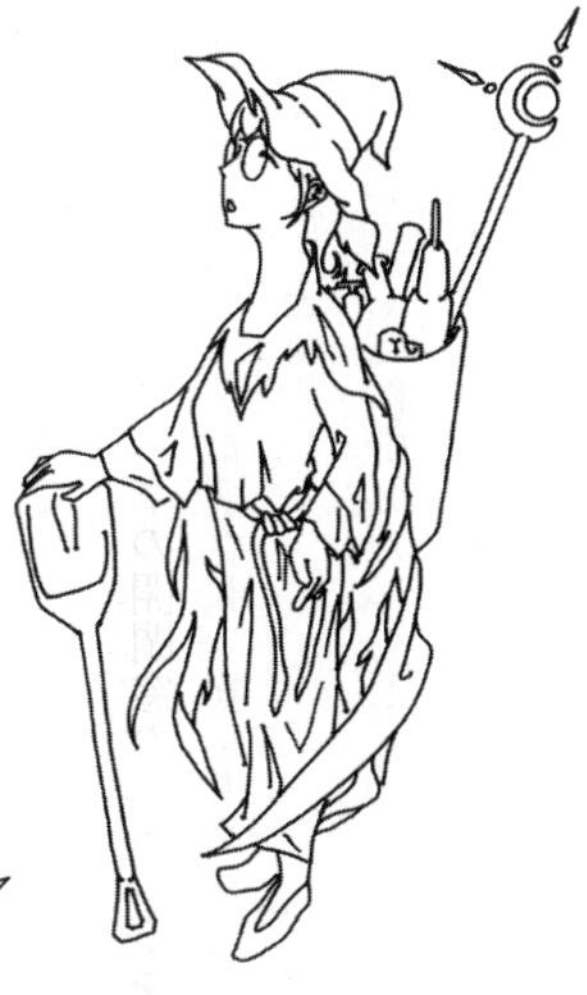

1-6. 私は誰でしょう？
（1-5の答え／解糖）

（7）オーバーワークから救う助っ人は誰？

解糖の弱点とは

ニューロンで利用するエネルギーの約30％は解糖というシステムで供給されることを先ほど述べました。ただ、この解糖というシステムは、すぐにエネルギーを供給できるという良い点があるものの、長く持続することができないという欠点も持っています。

さらにもう一つ、決定的に良くない点は、エネルギーの産生の効率が低いということです。たとえば、ブドウ糖１分子から代謝されても、２分子のＡＴＰ（細胞内のエネルギー通貨）しか産生できません（これに対して、ミトコンドリアで水と炭酸ガスに完全酸化されることによってできるＡＴＰは38分子なのですから驚くべきことです）。

解糖の基質はブドウ糖です。ニューロンには、先ほどもご紹介した「ＧＬＵＴ３」というブドウ糖を取り込む窓のような機構があり、これによりアストログリア細胞からブドウ糖を取り込み、膜直下の解糖にエネルギー基質を提供しています。この代謝はニューロンが自分自身でおこなう必要があります。解糖は容量がそれほど大きいわけではない、また基質であるブドウ糖を蓄積できませんから、アストログリア細胞は常にニューロンにブドウ糖を与える必要があるというわけです。ニューロンを「この上なく食いしん坊」と呼ぶ所以《ゆえん》です。また、できれば言いたくないのですが、解糖にはもう一つ弱点があります。局所の酸性化が進行するのです。酸性化というのは、細胞内の水素イオン（プロトン）濃度が高くなるということです。

その酸性化を防ぐために、溜まったプロトン（陽子／H^+）を細胞外へ移動させることになります。この作業は、ナトリウムイオンが入ってくる際に自動的におこなわれます（ナトリウムイオンがいばって入ってくるのを見て、気の弱いプロトンが逃げ出すイメージです）（＊53）。

しかしその作業に紛れて余分に入ってきたナトリウムイオンを、やはりナトリウムポンプが細胞外にくみ出す仕事が増えるのです（「あ〜も〜!!」と言いたくなります。平穏を維持するために休む間もなく窓のハンドルを回し続けないといけないのですから）（＊53）。

このようにニューロンは、細胞内をクリーンにしておくために、次から次へとエネルギーが必要なのです。窓を開閉し続けるという力仕事をナトリウムポンプが止めてしまわないように（細胞内がいろいろなイオンであふれてしまわないように——特にナトリウムイオンに占拠されるのだけは避けないといけませんから）、いつでもエネルギー供給が可能なミニ工場を、自らの中に確保しておくことが必要になります。

ニューロンを過労から救う安全装置、KATPチャネル

そのミニ工場こそが、ミトコンドリアです。

実際に錐体細胞はミトコンドリアを圧倒的な数で抱えています。その基質（エネルギーとして使う燃料）は、アストログリア細胞から乳酸シャトルで供給を受けています。

このように、通常状態でもエネルギーが大量に必要なニューロンですが、もっと大変な目に遭うこともあります（一気に仕事が押し寄せて、徹夜でこなしても終わらずにヘトヘトになる繁忙期をイメージしてください）。3〜4ミリ秒（1000分の1秒）に1回の活動電位が数分間連続してしまうことがあるのです。日常ではほとんどないことだと思いますが。

活動電位が数分間以上連続すれば、いわゆる「オーバーワーク」の状態になると理解できます。このオーバーワークの状態からニューロンを救う安全装置が、初登場の「**KATPチャネル**（ＡＴＰ感受性カリウムチャネル）」です（思わず「オー!!」です）（**図55**）（＊26）。ニューロンの膜内に多数存在します。このＫＡＴＰチャネルが、ＡＴＰの低下が合図になって活性化されることにより活動電位を抑制し、ニューロンをオーバーワークの状態から救っ

てくれます（「先に帰っていいよ」と言ってくれる上司のような存在でしょうか？　残業続きで疲弊しそうなのを気遣《きづか》って、そっと書類を引き受けてくれる上司、ありがたいですよね）。

ところが、このＫＡＴＰチャネルが上手く稼働しないために苦労している人たちがいらっしゃいます。てんかんの人の場合、ＫＡＴＰチャネルのＡＴＰに対する反応が鋭敏ではなくなる（ＡＴＰが減ってきた時に活性化すべきなのに、あまりできなくなっている）ため、なかなかオーバーワークから抜け出せないでいることがわかっています（上司が先に帰ってしまい、一人で残業している状態です。ＡＴＰが減ってきてエネルギーが少ないのに、仕事を休むことができず、そのためにミスを連発する羽目に陥ってしまうのです）。

だからこそ、ここで「助っ人」が必要なのです（なるほど!!）。もうおわかりかもしれませんが、その「助っ人」こそがケトン体なのです（**次章**で詳しく説明いたしましょう）。

以上のように、ニューロンのエネルギー問題は、エネルギーを大量に要求する錐体細胞に集中的に現れるのです。ですから、**巨大な脳と永く付き合うためには、錐体細胞をいつもいたわることが必要です。**一度錐体細胞を失ったら、基本的には残った細胞で残りの人生を送るしかないわけですから。どうすれば貴重なニューロンを失うことを避けて、脳を長持ちさせることができるのか。エネルギーの視点からさらに考えていきましょう。

★注目ポイント！　1-7★

今日はお友達のミトコンドリアさんについてお話ししますね。20億年前に光合成細菌が酸素を作っていたんだけど、あまりに海に酸素が増え過ぎて困ったらしいの。酸素を無毒化するために水素を酸化して水をつくって吐き出すこと（呼吸）を始めたのよ。それを見ていたバクテリアたちがマネをして同じことを始めたら、ATP（エネルギー通貨）がいっぱいできて、元気になったんですって。

そのバクテリアがどういうわけか、他の細菌にもぐり込んでエネルギー生産だけをやって暮らすようになったらしいの。必要なものは全てホストからもらえるし、好きな仕事だけしていればありがたがられるし、言うことなしだったのね。しかも分裂して増えることができるしで。そんなわけでミトコンドリアさんは今もず〜っと共生生活らしいけど、すごくいい人だから私は好きよ。

そうそう、ミトコンドリアさんは、よそに余っている脂肪をもらって、エネルギー基質のケトン体を作ったり壊したりしながら、エネルギー通貨を大量に稼ぐのよ。ビジネスの感覚がズバ抜けているの。詳しく知りたい人は、**付記7（387頁）**を見てね！

私はカリウムイオンの流れを調節するために、窓を開けたり閉めたりして活動電位が連続しすぎないようにしているの。オフィスの環境管理を任された、仕事ができるOLさんってとこかな！

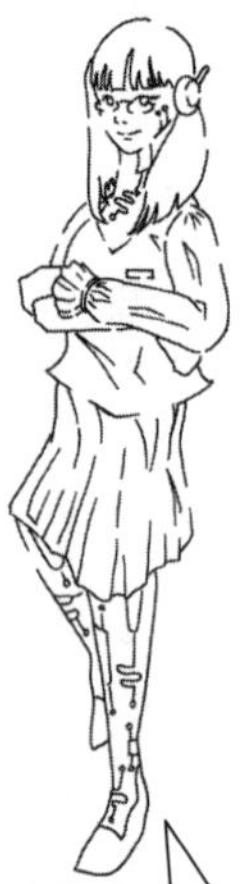

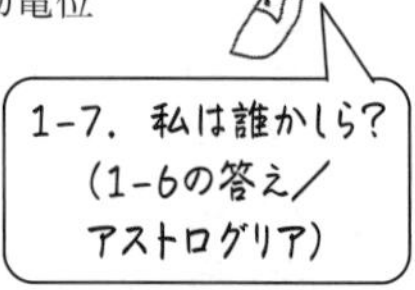

第2章

ヒトの脳エネルギーシステム

脳のエネルギー問題とは

「私が私である理由」を考えたことはありますか？　私を私たらしめていることの実体は、一つだけわかっています。その理由を考えているのは「私の脳」だということです。

脳はいつも何かを考えています。「夕食は何を食べようか」と考えている。「次の連休どうしようか」と迷っている。人工衛星「はやぶさ2」は今どこにいるのだろうと思いを巡らせる、などです。何かを考えていること自体が、脳が「私が私である理由」かもしれません。

起きている間は四六時中何か考えている脳の存在は、私たちヒト（ホモサピエンス）だけが持つ特権ではないことが、最近の研究からわかっています。他の動物も何かを考えているのです。ただし、ヒトは集団で同じ思いを共有できますが、動物はどうでしょうか。

ヒトが他のヒトと思いを共有するために、あるいは他の理由もあるでしょうが、ヒトの脳は常に大量のエネルギーを使っています。石油だけでは世界中でエネルギー不足となるのと同じように、脳は常にエネルギー不足に陥りがちなのです。まさに「脳のエネルギー問題」といえるでしょう。

この「脳のエネルギー問題」を解決できれば、それだけで日常生活の多くのことが解決できるかもしれません。もしかしたらそれだけで幸せになれる可能性さえあります。電気を好きなだけ自由に使える日々を想像してください。今、世界中で再生可能エネルギーへの切り換えを懸命に進めていますが、脳のエネルギー問題はヒトの健康状態に直結しますから、同じように真剣に取り組むべきだと思われますが、どうでしょうか。

前置きが長くなりましたが、ここからは「エネルギー基質であるブドウ糖とケトン体」をキーワードに脳を見ていきましょう。

（1）ブドウ糖の生化学

エネルギー代謝の中心は長らくブドウ糖のみだった

私が大学生であった頃（１９８０年代）、生化学の講義ではエネルギー代謝を中心に勉強していました。当時の教科書の裏表紙には、たいてい「**代謝マップ**」というものがあり、その中心にあるのは必ずブドウ糖（グルコース）でした。

この代謝マップは、20世紀初め頃に活躍し、「生化学の父」と呼ばれる**マイヤーホフ**が提唱した「**エムデン・マイヤーホフの経路（解糖系）**」に由来するものでした。そのために、私たちと同世代の人々は、エネルギー代謝の中心にはいつも当たり前のようにブドウ糖があるもの、と理解してきたのです。

私たちは、ブドウ糖を中心に置いて「ヒトの代謝機構を理解した」と思っていたのです。

しかしながら実際のヒトのカラダは、もう少し違う機構で駆動している、というのがこの本の趣旨でもあります。

たしかに、ブドウ糖を中心として生物を見ることで、多くの生物のエネルギー代謝をよく説明できます。しかし、ことヒトの脳のエネルギー代謝を見る限り、ブドウ糖とケトン体を並列に並べて理解しないと、全く実情に合いません。

さらにヒトの場合、妊娠後期に胎児の脳は急速に巨大化しますが、その間の中心となるエネルギー基質は、ブドウ糖ではなく、ケトン体です。報告では、妊娠後期では、お腹の赤ちゃんの脳で消費されるエネルギーの約60%ほどがケトン体です。出生後はケトン体の寄与は低下し、ブドウ糖の寄与が増加、少なくとも出生後1年までには、ブドウ糖がメインとして脳を駆動するようになります。

この後も、一般的に脳はブドウ糖をメインとして駆動します。1日3回ブドウ糖がメインとなる食事をし続け、おおよそ一生を通じてブドウ糖中心で脳を働かせるのです。

しかしそろそろ私たちは立ち止まる時です。なぜなら、ケトン体をバックアップとして**「ハイブリッド」**で駆動する方がはるかに効率が良いのですから。しかも、その方が脳は長持ちするのです。このことに関してじっくり述べていきたいと思っています。時間がかかりますが、納得できるまでどうかお付き合い願います。ブドウ糖とケトン体の化学的な比較については「**付記4**（391頁）」に詳しく述べましたので、そちらをご参照ください。

ブドウ糖とケトン体のハイブリッドが認知機能の保持に有効

まずヒトは、基本的に2セットのエネルギー基質を持っているといわれます。ブドウ糖は炭水化物由来の基質であり、ケトン体は脂肪由来の基質です。

この２つのシステムは相反するものではなく、一方が一方を補完する役割を持っています。細かくいえば、ブドウ糖をケトン体が補完しているといえるでしょうか。

これらを実際にハイブリッドで働かせるのはいたって簡単です。糖質過剰な食生活を是正するだけでいいのです。何も悩むことはなく、大した苦労もなく今日からできるのです。白米が美味しいからと2杯も3杯も食べていたのを1杯にして、その分おかずを増やしてみてください。それだけでも十分良いのです。欲をいえば、食事と食事の間隔を（無理のない範囲で）空け、日々の中に多少の空腹の時間を作るべきなのです。

先ほども言いましたが、ブドウ糖だけで駆動するよりも、ケトン体とのハイブリッドで駆動する方が、はるかに効率がいいのです。特に認知症に立ち向かう場合には、ハイブリッドの方がはるかに役立ちます。実際に論文などでは数多くの報告があります。ヒトにケトン体を供与すると認知能力が有意に増加し、細胞死が有意に抑制されると数多くの研究者が報告しています。

よって、ブドウ糖とケトン体のハイブリッド方式が、認知能力を高いレベルに保持するためには最も有効な方法です。それには科学的な理由があるのです（だからこそ、世界中で研究テーマとして扱う科学者が増えているのでしょう。すでに臨床試験もちらほらとおこなわれています）。

しかも、ケトン体を無理に外から供与する必要もなく、日常の中で自らの体内で作ればよいだけの話なのです。自分自身の脂肪を使って簡単に作れるのですから、今流行りのサスティナブルなシステムなのです。

糖質を減らした食事を心がけていれば、黙っていても肝臓がせっせとケトン体を合成してくれます。

その時あなたがすることは、その肝臓への感謝だけかもしれません（いま一度、リレーのたとえになりますが、試合当日に選手が来ない、そして控えの選手もいないという状態は極力避けるべきでしょう。ブドウ糖を切らして、もしくは低血糖に陥って、しかもケトン体が出ない状態は、様々な問題を引き起こします。ですから、日頃から控えの選手を用意し、いつでも試合に出られるように訓練しておくべきではないでしょうか）。

★ 注目ポイント！　2-1 ★

お初にお目にかかります。殿には旗本としてお仕えしております る。本日はグリコーゲンについてお伝えすべきことがあり参上した次第。

グリコーゲンはブドウ糖の重合体（つながったもの）で、肝臓と骨格筋に蓄積しておりまする。アドレナリンが出た時には、加水分解されてブドウ糖に戻されエネルギーに化けるシロモノ。忍びの者かと察しまする。敵と出くわして逃げるときや緊張したとき、興奮したときなど、ササッと現れては分解されて消えてゆく、まさにどこぞの忍者に違いありますまい。

いやしかし、拙者もじつは間接的に世話になっておりまする。なにぶんエネルギーなしにはこのからくりを回せませぬゆえ。ハハハ。拙者の務めは、ATPを加水分解して殿様のお体のイオン濃度を調整すること。拙者が仕事を休むと活動電位を流せないゆえ、こっそりとさぼることもできませぬ。ブハ。

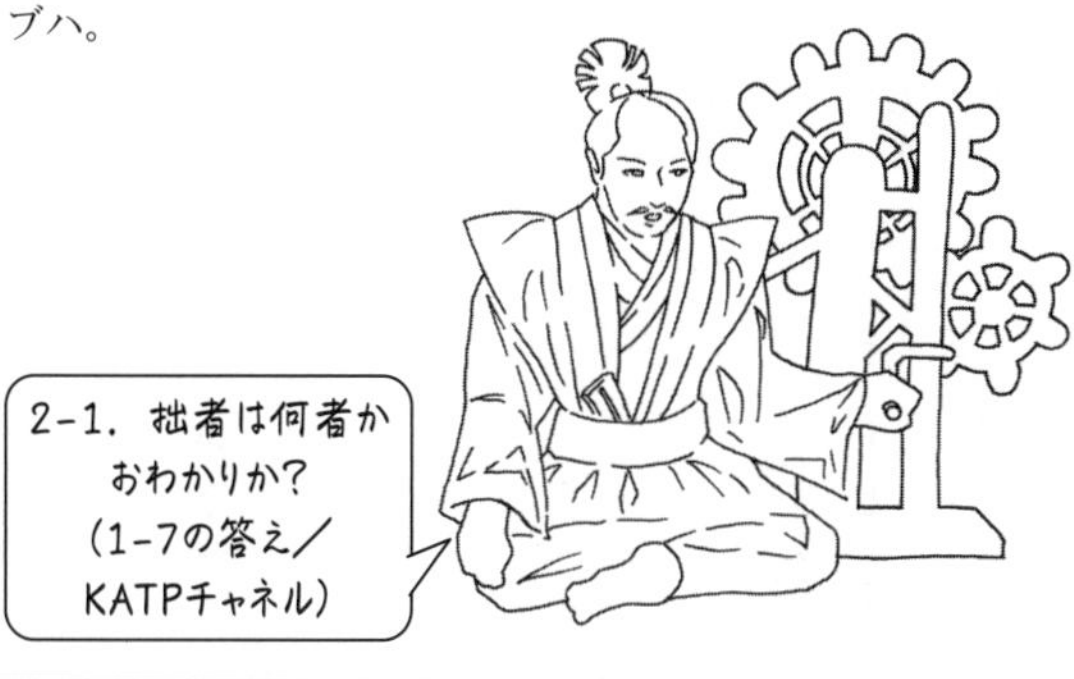

（2）ヒトの脳

脳はエネルギーの約23％を消費する――体内のグリコーゲンでは半日しか持たない

本書籍の目標、言い換えれば読者への贈り物は、以下の3つの宝箱です。

1．脳でハイパフォーマンスの状態を維持すること
2．認知機能を高い状態で保つこと
3．脳の老化をできるだけ遅らせること

これらを一つの重箱にして届けます。受け取れば、死ぬ間際まで使える魔法の箱です。そして、その箱を開けるための鍵が、「脳のエネルギーシステムを理解する」ことです。一度理解すれば、二度と鍵が閉まることはないでしょう。

それではまず、ヒトの脳を概観するところから始めましょう。

ヒトは、他の生物と比較して、圧倒的に巨大な脳（1500g／体重70kg）を持ちます。

体重比で約２％強です。ちなみに、高い知能を持つといわれるチンパンジーの脳は、体重比約０・９％（４００ｇ／体重45kg）ですので、ヒトの脳が他の動物からとびぬけて巨大であることがわかります。

重量比ではあまりイメージが湧かないかもしれませんが、エネルギー比（どれだけのエネルギーを使うか）で見ると、その圧倒的な量に驚きます。なんと脳は、ヒトが消費するエネルギーの約23％を消費しているのです。すなわち、重量では50分の１しかないのに、エネルギーは約４分の１を消費しています。しかも、体の最も高いところにあり、常にこれを持ち上げて生活していながら、血液循環でエネルギーや酸素供給を受け続けているのです（東京タワーのてっぺんに何千人もの人々が働くオフィスがあるのを想像できるでしょうか?）。

バックアップとしてケトン体も用意しているものの、（胎児以外のヒトは）通常、脳への主なエネルギー基質としてブドウ糖を使用しています。たしかにブドウ糖が使い勝手のいいエネルギー基質であることに間違いはないです。ただここで重大な問題点があります。それは半日分しかブドウ糖の備蓄がないことです。これは１日に必要なエネルギー量にはるかにおよびません。

だから、朝と昼の食事を抜いただけで、夕方に大変な空腹感に襲われます。たった半日だけ食事を抜いただけで、ブドウ糖の蓄積物であるグリコーゲンが大きく減少し始めます。

具体的な数字をいえば、グリコーゲン（１ｇ当たり４kcal）は肝臓や骨格筋に４００ｇ程度保存されていて、これは約１６００kcalであり、１日に必要なエネルギー量（成人男子で２５００kcal）の64%を満たすにすぎません。

たとえば、食料の極端な不足に襲われた時、真っ先に脳の機能が障害される（ひどい時には深い昏睡に陥る）可能性のあることは容易に予想できます。しかし、実際にはヒトは最低１カ月はなんとか絶食できますし、断食をしたことのある人は理解できますが、絶食すると脳の機能が低下するどころか、かえって増強される（頭が冴える）のです。いったいなぜ、このようなことが起こるのでしょう（＊54）。

体に蓄えられた脂肪は72日分——絶食でケトン体へのエネルギー転換が起こる

じつはこれこそが、ケトン体のパワーです。このことこそが、私が「ケトン体がブドウ糖とともにハイブリッドを形成している」ということの、最も重要な「生理学的な意義」なのです。だからこそ、食事の間隔をできるだけ空けて、脳のケトン体シャトル（後述）を活性化することは、脳にとっても、そして精神にとっても好ましい環境となるのです（＊54）。

ブドウ糖が糖質（食物では炭水化物・砂糖、体内ではグリコーゲン）を加水分解して放出されるのに対して、ケトン体は脂肪から合成されます。脂肪は皮下脂肪や内臓脂肪として蓄積され、多くの人は常に20kg程度を蓄積しています。これは成人男子で必要なエネルギーを２５００kcalとすると、72日分です。

また、絶食すれば、体が絶食に適応した代謝システムに変換される（数日程度でケトン体が増加してくれる）ことにより、１日に消費されるエネルギー量が低下しますから、大部分のヒトは最低2カ月以上（あくまで計算上は）絶食できることになります（決して勧めているわけではありません。また、決して試さないでください）。

もしケトン体を合成できないとすれば、いったいどのようなことが起こるのでしょうか。世界中で８例しかありませんが、ケトン体を合成するのに必要な酵素（ＨＭＧＣＳ２）を欠損している遺伝病が報告されています（＊55）。この方々は、気の毒にもケトン体をほとんど合成できません。半日も絶食すれば、昏睡に陥る危険があることがわかっていますので、大変な苦労があることでしょう。毎日食べることに追われてしまいます。

科学的観点から見ると、この欠損症において脳に集中的に症状が現れるという事実は、注目すべきです（＊８）。すなわち、脳でこそケトン体が必要という証《あかし》になります。

また、動物の例ですが、ある種のコウモリは生まれつき、このＨＭＧＣＳ２の遺伝子を欠損していますが、24時間程度絶食しただけで絶命することがわかっています（＊55）。

これらは、ブドウ糖からケトン体へとエネルギー基質の転換をスムーズにおこなうことが、日常生活の維持にいかに重要かを示す事例です。車のハイブリッドエンジンの開発で最も困難だったのは、ガソリンエンジンからバッテリーエンジンへの転換をいかにスムーズにおこなうかだったのと同じなのです（＊57）。

これはトヨタのハイブリッドエンジンの開発者が述べていたことです。トヨタがこの開発を世界に先駆けておこなったために現在の地位があるのと同じように、ヒトの脳がブドウ糖からケトン体へのエネルギーの転換をスムーズにおこなえるようになったことによって、ヒトは今の生態学的な地位を築いたといえるのです。

これは決して誇張でありません。詳しくは後で述べますが、胎児から新生児の脳の巨大化の過程を見れば、ヒトの脳がいかに画期的な開発であったか、ノーベル賞級をはるかに超える奇跡的な発明であったかが、わかっていただけることでしょう。

図18　乳酸シャトルが機能しない場合（GLUT1欠損症）はケトン食

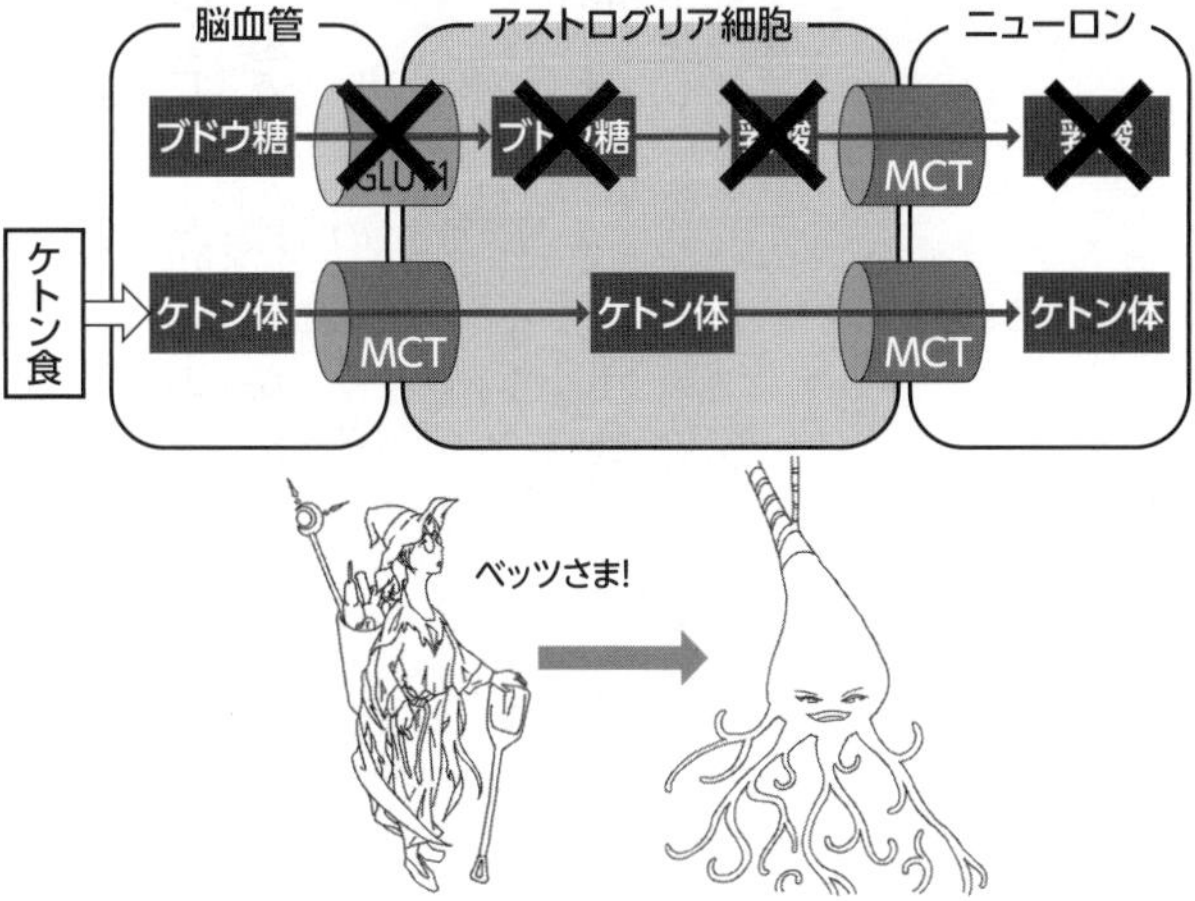

GLUT1欠損症とケトン食

それでは、ブドウ糖による乳酸シャトルが機能しない場合には、どのようなことが起きるのでしょう？

じつは、これについての臨床報告や論文は多数蓄積しています（＊58）。ＧＬＵＴ１欠損症という遺伝病が有名です。ＨＭＧＣＳ２欠損症と同様に、けいれんや意識障害など、脳に由来する症状が現れます。

ＧＬＵＴ１が欠損すると、微小血管に取り巻いているアストログリア細胞はブドウ糖を細胞内に取り込めませんので、ニューロンに乳酸を与えることができません。

第1章で述べましたように、ニューロンは乳酸シャトルから約70％のエネルギーを得ているので、特にエネルギーを大量に使う錐体細胞で強いエネルギー不足になることは当然推察できます。そして実際にこのことが起こっているのです。

ＧＬＵＴ１欠損症の方のニューロンには、アストログリア細胞から乳酸が供給されないため、患者さんは様々な不快な症状に悩まされます。

しかし乳酸の代わりとして、ケトン体があれば、ニューロンは正常に機能することが可能なのです（**図18**）。

実際に、ＧＬＵＴ１欠損症の患者さんたちは、治療の一環としてケトン食を実行すれば、日常生活をほぼ安定して送ることができます。この事例は、ブドウ糖からのエネルギー供給が不足した時、ケトン体がこれを補うことを最も端的に示す例といえます。

★注目ポイント！　2-2★

こんにちは。チンパンジーの話が出たので、サルからヒトへの進化のことを少しね。ヒトになったら急に脳が大きくなったでしょ。その理由を教えちゃうね。

理由１　直立２足歩行を始めたでしょ。手を使えるから、物を作ることを始めたんだよね。物を作るためにいろいろと考えることも始まったでしょ。

理由２　立ち上がると咽喉頭が広がるから様々な声を出せるんだ。だから言葉もできたんだね。

理由３　誰かと戦ってとどめをさす時に、それまでは相手を歯で噛んでたんだけど、ヒトになって初めてそれをやめたんだって。その分、あごを動かす筋肉が薄くなって、そのおかげで脳室を広げることができたらしいよ。何かをやめることで、新しいスゴイことが始まったりするんだもんね。だけどボクはこの仕事をやめないよ。みんな困るからね。ボクはナトリウムポンプさまの子分で、イオンの通り道を作る仕事を任されているんだ。スゴイでしょ！

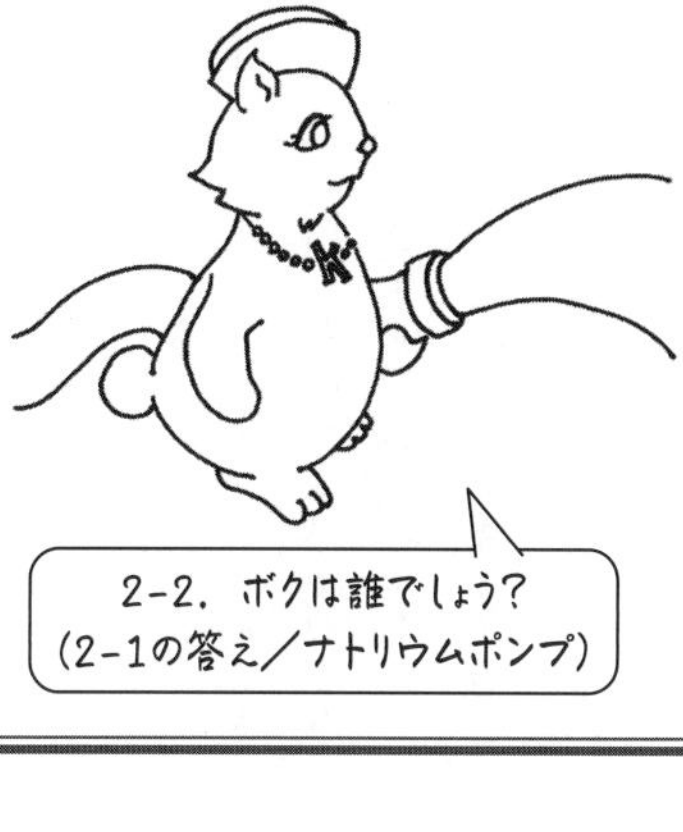

（3）ケトン体シャトル

巨大な脳を長持ちさせるための隠れたシステム

脳でのケトン体の役割が見えにくいのは、脳はメインがブドウ糖で、バックアップでケトン体が働いている（用意されている）ためです。

ブドウ糖は「乳酸シャトル」のもとになっています。**第1章**で「乳酸シャトル」が運ぶエネルギーが約70％も占めていると述べました。「シャトル」とは、脳におけるアストログリア細胞とニューロンとの間で特に発達したシステムです。アストログリア細胞とニューロンが十分に近接しているために、双方のトランスポーターを介して乳酸を直接受け渡しすることができます。このため乳酸は、脳脊髄液中にほとんど拡散することなく、ほぼ全てが無事に受け渡しされることはすでに述べました。

さて、ここでお待ちかねの新しいシステムの紹介となります。じつはやっとここにたどり着いたというのが、筆者の今の正直な思いです。この話がしたくて、ここまでキーボードを打ち続けてきたともいえるくらい思い入れのある項目ですので、ここばかりはゆっくりと読んでください。

名前を「**ケトン体シャトル**」といいます。このシステムを正常に永く稼働させ続けることこそが、巨大な脳と永く付き合うためのコツともいえます。それほど重要なキーワードですので、今後幾度となく出てくるでしょう。

アストログリア細胞とニューロンの間を結んでいる「ＭＣＴ（モノカルボン酸トランスポーター）」は、末端にカルボン酸という構造のある、炭素数3の乳酸、または炭素数4のケトン体などの**脂肪酸**（または有機酸）の通り道です。先ほど述べましたように、ＭＣＴはもともと乳酸の通り道として研究されてきた性格が強いものです。しかしながら乳酸が通過する通路（ＭＣＴ）は、乳酸だけを通過させるものではありません。

最近の研究成果によれば、ＭＣＴは乳酸とともにケトン体も通過できます。アストログリア細胞が脂肪酸からケトン体を合成することができるならば、その合成されたケトン体も、乳酸と同じようにＭＣＴを通過してアストログリア細胞からニューロンに移動するはずです。いたって当然の考察です。

アストログリア細胞内のミトコンドリアでケトン体が作られているのは確実であり、もし、最終産物であるケトン体がシャトルでニューロンに移動しないとすれば、脳脊髄液中に拡散することは避けられません。しかし成人の脳では、ケトン体は脳脊髄液ではほとんど検出できないのですから、すみやかにニューロンに移動して、ニューロンのミトコンドリアで消費されていると見て間違いないでしょう（映画館の前に長い列を作って並んでいた人々がすっかりいなくなってしまえば、ほぼ全員がシアターホールに入っていったと考えるのが普通でしょう。売店やトイレに行った人以外は）。

注目されるケトン体シャトルの存在

乳酸シャトルは多くの研究者が研究し、神経科学者にとってはほとんど定説のものです。これに加えて「ケトン体シャトル」が存在すると、複数の研究者が報告しています。スペインのマヌエル・グスマンという科学者が20年ほど前にその存在に注目し、「Ketone body shuttle（ケトン体シャトル）」と名付けています（**図19**）（＊4）。日本においても、8年ほど前に慶應大学医学部から出された論文は、ケトン体シャトルの実在を示唆しています（後述）。

このように、神経科学でグリア細胞を研究している人々の間では、ほぼその存在が知られていましたが、一般的には乳酸シャトルのような知名度がないのが現状です（細かくいうと、乳酸シャトルさえ知っている人は多くないのが現状です）。私もこのケトン体シャトルは確

図19　ケトン体シャトル

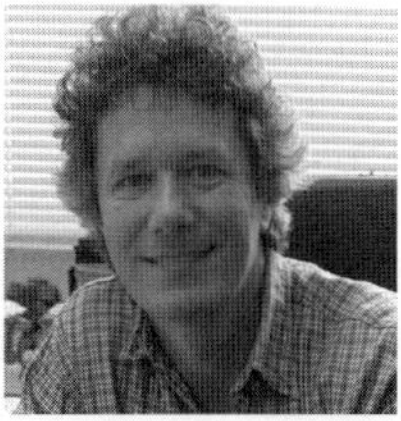

ケトン体シャトルを提唱した
Manuel M Guzmán（マヌエル・グスマン）
マドリード大学医学部・教授

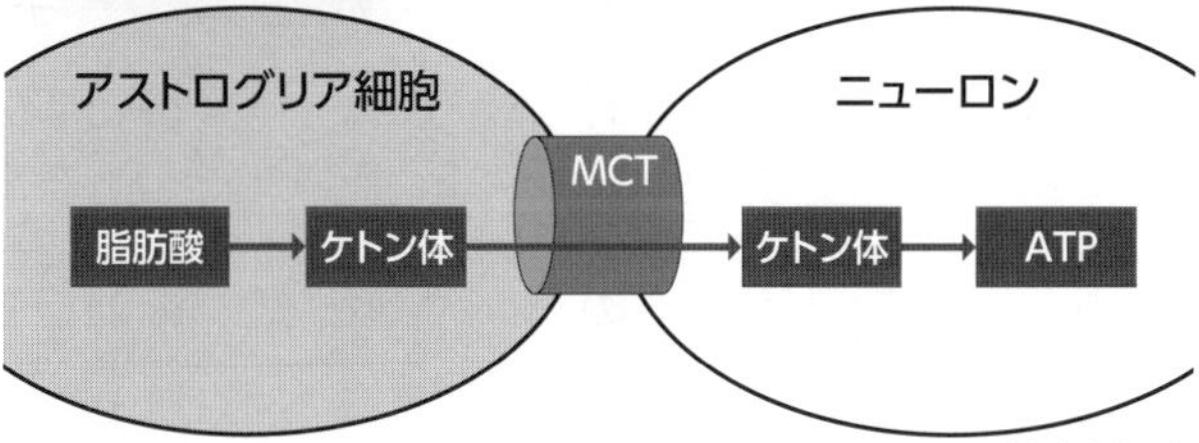

（参考文献＊4）

実に存在すると考えますが、いくつかのハードルがあるために、その優れたシステムが世界中の科学者の中で市民権を得るところまでは未だいたっていません（ここで「いくつかのハードルって何？」と気になった人もいるでしょう。手短な説明になりますが、直接証明をするためには、放射線〔ＲＩ〕ラベルをしたケトン体で測るしか方法がないであろうという手ごわいハードルと、生きた脳で測るのはまず不可能だろうという動かしがたいハードルがあります）。

　しかしながら、ケトン体シャトルという機能の重要性を認めること、そして乳酸シャトルとともに並べて取り上げることでこそ、ニューロンとグリア細胞のエネルギー代謝の解明が一気に進むと思われるのです。逆にそうでないとすると、脳のエネルギーシステムは永久に理解不能ということになりかねません。

このケトン体シャトルが実在するおかげで、血糖値が日常的に変動しても、大部分のヒトは「昏睡」に陥ることなく通常の生活を送れているといっても過言ではないでしょう。

先ほども述べましたが、慶應大学医学部では、アストログリア細胞とニューロンの培養系（ラット由来）を用いて興味深い実験がおこなわれました。ブドウ糖が安定して存在する場合は、アストログリア細胞はケトン体を合成しませんが、ブドウ糖濃度を下げると、アストログリア細胞はケトン体を合成するのです（＊56）（＊57）。

アストログリア細胞は、少なくともブドウ糖濃度が低下した時、脂肪酸からケトン体を合成することができるのです。すなわち、ブドウ糖という燃料がなくなれば、臨時の対策として脂肪酸を燃料として使って、ケトン体を生成するということです。

ケトン体で認知能力が回復

ケトン体シャトルは、特に低血糖の時に、ニューロンのエネルギー不足をすみやかに解消するために発達させたシステムといえます。アストログリア細胞がニューロンをサポートするために必要だったのです。

これは脳で特に発達させたシステムです。大きなメリットとして、ケトン体シャトルのための独自の通り道を用意する必要はなく、乳酸の通り道をそのままケトン体も使えるということがあります。この素晴らしい、クールなシャトルシステムがあるために、アストログリア細胞のミトコンドリアで合成されたケトン体は、直接すみやかにニューロンの中のミトコンドリアに到達し、ニューロンのために、エネルギー基質ＡＴＰの合成を始めることができます（乳酸シャトルの説明の際にお話ししたリレー選手のアンダーハンドパスは、ケトン体というバトンの受け渡しにも使われているということです）（＊66）。

ここで注目すべき事柄は、認知症のような、ニューロン（錐体細胞）が機能をゆっくりと低下させる場合には、ケトン体シャトルを活性化することで、その進行をゆっくりにすることが可能であるということでしょう。ケトン体を食べると認知能力が回復することが、最近になって多数報告されています（＊67）。それらは、ケトン体シャトルをサブエンジンとして用いて、ハイブリッドで脳を駆動することの有効性を示す実験結果ともいえるでしょう。また、認知症を遠ざける生活に役立つ、とっておきの情報といっていいかもしれません。

繰り返しますが「ケトン体シャトル」はあくまで今のところ、私を含めた一部の研究者が

図20　ブドウ糖とケトン体のハイブリッドで錐体細胞を駆動する

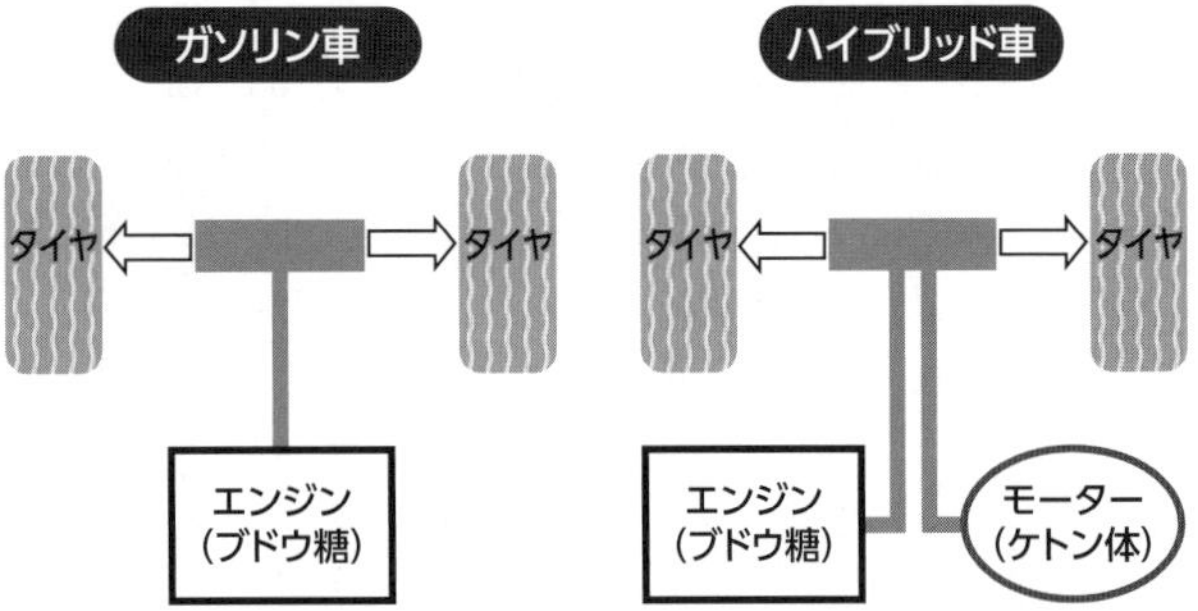

共有する学説です（今後一般化する日も遠くないと信じますが）。しかし、**図19**に示すように、「ケトン体シャトル」というコンセプトを導入することで、実際に脳をより長持ちさせるシステムにすることが可能になります。すなわち巨大な脳と永く付き合うためのコツは、「ケトン体シャトルを常にある程度活性化しておく」ことである可能性が高いです（詳しくは**第4章**でお話ししましょう）。

たとえれば、ブドウ糖だけで脳を動かすのは従来のガソリン車のようなものなのです。注意深く乗りこなせば、燃費もそこそこいいかもしれません。でもエンジン（ブドウ糖）とモーター（ケトン体）のハイブリッドにしたほうが、燃費ははるかにいいのです。

そしてハイブリッドエンジンのモーターにあたるのが、脳におけるケトン体の役割です。走行の主役はやはりエンジンなのですが、モーターを使えばエンジンの負担も減り

図21　ミトコンドリアさん

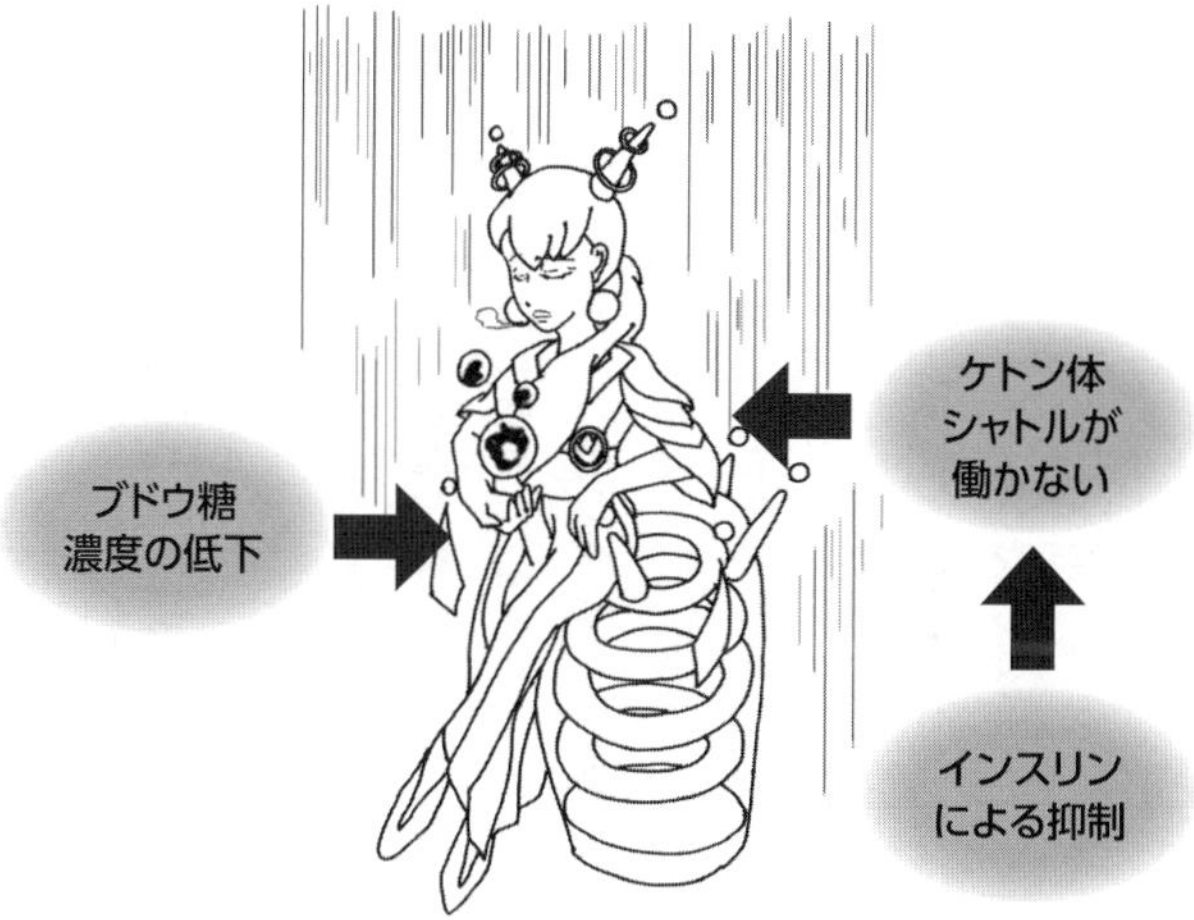

ます。同様に、血糖値が変動する時はサブとしてケトン体の果たす役割が大きいのです（**図20**）。

ケトン体シャトルというサブエンジン

ケトン体シャトルはサブエンジンにすぎませんが、じつはこれに不備があると大変なことになります。ブドウ糖が急激に低下した時にニューロンのミトコンドリアでのエネルギー基質が不足し、エネルギー通貨（ＡＴＰ）が作れないために、ニューロンが仮死状態になりかねません（**図21**）。ケトン体を働かせるための酵素がインスリンによって抑制されている（モーターへの連結部に錠がかけられて作動できない状態である）ために、ケトン体シャトルがとっさに働き出すことができない場合に起こります（のちに述べますが、この「インスリンによる酵素の抑制」の原因こそが、過剰な糖質の摂取なのです）。

エネルギー基質の不足は、ニューロンの抑制あるいは仮死を招きます。時間の余裕はありません。ガソリンがなくなると途端にエンストするガソリン車と似ています。

日々の中で血糖値が低下するたびに、ニューロンはエネルギー不足に陥りますから、頻繁に「昏睡」の危険に見舞われることになります。そんな危険極まりない状況を避けて安定した脳機能を示すためには、「ケトン体シャトル」は絶対に必要なパーツの一つなのです。

ケトン体シャトルの重要性はここまでで理解してもらえましたでしょうか？　目に見えることはないが、いつも確実に仕事をしてくれている、なくてはならない存在でしょう（脳のエネルギー基質は、東京タワーのてっぺんの巨大なオフィスで、床下のケーブルの中を人知れず莫大なエネルギーが動き回っている、そんなイメージでしょうか。ケトン体シャトルは、無数のパソコンが24時間シャットダウンすることなく稼働するために、予備として設置されているＩＴシステムのようなものです。もっと良い例があればよかったのですが）。

その詳しい解明を待ちながら、この節はこれでひとまず終えます。皆様お疲れ様でした。

★注目ポイント！ 2-3★

オレたちの本名は、モノカルボン酸トランスポーターだぜ。- COOH（カルボン酸）からそう呼ばれるようになったんだ。短い有機酸のことなんだけどな。

・C（炭素）が２個ある酢酸
・３個の乳酸とピルビン酸
・４個の酪酸とケトン体

それぞれがカルボン酸を1個だけ持っているんだ。そのカルボン酸を通す入口だからトランスポーター。どうだい、少しはオレたちのことをわかってくれたかい。

とにかく走る時はめっちゃ速いんだぜ。これからも走り続けるぜ。キャイーン！　クワイーン！　ウワンウワン！

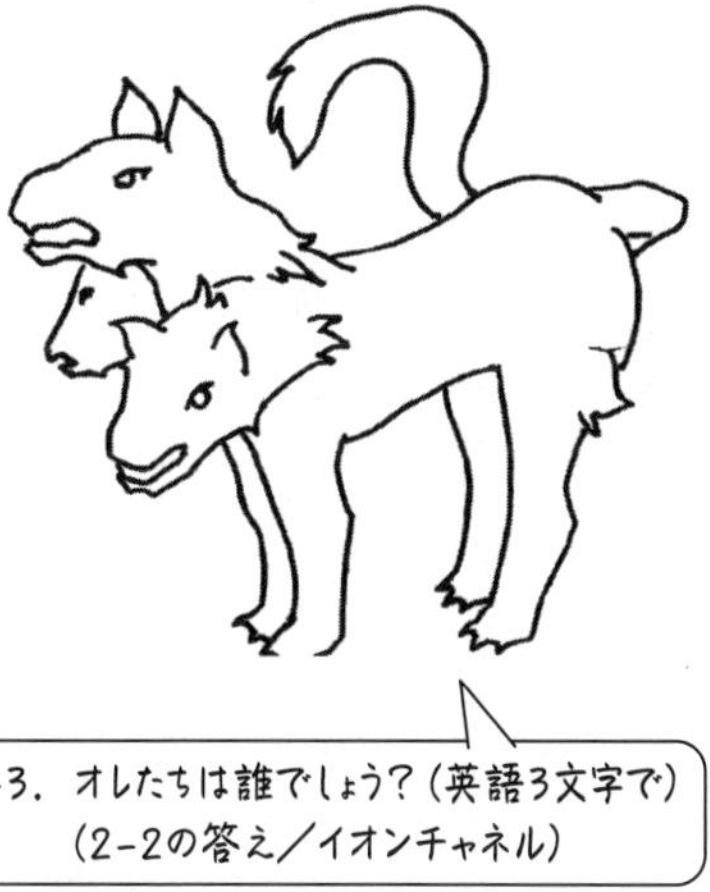

（4）赤ちゃんの脳の高いエネルギー需要

新生児はエネルギーの約74％を脳で消費

表1を見てください。成人では、脳は体全体のエネルギー消費量のうちの約23％（重量は約2％）を占めるにすぎませんが、何と新生児では、約74％（重量は約11％）ものエネルギー消費が脳につぎ込まれています。

つまり、胎児や新生児では、必要なエネルギーの大半は脳で消費されているということです。1歳児でも約53％と、半分以上が脳で消費されていることがわかります。

ここからは、なぜ脳がこれほど高いエネルギー需要があるのかを説明し、次に、このエネルギー需要をどのように満たしているのかを述べます。特に新生児においては巨大な脳のエネルギー需要（体全体で消費されるエネルギーの約74％も）があるのはなぜなのでしょう？

ヒトの赤ちゃんは、出生して間もなく視覚から大量の情報を受け取ります。過剰入力といってもいいくらいの状況になるはずです。特に類人猿や猛禽類《もうきんるい》など両眼視をする動物は、例外なく、大きな視覚野が新皮質に広がり、眼球から来る平面の視覚情報を立体に読み替え

表1　ヒトにおける脳の重量比及びエネルギー消費の割合（%）

	重量	エネルギー消費
新生児	11	74
6か月齢	12	64
1歳	10	53
5歳	7	44
10歳	4	34
15歳	3	27
成人	2	23

（参考文献＊32）

る特別な機能を持っているものです。

特にヒトはこの傾向が顕著です。赤ちゃんの脳内では、大量の視覚情報を処理すると同時に、シナプスの組み換えを綿密におこないます（あの清々しい表情の裏で、スーパーコンピュータのような仕事を着々とこなしているのですから驚きです）。

そのためには、大量のエネルギーを必要とするのでしょう。脳内は主にニューロンとグリア細胞という2種類の細胞から構成されていることは**第1章**で述べました。出生直後までグリア細胞が増殖を続けるのをサポートするためにも、それなりのエネルギーが必要なのです。

ニューロンはこの頃にはすでに増殖を止め

ていますが、出生を境にしてそれ以降は、以下の2つの仕事を同時におこなうことになります。

1．シナプスの組み換え
2．外界からの情報処理

です。これらの2つの仕事は、大量のエネルギーが必要であることが十分に予想がつきます。だからこそ、約74％ものエネルギーが脳で必要とされるのです（**表1**）。エネルギー代謝からヒトの体を見ると、脳へのエネルギーを供給することを主題として、ヒトは体を作り替えたのではないかとさえ思えます。

妊娠後期にはニューロンの数の増加はすでにゆっくりになっていますが、グリア細胞の数が急激に増加します。脳が巨大化している時期でもあります。またシナプスの組み換えや、シナプス結合の形成・消滅などをおこなっている時期にもあたります。

ではこのようなエネルギー需要は、どのようにして充足されるのでしょうか？　次なる中心課題は、「脳にエネルギー基質を届ける仕組み」です。

★注目ポイント！　2-4★

　は～じめまして～！　軸索からなかなか離れられなくて、こんな遅い登場よ～。

　ヒトは生まれ出て目を開けた頃から、シナプスの組み換えをさらに熱心に始めちゃいますのよー。だから新皮質第4層がどんどん分厚くなるでしょう。目で見えているのは平面なのに、脳の中で立体にしているからこそ、距離がわかったりするのよねー。たぶんだけどフルカラーで見えているのはヒトだけなんじゃないかしらん。そういえば白亜紀末にいた恐竜トロオドンも両眼視できたらしいわ。今のフクロウたちと近い性能だったのよ。トロオドンは鳥に最も近い恐竜のグループだったらしいわね。

　あら、あたくしったら余計なことまでおしゃべりしちゃった。軸索に戻らなきゃ。ニューロンさまから出る活動電位を外にもらさずスピーディーに送るために巻き付いているのよ～。とてもやりがいがあるわ～。バ～イ！

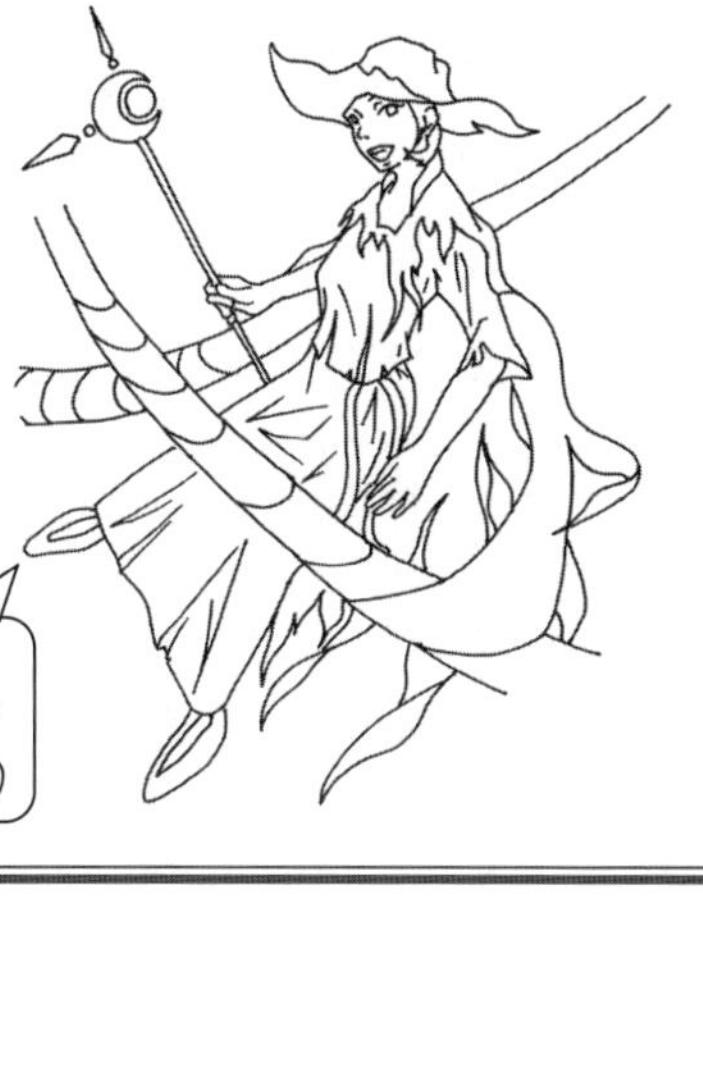

2-4．私は誰か
おわかりになるかしら？
(2-3の答え／ MCT)

（5）ラット胎仔の脳のエネルギー

胎仔期から新生仔期はケトン体優位、その後ブドウ糖優位に

まずはラットの脳から見ていきましょう。ラットの新生仔《しんせいじ》（動物の子供は「仔」という漢字をあてます）と成体において、脳にエネルギー基質を供給できる速度を計算しています。

それによると（**表2**）、ケトン体の取り込み速度は、新生仔から成体になると10分の１に減少しますが、ブドウ糖は２・５倍に増加しています。これは、新生仔では脳に供給されるエネルギー基質はケトン体が優位であるが、成長するにしたがってブドウ糖優位に変わっていくということを示しています。妊娠後期から出生直後はケトン体優位でエネルギー生産をしていますが、出生後、成長するにしたがって急速にブドウ糖優位に切り替わるのです（＊57）。

さらに、ケトン体を合成する酵素（ＨＭＧＣＳ２）は、新生仔では多くの組織で強発現していますが、成長するにしたがって主に肝臓に残ることがわかっています（**表4**）（＊35）。

このように、出生直後は「ケトン体優位」であったものが、成長とともに「ブドウ糖優位」にかかわることは、ケトン体濃度の変化でも確認されています（**表3**）。出生後５日目で

表2　脳のエネルギー基質の最大取り込み速度（ラット）

	ブドウ糖		ケトン体	
	新生仔	成体	新生仔	成体
最大速度（mmol/g/min）	0.52	1.22	2.01	0.22

（参考文献＊33）

表3　ラットの新生仔の血中ケトン体濃度

生後日数	5	10	20	30
ケトン体濃度（mM）	0.99	0.86	0.75	0.12

（参考文献＊34）

表4　各臓器のHMGCS2のmRNA発現量の変化（ラット）

	授乳期（11日齢）	離乳期（28日齢）
肝臓	4300	500
心臓	40	20
腎臓	520	50
小腸	5500	30
小脳	80	10
新皮質	40	検出限界以下
延髄	50	10
中脳	50	検出限界以下

（参考文献＊35）

表5　ラット・アストログリア細胞のケトン体合成酵素の発現

	HMGCS2のmRNA量
新生仔	370
成体	25

（参考文献＊35）

は約１mM（ミリモル：mmol/L）程度あった血中のケトン体濃度は、生後20日から急激に低下し、30日齢で成体とほとんど同じ０・１mM程度に落ち着いています。脳のケトン体の取り込み速度が減少したのは、血中のケトン体濃度が低下したためであることがわかります（**表3**）。

出生直後の高いケトン体濃度を可能にするケトン体合成（ＨＭＧＣＳ２の発現）が体のどこでおこなわれているかに関しては、すでに報告があります（**表4**）。出生直後は、肝臓や小腸（ともに内胚葉由来の消化器系器官）において高いＨＭＧＣＳ２の発現がありますが、離乳期（28日齢）までに、肝臓でのある程度の発現を残して、他は全て低いレベルに収束するということがわかります。

これらのデータから、哺乳類では妊娠後期から出生して離乳期までの間はケトン体濃度が高く、脳だけでなく全身でケトン体がエネルギー基質として使われることが推測できます。ラットにおいて注目すべき事項は、中枢神経系の組織（小脳、新皮質、延髄および中脳）でケトン体を大量に生産しているわけではなく、ケトン体の多くは肝臓や小腸から来ているだろうことです。その上で、新生仔の中枢神経系においてＨＭＧＣＳ２を出している細胞（ケトン体合成能を持つ細胞）は、脳内でエネルギー基質の供給システムを備えるアストログリア細胞です。**表5**のように比較的高いＨＭＧＣＳ２の発現があることを確認しています。

★ 注目ポイント！　2-5 ★

毎度おなじみのニューロンでございます。内胚葉由来の消化器系器官のご説明にあがりました。内胚葉は多くの動物の消化管の上皮として初期発生します。チューブみたいな、いたって単純なつくりです。ヒトも発生してすぐはそのチューブみたいな形なんです！　内胚葉、中胚葉、そして外胚葉の3層があります。内胚葉の上皮が増殖して陥没して肝臓、食道、胃、小腸そして大腸が分化します。

もっとお話ししたいですが、こんなところで失礼しますね。新しい活動電位が入ってきますので戻りますー。私はニューロンの中でもハブ的な存在なのです。顆粒細胞たちからシナプスを超えて、どんどん情報が集まってきます。それを集めて遠くへ飛ばしているのですよ。ごきげんよう！

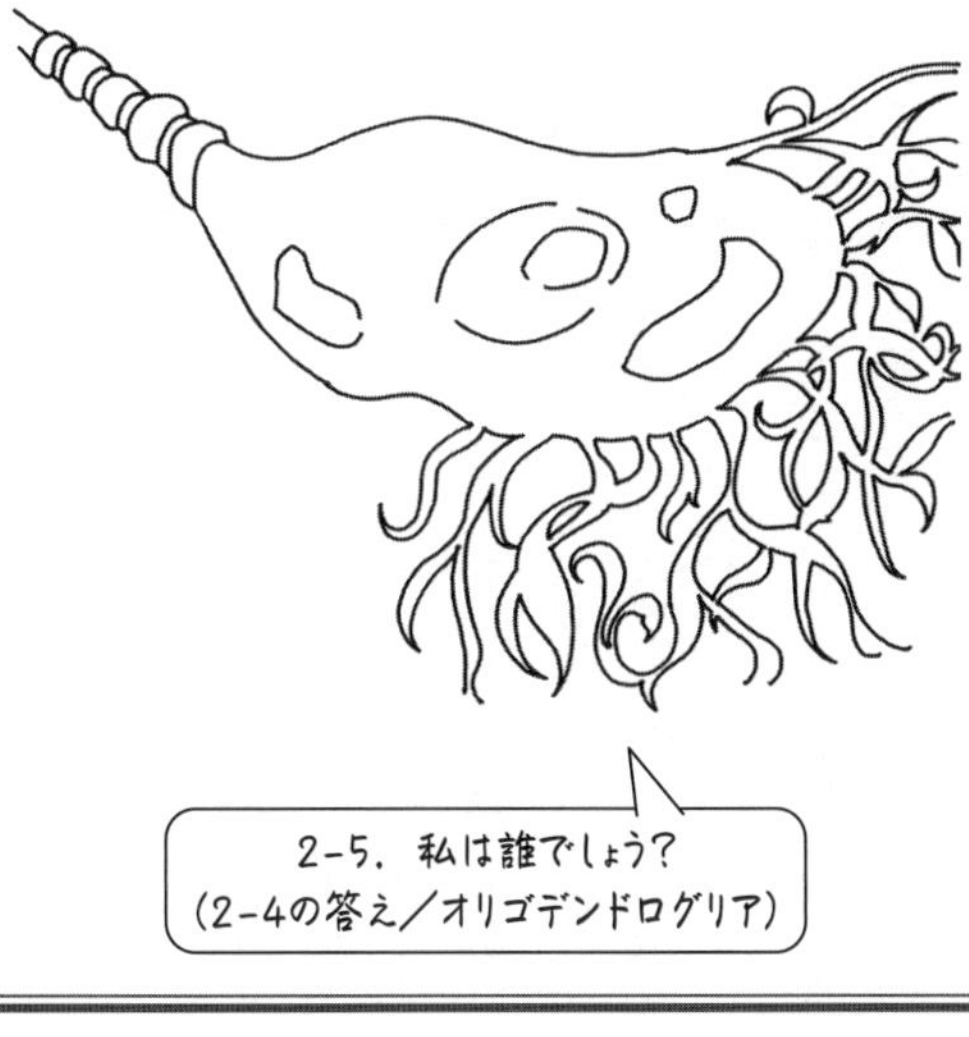

（6）ヒト胎児の脳のエネルギー

胎児期は60％がケトン体、40％がブドウ糖

約２００万年前にホモエレクタスが出現して、人類は脳を急速に巨大化させました。エネルギー需要が高く、かつ最も高い位置にある脳に、どのようにエネルギーを運ぶのかをここから見ていきます。ヒトでも、胎児の脳のエネルギー基質は「ケトン体優位」であることが示されています（**表6**）。堕胎したヒトの胎児（28週齢）から脳を取り出し数時間ほど器官培養し、ブドウ糖とケトン体の取り込みを計測した実験が45年前におこなわれました。これによると、胎児の脳で使われるエネルギー基質の約60％はケトン体であり、約40％がブドウ糖です。これはヒトの胎児の脳が優先的にケトン体をエネルギー基質として使っていることの直接の証拠となります。「ヒトの脳はケトン体がメイン、ブドウ糖がサブでこそ巨大化できる」という、それまで見逃されてきた事実を、ベールを取り去るかのように公に示したものだといえるのです（**表6**）。

表6　28週齢のヒト胎児の脳における ブドウ糖とケトン体の取り込み

	基質の取り込み速度 (umol/min・Kg)
ブドウ糖	17.5（40%）
ケトン体	27.3（60%）

（参考文献＊36）

★ 注目ポイント！　2-6 ★

お久しぶり、みなさま！　わたくしの20億年前のエピソードお聞きになったでしょ。では、200万年前のホモエレクタスの出現について、少しだけおしゃべりさせてね。

そのころからヒトは火を使い始めたらしいの。それでお料理してお食事するようになったのね。だからタンパク質や脂肪を食べられるようになったらしいの。それで脳にケトン体がたくさん届くようになって、そのおかげもあって脳が巨大化したらしいわよ。あくまでもウワサですけど。ホモエレクタスって、ああ、みなさま方の先祖のことだったわね。

ホモサピエンスになった今も、たしかに脳が大きくて、その分いろいろと考えているみたいね！　たとえば「脳のエネルギー基質」についてとかね。素晴らしいわね！　そうやってどんどんエネルギー使ってちょうだい。よろしくね！

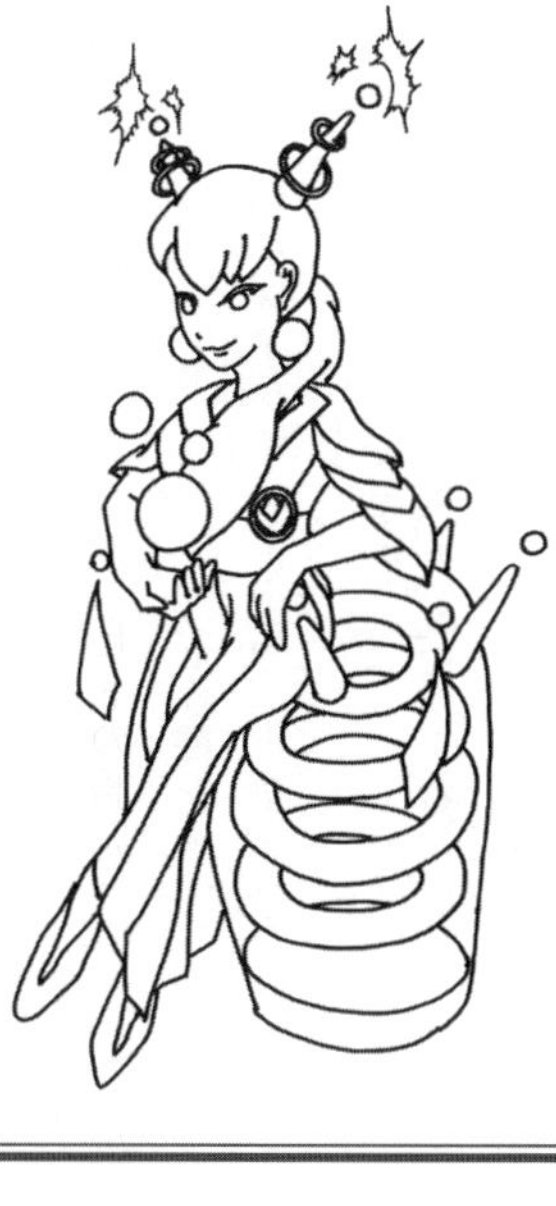

（7）胎児の脳へ供給されるケトン体はどこから来るのか？

ヒトの胎児はケトン体がメインエネルギー

ヒトの胎児の脳の膨大なエネルギー需要を満たすためのケトン体は、いったいどこからくるのでしょうか？

２０１５年11月に出版された『ケトン体が人類を救う』（光文社新書）の著者・宗田哲男氏は、まさにその問題に正面から取り組んでおられます（＊96）。宗田氏は、ヒトの胎児でのケトン体濃度について、以下のように報告をしています。

表7は宗田氏によるデータです。

見ていただければ、ヒトの胎児では、ケトン体がメインでエネルギー供給をおこなっていることが確実だとわかると思います。

また、胎児の脳に供給される大量のケトン体は、胎盤の胎児側で合成されている可能性が高いこともわかります。胎盤の胎児絨毛《じゅうもう》のケトン体濃度が高いことは、大変に重要なことです。なぜなら、胎児の脳形成に必要なケトン体の、主な供給元を示唆するからです。

表7　ヒト胎児のケトン体濃度（mM）

胎盤絨毛	2.235
臍帯血	0.779
胎児の血液	約0.2
脳脊髄液	1.977

（参考：母体血のケトン体濃度：約 0.1mM）

（参考文献＊5）

ケトン体の濃度が、順に、胎盤絨毛（２・２３５）、臍《さい》帯血《たいけつ》（０・７７９）、そして胎児血液（約０・２）と下がっていくことに注意してください。

これは、ケトン体が胎盤で合成されて、臍帯血、そして胎児の血液となるにつれて薄まっていくことを示しています。

このことの合理的な解釈は、ケトン体は胎盤絨毛で合成され、これが血液循環で薄まって胎児に供給されているということだと思います。

ヒトの胎児における、重要なケトン体の流れは、以下のように推察できます。

胎盤絨毛　↓　臍帯静脈　↓　胎児の全身循環（図22）

図22　ヒト胎児のケトン体生産

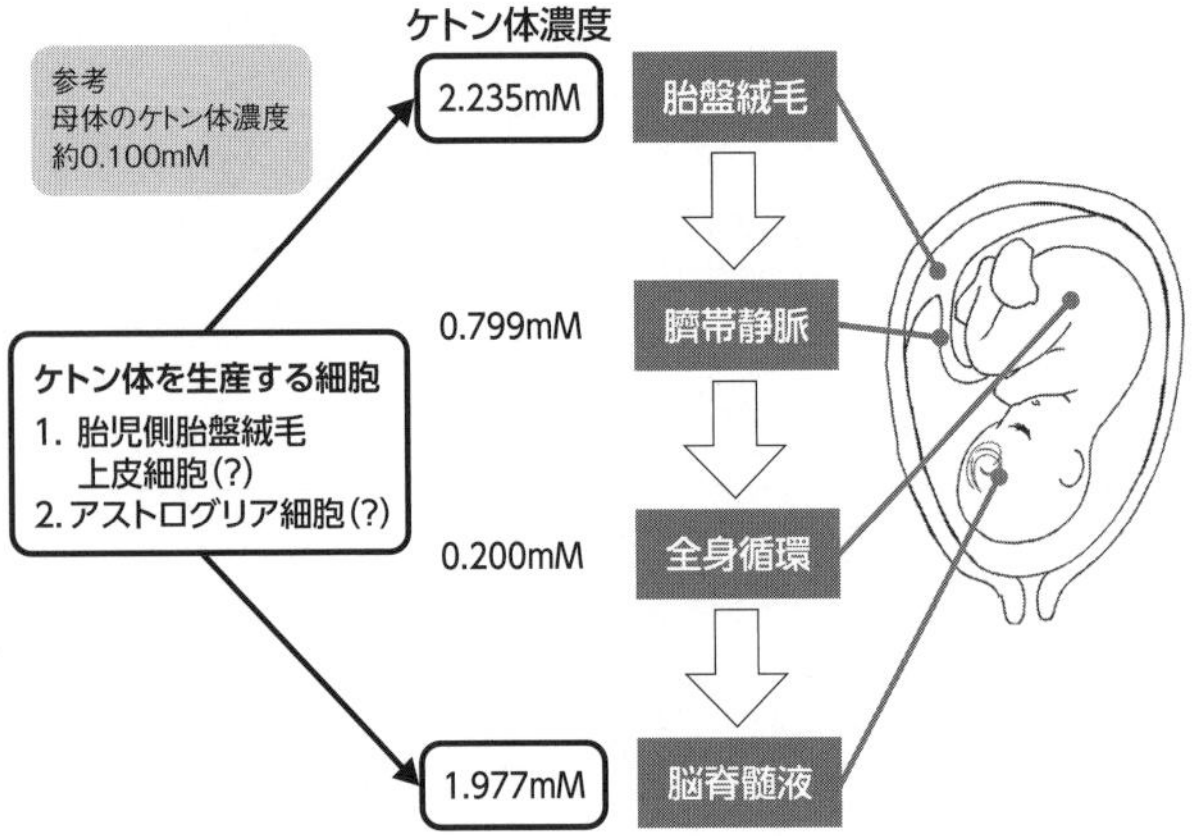

（参考文献*5）

胎児の脳脊髄液のケトン体濃度が高い理由

このようにケトン体をエネルギー基質としてヒトの脳は巨大化すると仮定しても、これではケトン体は足らないでしょう。相当な量が必要とされるからです。だからこそ（**表5**のラットのデータで見るように、ヒトの胎児でも）アストログリア細胞のＨＭＧＣＳ２がケトン体を合成し、脳脊髄液のケトン体濃度を高く保っているのではないかと考えます（**表7**、**図22**）。胎児においては成人で見るようなシャトル（乳酸シャトルとケトン体シャトル）の形成はまだ不十分なため、アストログリアは脳脊髄液中にケトン体を拡散させる方法によって、ニューロンにケトン体を供与していると考えて間違いないと思うのです。

その根拠は、脳脊髄液では、全身循環からさらに薄まってケトン体濃度が下がるはずなのに、胎児の脳脊髄液のケトン体濃度ははるかに高くなっていることです（１・９７７mM）。全身循環で０・２mM程度しかないので、10倍程度高いことになります。

これは何を示しているのでしょう。合理的な推察としては、脳脊髄の中で、ケトン体を合成している細胞集団がいるということです。過去のデータや情報から推察して、アストログリア細胞だろうと予想できます（＊57）。

じつはまだ、ヒトの胎児のアストログリア細胞において、ケトン体の合成を証明した論文はないと思います。しかしながらラットの実験結果から、脳脊髄液中のケトン体を高く保っている細胞は、ヒトにおいてもアストログリア細胞である可能性が高いと思います。

したがって、もう一つのケトン体の流れとして、以下の経路が考えられます。

アストログリア細胞 ↓ 脳脊髄液 ↓ ニューロン

第２章（３）の「ケトン体シャトル」の節において、ケトン体はアストログリア細胞からニューロンに直接手渡しされるように移動するため、少なくとも成人では脳脊髄液ではケトン体濃度が増加しないと述べました。

しかし胎児においては、アストログリア細胞とニューロンとの間のＭＣＴ（モノカルボン酸トランスポーター）が未発達のため、自分で製造したケトン体を直接ニューロンに渡すことができず、いったん外へと拡散させているため、脳脊髄液中でケトン体濃度が高くなっているのでしょう。

胎児の脳はこうして大きくなる

さあ、ここでもう一度初心に戻ります。

ケトン体がヒトの脳を巨大化させている機構全体を明らかにした神経科学者は、私の知る限り存在せず、そこで私自身がこの役割を実行できればと、この書籍を書こうと決意したのです。つたない文章で奮闘してきましたが、ここでやっと峠を越えます。小説でいうクライマックスに入ります。

ブドウ糖の大部分は、母親の血液から胎盤を通じて供給されます。

では胎児の脳はどのようにしてケトン体を調達しているのかを考えた時、けなげにもその方法を、懸命に自らの脳で解析してケトン体を調達しているように思われ、ここでも「脳の奇跡」という言葉が頭がよぎるのです。胎児の脳は次のような独自の経路を隠し持っていると思われます（先ほど述べましたので重複しますが、もう一度書きます。ヒトの脳が巨大化する際の重要なステップなので）。

1. 主に胎盤の胎児側の上皮細胞がケトン体を合成し、臍帯血を通じて、胎児の血液循環に入る。その後、脳脊髄液に回り、ニューロンに届ける。
2. そのバックアップとして、必要な時は脳内のアストログリア細胞が、自らケトン体を合成してニューロンに供給する。

このようにして得たケトン体をエネルギー源として、着々と粛々と、胎児の脳はシナプスの組み換えをおこなっていると予想できます。

このようにして胎児の脳は、少なくとも妊娠後期に入ると、まさにブドウ糖とケトン体のハイブリッドエンジンで巨大化し、一人の「ヒト」として、そして最も進化した多細胞生物として、この地球上に生まれ出てくる準備を自らの力でおこなうのです（じつに健気で、なんと頼もしいことでしょうか。生命科学としての美しさを感じるのは私だけでしょうか）。

★ 注目ポイント！　2-7 ★

拙者、こんどはアストログリア細胞のケトン体合成にまつわるリン脂質のご説明に参上つかまつった。アストログリアの細胞膜はリン脂質でできておりまする。そこへ酵素がやってきて、スコップで脂肪酸を掘り出すようでございまする。その脂肪酸を使ってケトン体を合成することを伝え聞きましたぞ。そのようなことから、使える脂肪酸は限られているそうでございまする。なにせ地味な作用ですからな。アストログリアもご苦労であるなあ。

じつは拙者も苦労が多いのだか。殿様のお城の中をいつも整えておかねばならぬゆえ、休日もなくナトリウムやカリウムの濃度を一定に戻しておりまする。トホホ。

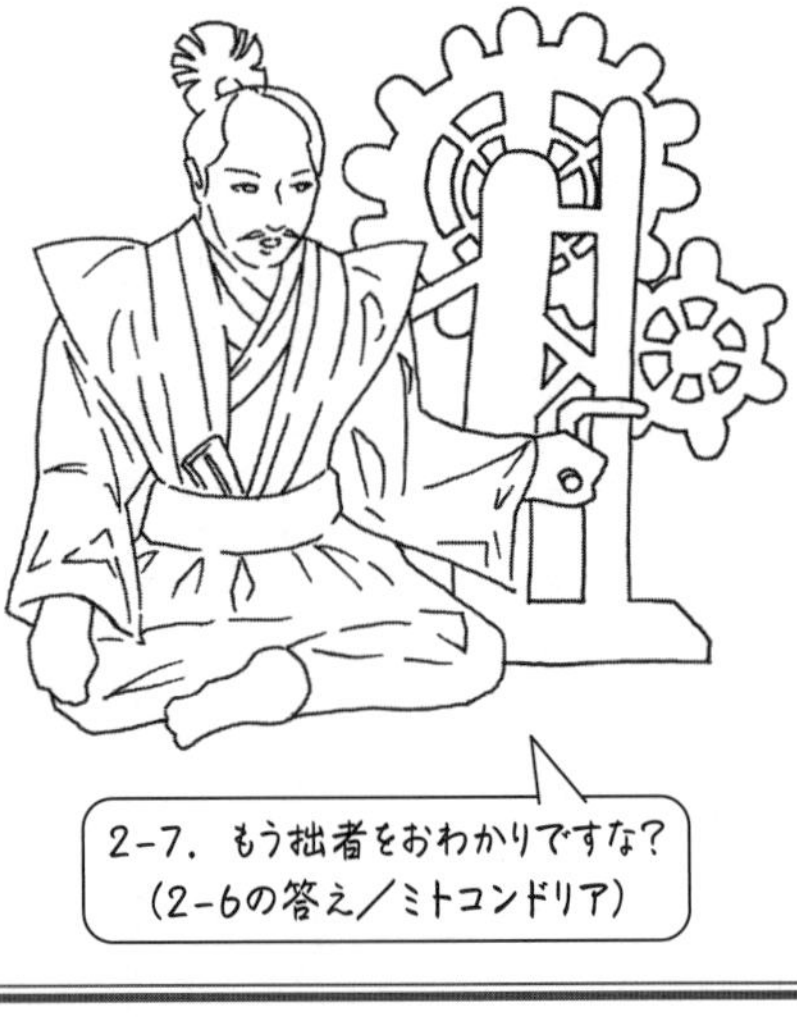

（8）ヒトの脳の特異な点

ヒトの胎児のニューロンはケトン体を欲している

ラットとヒトは同じ哺乳類なので、基本的な点では共通しています。ただ決定的な違いもあることがわかります。ここでそれを述べることにします。ただその前に解剖学的な相違点を少し述べます。

まず、ヒトの脳は、皮質が大きく脳を覆っていて、この面積をできる限り増やすために、大きな皺《しわ》が多数刻まれています。これに対してラットの脳は、平滑脳《へいかつのう》と呼ばれ、ほとんど皺がありません。またヒトの脳は「脂肪の塊《かたまり》」といっていいほど柔らかだそうですが、ラットの脳は脂肪が少なく、もっと硬さがあります。

私は大学の実習の一環で馬の脳を自分の手の上にのせたことがありますが（もちろん自然死を経た脳でした）、その時の第一印象は2つありました。一つは、馬の脳は新皮質が発達し、ヒトと同じように皺が多いこと。もう一つは、脂肪の塊でふわふわしているということでした。少し力をいれて握ればすぐに潰れてしまいそうです。ヒトや馬の脳は実質（細胞）

よりも脂肪の塊が中にたくさんあることを示しています。

これはラットのような平滑脳（ほとんど皺のない脳）の動物とは好対照です。このような動物の脳は、握ればある程度の硬さがあり、実質が詰まっているような感触なのです。

胎児（ヒト）と胎仔（ラット）の共通点は次の２点です。基本的な点では同じです。

１．脳においては大半のエネルギーがケトン体由来である。
２．出生以降、エネルギー基質がケトン体からブドウ糖に急激に置き換わる。

その上で、胎児（ヒト）の特異な点は以下の４点です。

１．ヒト胎児では、妊娠後期にすでに、全身循環のケトン体濃度は０・２mM程度まで低下している（ラットでは新生仔まで１・０mM程度の高い濃度を維持している）。
２．ヒト胎児では、妊娠後期にすでに、肝臓や小腸でのケトン体合成が低下している（ラットでは新生仔まで、肝臓や小腸でケトン体合成に関わるＨＭＧＣＳ２の発現が高いことから、消化器系で高いケトン体合成があると推察される）。

3．妊娠後期のヒトの胎児では、以下のケトン体の流れが顕著であると思われる。

胎盤絨毛 → 臍帯静脈 → 胎児の全身循環

（逆に述べると、ラット胎仔で肝臓や小腸が果たしている役割を、ヒト胎児では胎盤が果たしている可能性が高い。もしかしたらヒト胎児の脳を巨大化させるエネルギー基質はこの経路にあるのではないか、ともいえる）。

4．ヒトの胎児では脳脊髄液中のケトン体濃度が高い（ラット胎仔では不明である）。

私はこれらの事実を合わせて、次のようなヒト胎児の脳へのケトン体の供給経路を想定しています（**図23**）。

A．母体から供給された脂肪酸は、胎盤の胎児側の絨毛上皮細胞にあるＨＭＧＣＳ２によってケトン体に変換され、臍帯血を通過して脳に行き、これが胎児の脳に供給されるケトン体の多くを占める。

B．その補助的な役割として、アストログリア細胞にあるＨＭＧＣＳ２によってケトン体が合成され、脳脊髄液を通じてニューロンに供給される。

図23　ヒト胎児のニューロンはケトン体を欲している

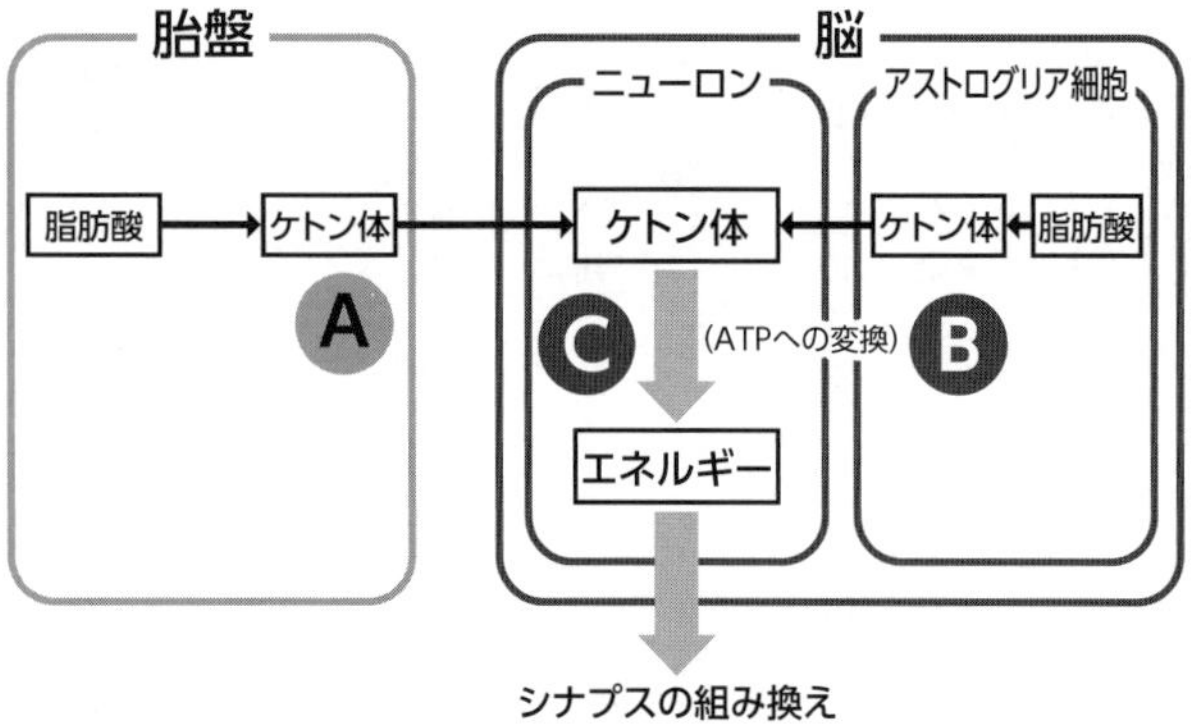

C．この2つの経路から供給されたケトン体を用いて、ニューロンにおいてエネルギー基質・ATPに変換され、シナプスの組み換えに消費される。

以上のような図式が成り立つと考えます。このように、全てが神秘的に、魔法のように、そして何千万年の歴史通りに、着実に実行されているものと考えます。

いずれにしても、ヒトの脳の巨大化には、母体から提供されるブドウ糖と、母体と胎児がともに作り出しているケトン体、この2つが大きく寄与していることは間違いないでしょう。まさに「脳の奇跡」、そして「ブドウ糖とケトン体の奇跡」なのです。

★ 注目ポイント！　2-8 ★

さて皆さん、ラットの胎仔もヒトの胎児も、脳のエネルギーの大半がケトン体由来です。このことは何を物語るのでしょうか？

私の意見はこうなります。

哺乳類にとってケトン体は、少なくとも生まれ出てくるための準備期間においては必要不可欠なものである（実はそれ以降も必要である）。

……と、以上でございますが、いかがでしょうか。

差し出たことを申しました。失礼いたします。ごきげんよう。

ああ、わたくしはアストログリアさんとオリゴデンドログリアさんのお仲間です。ニューロンさまの主治医ですが、万一ご臨終の際には天国へとご案内もさせていただいております。

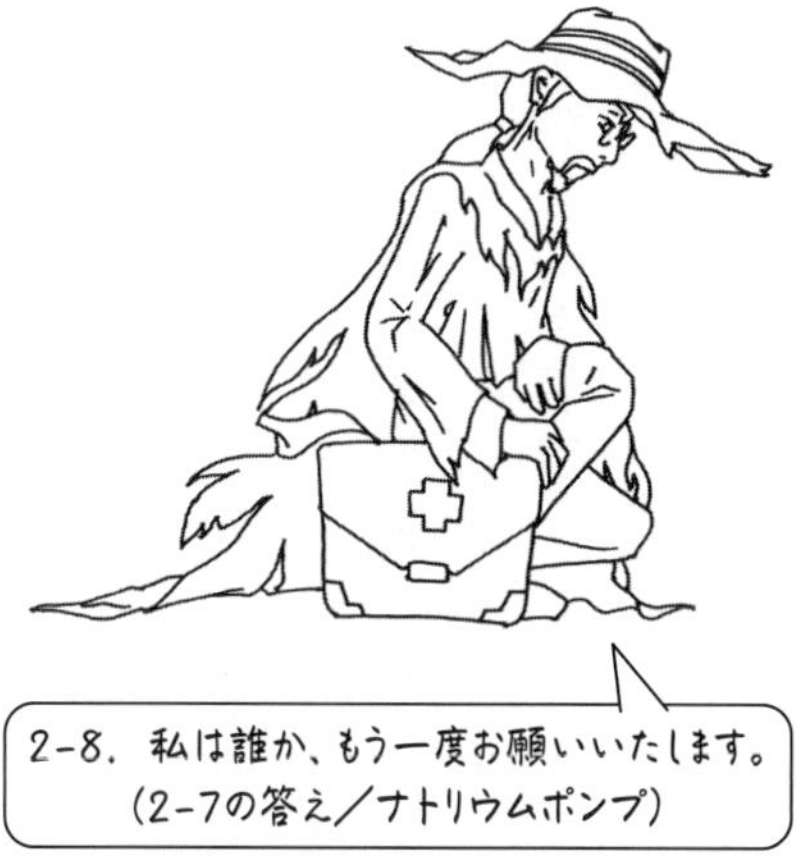

（9）乳酸シャトルとケトン体シャトル

ニューロンのエネルギーシステムのまとめ

おさらいを兼ねて、まとめてみます。前にも述べた内容が出てくるでしょうが、ご容赦いただけると幸いです。またここまでの章では、全科学者の間の合意をほぼ得ている内容（それでも反対意見はあるでしょう）と、そうではなく、私を含めた一部の科学者だけが共有している内容とをできる限り明確に書き分けてきたつもりですが、この節ではシンプルな話し方に徹するために、両者についての多少の混合があるかもしれませんが、ご了承ください。

では始めます。ニューロンは大量にエネルギーを消費していますが、ほとんどのエネルギー基質をアストログリア細胞からの供給に頼っています。約30％のエネルギーはブドウ糖として、残りの約70％は乳酸、あるいはケトン体として受け取っています。ニューロンはアストログリア細胞のサポートがなければ数分と生きていられません。

そこで脳は、他の組織では見られないエネルギー基質の供給システムを持っています。乳酸シャトルとケトン体シャトルです。すなわちニューロンは、アストログリア細胞から2種類のエネルギー基質の供給を受けます。乳酸とケトン体です。

乳酸は、ブドウ糖からアストログリア細胞で作られます。〝シャトル〟とは、グリア細胞とニューロンが接近して互いのトランスポーターをほどんど連結させて、直接乳酸のやりとりがあるようなシステムです。最近ではケトン体にも、グリア細胞とニューロンとの間にシャトルが存在し、ケトン体シャトルと呼ばれるシステムが働いていることがわかってきています。

また乳酸とケトン体の化学比較も興味深いですが、それについては「**付記5**（389頁）」に記述しています。そちらをご参照ください。

もちろん乳酸シャトルは、血糖値さえ安定していれば、大変すぐれたシステムです。しかし血糖値が乱高下すると、大変に困ったことが起こります。原料であるブドウ糖が調達できない時間ができてしまうのです。この時、ニューロンがエネルギー不足に陥ります。ひどい時には「昏睡」状態になります。

このようなリスクに対して、脳はケトン体シャトルというバックアップシステムを持っています（また逆に、ケトン体シャトルが使えなければ、乳酸シャトルが全面的にフル回転で休まず働くことさえもあるのです）。

図24　乳酸シャトルとケトン体シャトルは助け合うことができる

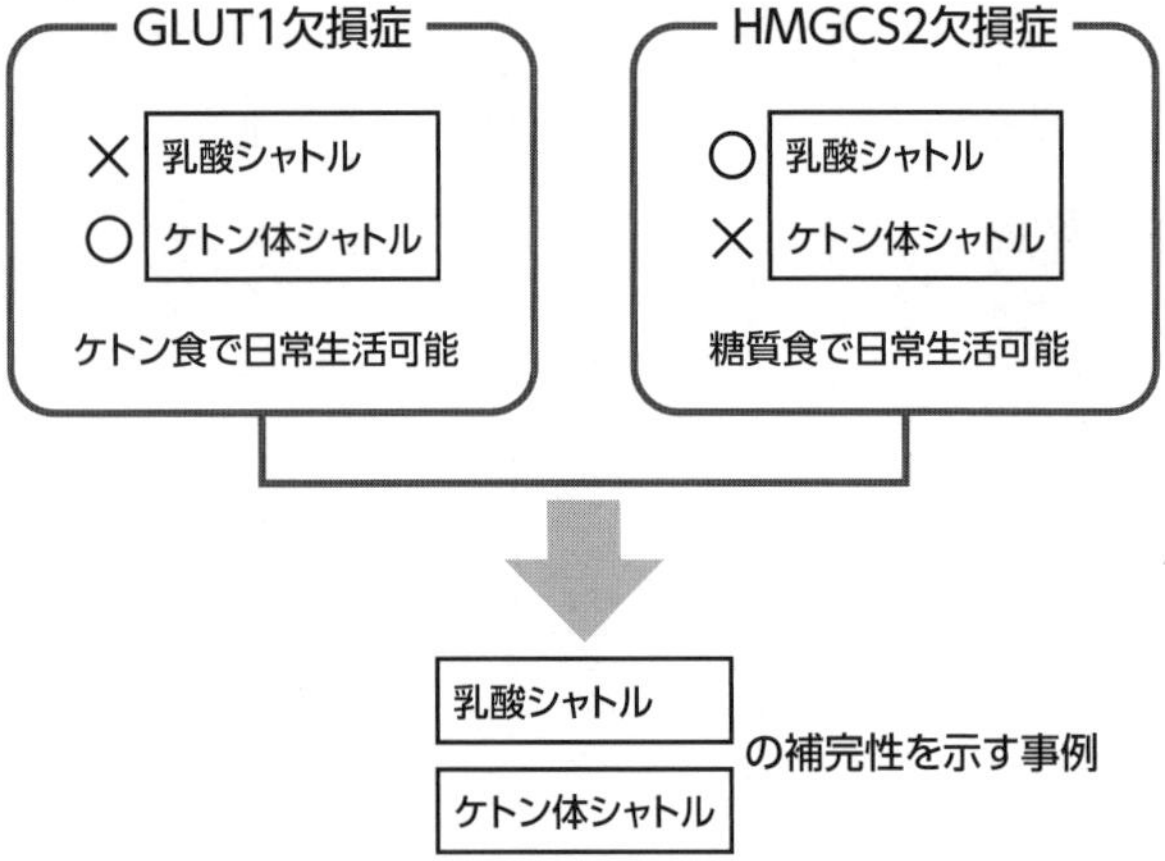

　乳酸シャトルとケトン体シャトルが相互で補完的に働いているという事実は、**ＧＬＵＴ１欠損症**と**ＨＭＧＣＳ２欠損症**について知れば、すぐに理解できるでしょう（**図24**）。

　簡単に述べると、ＧＬＵＴ１欠損症とは乳酸シャトルが機能しない疾患であり、またＨＭＧＣＳ２欠損症はケトン体シャトルが機能しない疾患と理解できるからです。

　ＧＬＵＴ１欠損症の患者さんのアストログリア細胞は、ブドウ糖を取り込むことはできませんが、ケトン食によって直接ケトン体をニューロンに与えることができれば、一般的な日常生活を送ることが可能です（もちろんケトン食の辛さはあるでしょう）。またＨＭＧＣＳ２欠損症の患者さんは、逆に糖質の多い食事によって一般的な日常生活を送ることが可能です。

この２つの遺伝病は、乳酸シャトルとケトン体シャトルが補完的に脳で機能していることを示す実例といえましょう（＊58）（＊59）。

ケトン体シャトルの原料は、肝臓からもやってくる

とはいうものの（少し脱線しますが）、ケトン体シャトルの理解において、次の点だけは知っておいてください。

脳はかなりの部分が脂肪でできています（水分以外の約70％が脂肪なのです）。しかしその半分以上は、オリゴデンドログリア細胞が貯えているコレステロールで、これはケトン体の合成には使えません。したがって、アストログリア細胞がケトン体の合成に使える脂肪は大変に限られています。

ではケトン体シャトルを動かす際の原料である脂肪酸を、アストログリア細胞はどのように確保しているのでしょう？　アストログリア細胞の細胞膜（リン脂質）を切り出して脂肪酸を確保するのかもしれません。また中性脂肪をある程度蓄えていて、そこから切り出すのかもしれません。いずれにせよ、ミトコンドリアが鍵を握っています。「常日頃から脳内の

ミトコンドリアがブドウ糖を加工して、アセチルＣｏＡ（コーエーと読みます）とし、それを中性脂肪にするという仕事をせっせとしてくれている（糖質を脂肪に変えている）」のです。

しかしもちろんその生産量にも限りがあります。

というように、脳内に約70％ある脂肪を、思う存分ケトン体合成のために使えるわけでなく、その量は限られているということをお伝えしておきます（＊70）。

さて、アストログリア細胞がケトン体を合成したところに話を戻します（ミトコンドリアの地道な活動についてはいったん忘れてください）。

アストログリア細胞はトランスポーターを通じて、ニューロンにそのケトン体を供給します。しかしこれはあくまでバックアップシステムですから、短時間しかニューロンを支えられません。脂肪酸は血液脳関門を通過しないので、外から入れず、また貯蔵している量は、先ほど説明したように限られています（財布を忘れ、ポケットに残っていた小銭でなんとか切符を買うようなものでしょう。さほど遠くへ行くことはできません）。

ところがケトン体自体は、血液脳関門を通過できます。脳ばかりに責任を押し付けるのではなく、ヒトの体は自らの肝臓でケトン体を合成することによって、直接ニューロンにケトン体を供給できるのです（災害に見舞われた地域に国が素早く、しかも十分に、余るほどの支援物資や人材を届けるようなイメージでしょうか）。

これによりニューロンの神経活動は、無事に、しかも何事もなかったかのように維持できることになります（切符の話に戻せば、財布は忘れたけれどスマホの支払いアプリを使って改札を通るようなものです。これなら特急にだって乗れたりしますからね）。実際に、肝臓から供給されるケトン体によって、脳の活動は普段よりも活発になるのです。

糖質過剰はなぜ脳の機能を損なうのか

さてここで、この章のおまけとして、糖質過剰の食事を控えるべき理由を考えてみましょう。糖質過剰が最も被害を生み出す構造は、**インスリンスパイク**を頻発することです（＊71）。

インスリンスパイクにより、ケトン体を合成する酵素であるＨＭＧＣＳ２が完全に抑制されてしまいます（「なぜ？」って声が聞こえてきましたが、それはそういうシステムを進化の中で作り上げてきたため、と今は答えるしかありません。それなりの理由があってのことなのですが、その説明を始めると10ページくらいかかりますから、ご了承ください）。

そのため、ケトン体が必要な時にバックアップとして作動できなくなります。結果として、脳が正常に作動することが妨げられてしまうのです。

まとめますと、次のようになります。

1．ブドウ糖を切らした時（すなわち低血糖の時）には、脳内のアストログリア細胞からニューロンにケトン体を供給できるシステム（ケトン体シャトル）がある。
2．しかしアストログリア細胞が使える脂肪酸は限られている。
3．そのため肝臓から常に少しずつケトン体を脳へ送り続けているし、緊急時にはせっせと送り続けて助けることもできる。
4．しかし**糖質過剰な食事**を続けていると、「1」も「3」も作動できなくなる。
5．よって、脳が正常に働けないことが増える。
6．いつしか、**うつ病**や**認知症**の診断が下されることにもなりかねない。
7．くれぐれも注意して、ご自身とご家族の食生活について一度見直してみましょう。

5や6のような脅しに近いことを本当は書きたくないのですが、これくらい書くことで、健康な日々を取り戻す人が出てくるかもしれないと思った次第ですので、お許しください。

★ 注目ポイント！　2-9 ★

やあ！　また来たよ。このところプロトンたちがいっぱい溜まって大変だったの。ナトリウムポンプさまには逆らえないからね。

では「脂肪分解」のお話。脂肪がアセチルCoAに分解されてエネルギーになるんだよー！　だけどインスリンスパイクがあると、アセチルCoAは脂肪に逆戻りするんだって。

では「脂肪新生」のお話。ブドウ糖がピルビン酸になってアセチルCoAになったときに、やっぱりインスリンスパイクがあると脂肪になっちゃうんだ。ううん、全然悪いことじゃないからね。脂肪はいつか使えるもん！　こうしてインスリンがあるおかげで、脂肪を蓄えておくことができるんだよ！

じゃあねー。戻るね。ボクはイオンが流れ込んだり、流れ出たりする手助けをするよ。けっこう楽しいよ。膜タンパク質という立派な名前もあるんだ！

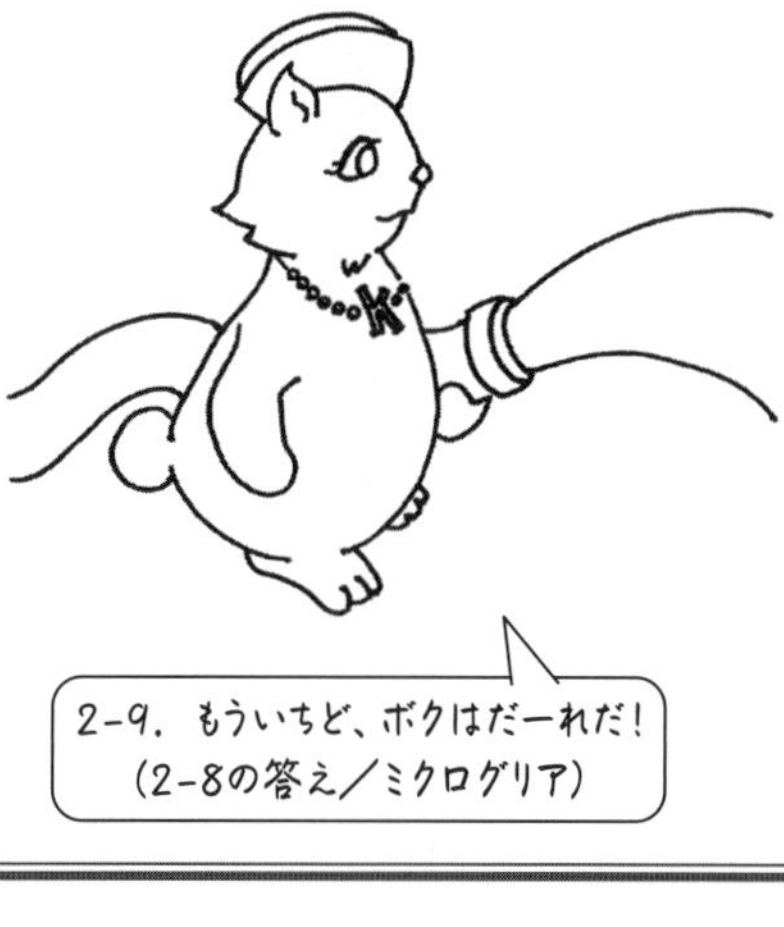

（10）ブドウ糖のニューロンへの到達の仕方

脳までの3つの道のり

まず最初に知っておいていただきたいことは、ニューロンの周囲ではアストログリア細胞が隙間の全てを埋め尽くしているという事実です（**図25**）。また脳内の血管のほぼ全てにアストログリア細胞が巻き付いています（**図26**）。

そのため、アストログリア細胞がエネルギー基質の通過点として必ず関わってくるということがいえます。アストログリア細胞を介さずにエネルギー基質がニューロンに入ることはまずないといっていいのです（ブドウ糖もケトン体も、アストログリア細胞という執事に面会することによって初めて、王の部屋へと通されます。またその執事はブドウ糖を乳酸に加工したり、ケトン体を自分で作り出すことさえしているのです）（＊42）。

また、脳微小血管からニューロンへの物質移動は、

脳微小血管　↓　アストログリア細胞　↓　ニューロン

図25　ニューロンの隙間はアストログリア細胞が埋めている

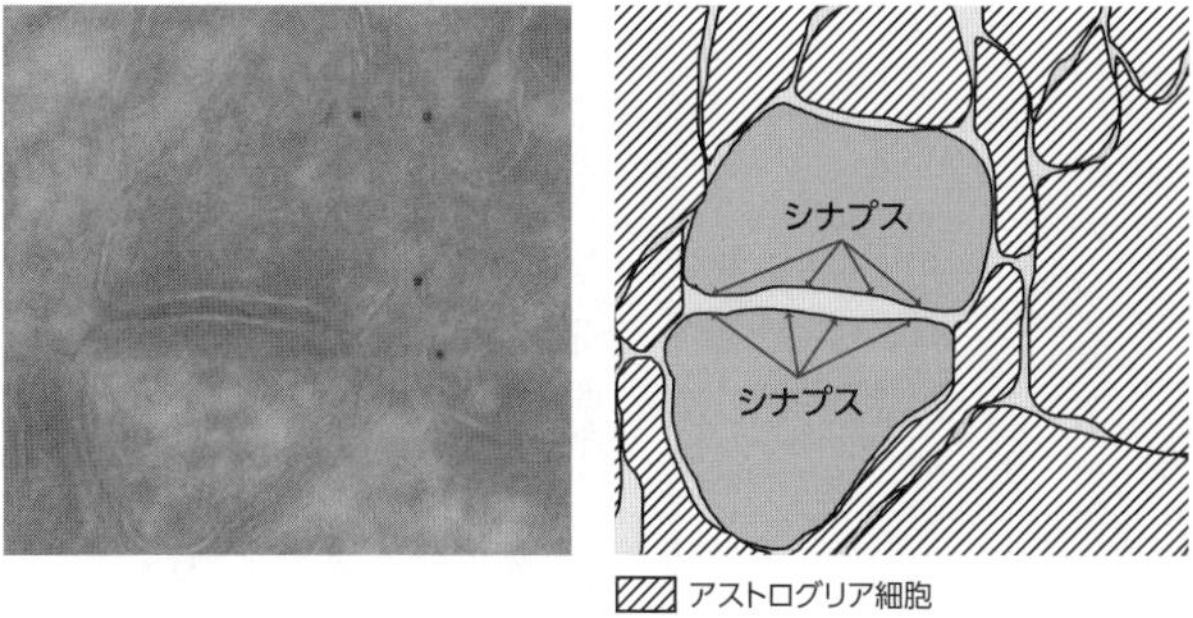

写真提供／前・岩手医大教授：遠山稿二郎氏

図26　血管からアストログリア細胞を介してニューロンに供給される

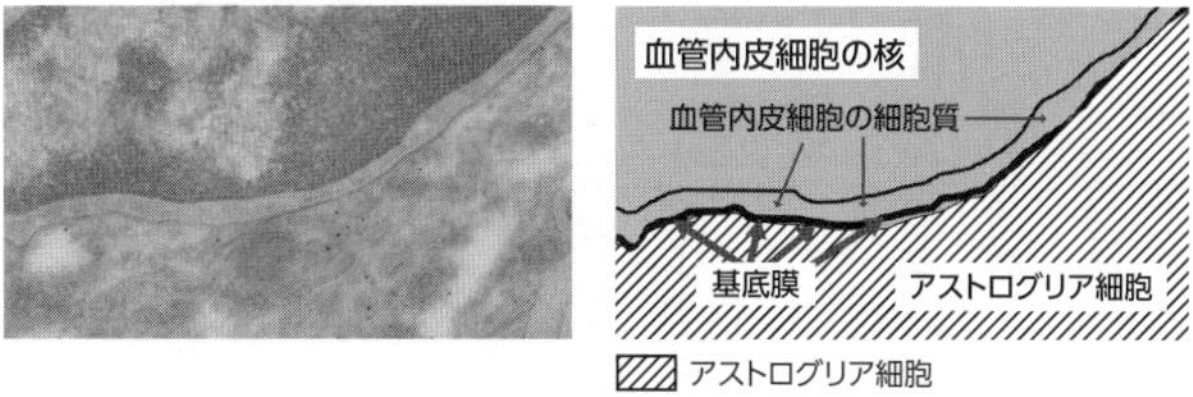

写真提供／前・岩手医大教授：遠山稿二郎氏

という経路になります。

ではまず炭水化物を食べた後、どのような経路でブドウ糖が脳に到達するのか考えてみましょう（＊45）。

【図27：経路1】

炭水化物（食物）→ブドウ糖（消化管内で）→（門脈）→（肝臓）→（全身循環）→（脳血管）→ＧＬＵＴ１（脳血管～アストログリア細胞）→解糖系で乳酸へ→ＭＣＴ（アストログリア細胞～ニューロン）→乳酸→ピルビン酸→ミトコンドリアでエネルギー産生

炭水化物を食べると、消化管内で酵素により加水分解を受け、ブドウ糖になります。ブドウ糖は小腸上皮から吸収されて、門脈、そして肝臓を通過し、全身循環に入ります。ブドウ糖は脳血管に巻き付いているアストログリア細胞の足突起に取り込まれ、ここで乳酸にまで分解されます。その後やっとニューロンに手渡されることになります。ニューロンに入った

図27　ブドウ糖のニューロンへの移動

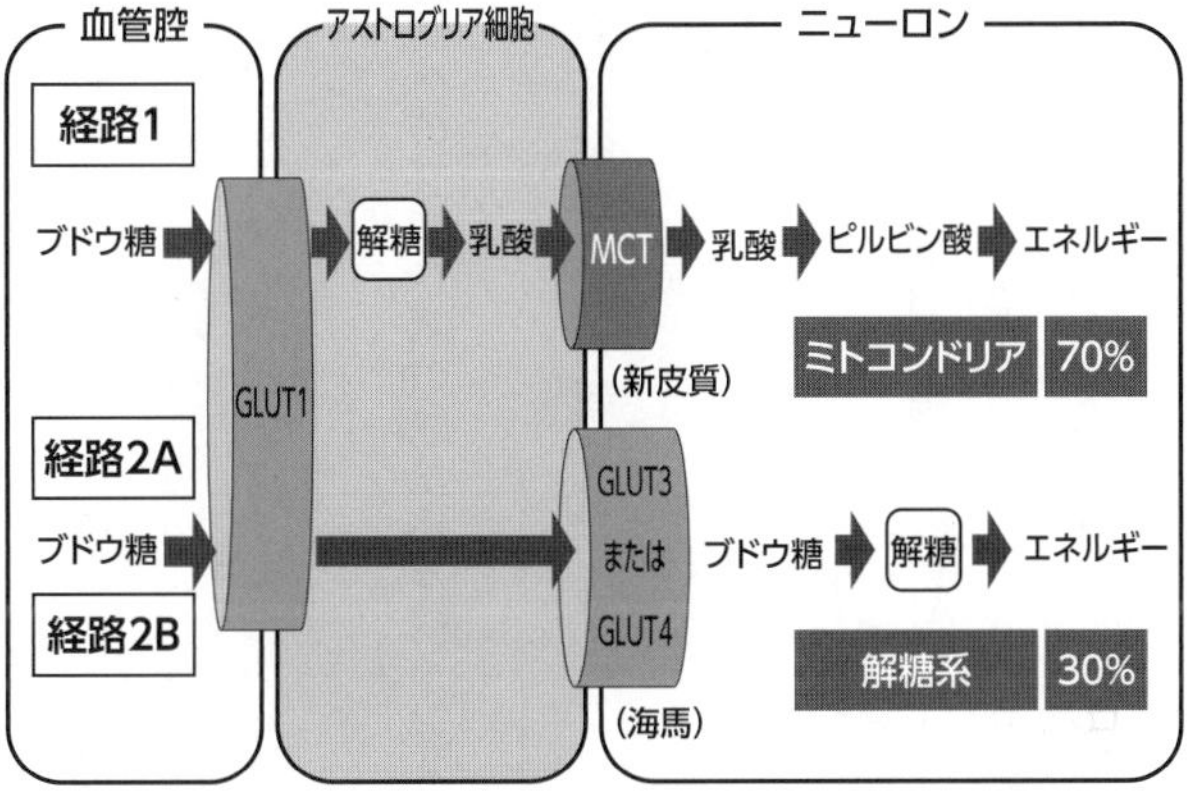

（参考文献＊1）

乳酸はピルビン酸に酸化され、ピルビン酸になってはじめてミトコンドリアに移動し、エネルギー産生に回ることになります。

　ニューロンで消費されるエネルギーの約70％はこの経路を通過して供給されます。すなわち乳酸という形で供給されるので、これを「乳酸シャトル」といいます（＊42）。

　ブドウ糖は脳血管からアストログリア細胞への移動でＧＬＵＴ１（ブドウ糖の通り道）を、アストログリア細胞からニューロンへの移動でＭＣＴ（モノカルボン酸トランスポーター：乳酸やケトン体の通り道）を通過していきます（＊40）。

　これらの２つのシステムがあるために、細胞間を直接渡っていけるのです。一度脳脊髄液に出てから細胞に取り入れられるという面倒なことはありません。必ずアストログリア細胞の中を通過して早急にニューロンに到達します（前にも述べましたが、ニューロンは非常に食欲旺盛、いわゆる「食いしん坊」なのですから、こうでもしないと機嫌を損ねて働かなくなり、あらゆる問題が生じますから仕方がありません）。

海馬へのブドウ糖の取り込みはインスリンを必要とする

【図27：経路2A：新皮質】

ブドウ糖（脳血管）↓ＧＬＵＴ１（脳血管〜アストログリア細胞）↓ＧＬＵＴ３（アストログリア細胞〜ニューロン）↓ブドウ糖（新皮質）↓解糖系でエネルギー産生

【図27：経路2B：海馬】

ブドウ糖（脳血管）↓ＧＬＵＴ１（脳血管〜アストログリア細胞）↓ＧＬＵＴ４（アストログリア細胞〜ニューロン）↓ブドウ糖（海馬）↓解糖系でエネルギー産生

ニューロンで消費されるエネルギーの残り約30％はブドウ糖を取り込みます。やはりアストログリア細胞の足突起を通過してきたブドウ糖をニューロンが取り入れ、解糖系でエネルギー産生をすることになります（＊40）。

ニューロンの細胞膜を通過するブドウ糖の通り道は2種類あります。**ＧＬＵＴ３（新皮質）**と**ＧＬＵＴ４（海馬）**です。

ＧＬＵＴ３とＧＬＵＴ４は何が違うのでしょうか？（＊62）（＊63）

これはインスリンの必要性が異なります。すなわちＧＬＵＴ３はインスリンを必要としないのに対して、ＧＬＵＴ４はインスリンを必要とします。新皮質のニューロンの場合は、インスリンとは関係なくブドウ糖を取り込めるのに対して、海馬のニューロンがブドウ糖を取り込む時には、インスリンを必要とするのです。

このため、**もしインスリンが上手く使えなくなると、短期記憶で支障をきたしやすいので注意が必要です**（がんばってインスリンの量を増やしてくださいという意味とは少し違います。インスリンの利用に支障をきたした場合は、海馬で使えるエネルギーが限られてくるので気をつけてくださいということです）。

★注目ポイント！　2-10★

GLUT4とインスリンの関係について、解糖が解答するヨーン！　グフッ！

GLUT4は細胞膜についているブドウ糖のドアなんだけど、インスリンの鍵がないと開かないんだよ。脳の海馬はGLUT4ドアを採用しているから、ブドウ糖はインスリンの鍵がないと入れないんだ。

そんでもって、脳以外の体細胞は、ほぼ全員がGLUT4を採用しているんだよ。だから鍵がない時は、ブドウ糖はどこにも入れないんダヨーン。何を言いたいかって？　それだけインスリンは大事なホルモンだってこと。感謝しなきゃね。いつも使い過ぎていると、そのうち減ってきちゃったりするから気をつけてねー。

あ、ブドウ糖御一行様が入ってきたから行かなきゃ！　さよならー。

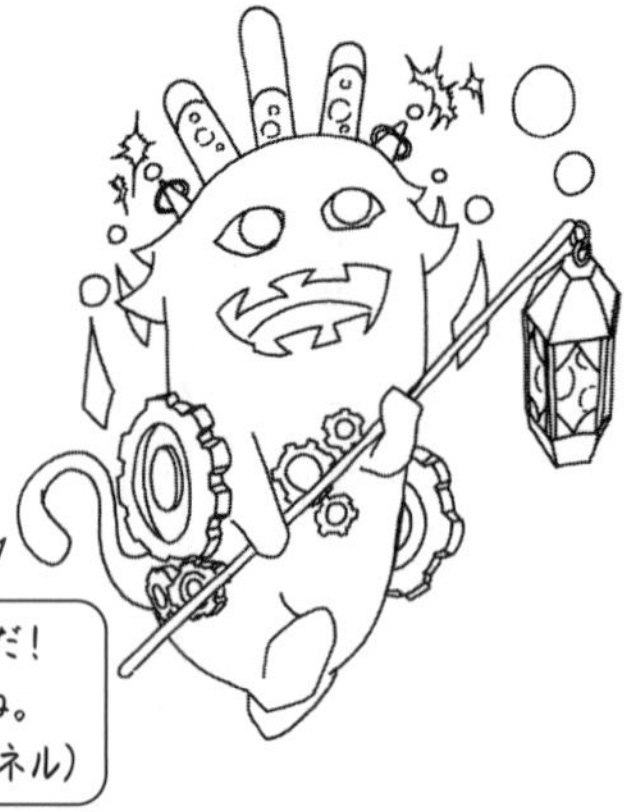

図28　ケトン体のニューロンへの移動

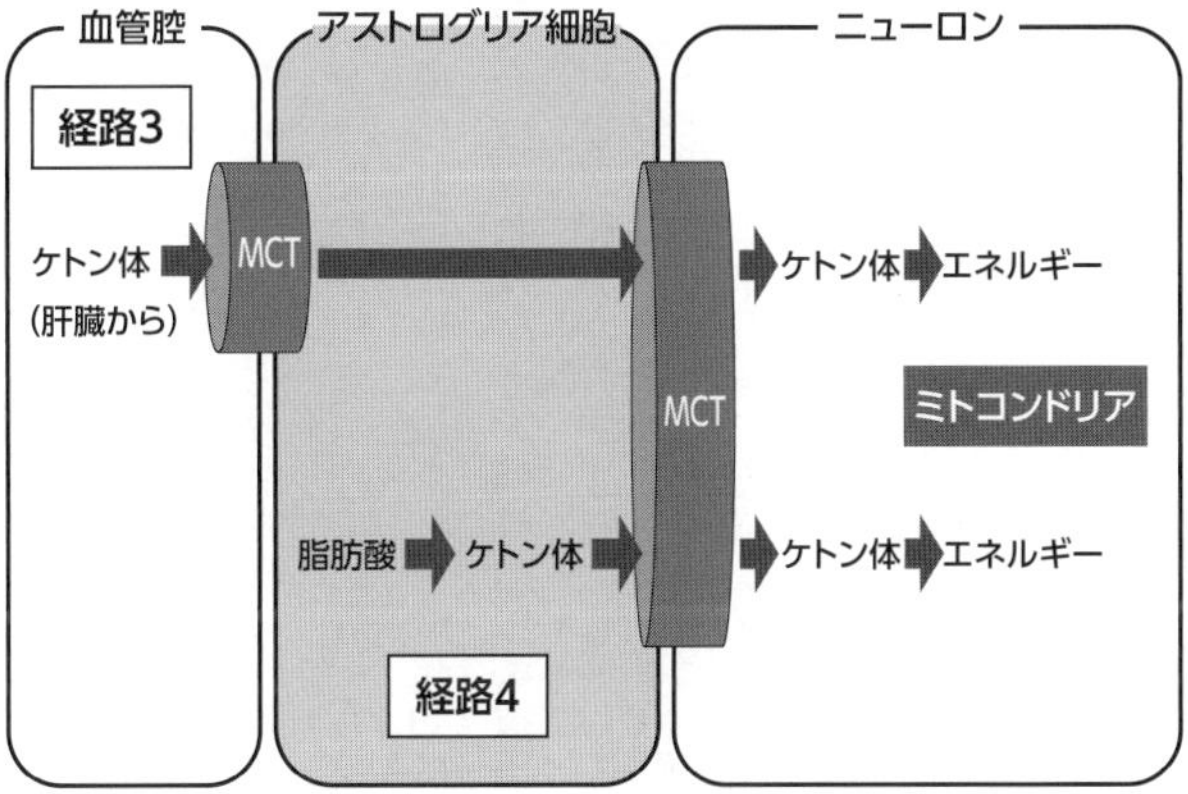

（参考文献*4）

（11）ケトン体のニューロンへの到達の仕方

糖質過剰をやめると始まる中性脂肪の分解

【図28：経路3】

中性脂肪またはリン脂質（脂肪組織）↓脂肪酸（脂肪細胞で加水分解）↓（血液中）↓ケトン体（肝臓）↓（全身循環）↓（脳血管）↓ＭＣＴ（脳血管～アストログリア細胞）↓ＭＣＴ（アストログリア細胞～ニューロン）↓ミトコンドリアでエネルギー産生

糖質過剰をやめることによって、脂肪組織で脂肪が分解されて、肝臓でケトン体を生成し始めます。この時、どのようにケトン体がニューロンに到達するか、考えてみましょう。

脂肪組織に大量に（普通の成人男性で20kg以上）蓄えられている中性脂肪は、糖質過剰をやめると酵素によって分解されはじめます（インスリンスパイクがなくなるからです）。これにより脂肪酸が生じ、血中に放出されることになります。

脂肪酸は肝臓に取り込まれ、酸化的に分解されて、ケトン体の合成に回ることになります。肝臓で合成されたケトン体は血中に放出され、脳血管に到達します。あとは黙っていてもアストログリア細胞がニューロンに届けてくれます（＊70）。

この**経路3**は、炭水化物の供給が極端に減少した時のサポートのシステムですから、通常の食事の時には寄与は大きいものではありません。

ケトン体は、アストログリア細胞を通過してニューロンのミトコンドリアに到達し、そこでエネルギー基質として働きます。ケトン体がアストログリア細胞を通過する時は、ＭＣＴ（モノカルボン酸トランスポーター）を用いることになります。このＭＣＴは、乳酸が通過するのと同じものです（普段は快速電車が走る線路を、特急が通り抜ける感じです）。

アストログリア細胞からひと駅で届く非常用「ケトン体シャトル」

【図28：経路4】

中性脂肪またはリン脂質→脂肪酸→ケトン体（ここまで全てアストログリア細胞の中で完結します）→ＭＣＴ（アストログリア細胞〜ニューロン）→ミトコンドリアでエネルギー産生

アストログリア細胞中の脂肪から合成されたケトン体は、ＭＣＴを通過してニューロンに移行し、エネルギー基質として働くことになります。アストログリア細胞に蓄えられている脂肪は限られているため、一時的にニューロンのエネルギー需要をまかなうにすぎません。

しかし、血糖値が不安定になった時は、非常に重要なシステムとなるはずです。逆にいうと、低血糖になった時にしか働かないシステムですから、普段は非常用の倉庫にしまわれているようなものです（＊50）。

これを「ケトン体シャトル」と呼んでいます（工場直結でひと駅で届くのです。非常時用としてはとても頼りになる存在だと思いませんか）（**図19**）（＊4）。

以上、エネルギー基質（脳の燃料）がニューロンに届く経路をいくつか検証してみましたが、いかがでしたか？　少しややこしかったですね。

これらいくつもの経路を毎日利用して、あるいは時と場合で使い分けて、私たちはニューロンを養い、脳に働いてもらっているのです。

時々でいいので、食事をしながら、「これはどの経路で脳のミトコンドリアに届くのかな」「それとも解糖で使われるのかな」などと考えてみるのも楽しいかもしれませんね（かくいう私も、食事中に考えたことはなかったですが）。

★注目ポイント！　2-11★

経路３と経路４のご説明にうかがいました。

経路３はエネルギー不足を解消してニューロンさまを常に健康に戻すシステムです。経路４は応急処置をして命を救う救急隊員のお役目です。コードブルーが発せられたら、もう大慌てで点滴をお届けします。ニューロンさまの生存に関わるものですから。

私たちは常に、ニューロンさまの周囲で大勢がタッグを組むように控えています。お食事のお世話はもちろんですが、先ほどのようにお体の健康維持も大事なお役目なのです。

じつのところ、脳の中のすき間のほとんどで私たちが仕事に従事しています。残りのすき間は皆さんが思っているほどには残っていません。夜空が本当は星で埋めつくされているのと同じです。それくらいサポート体制は万全なのです。

あっ、ニューロンさまがお呼びです。きっとエネルギーが足らなくなったのでしょう。非常用のケトン体をお届けしなければ。では失礼します。皆さんのニューロンさま方も、どうぞいつまでもお健やかにと祈っています。

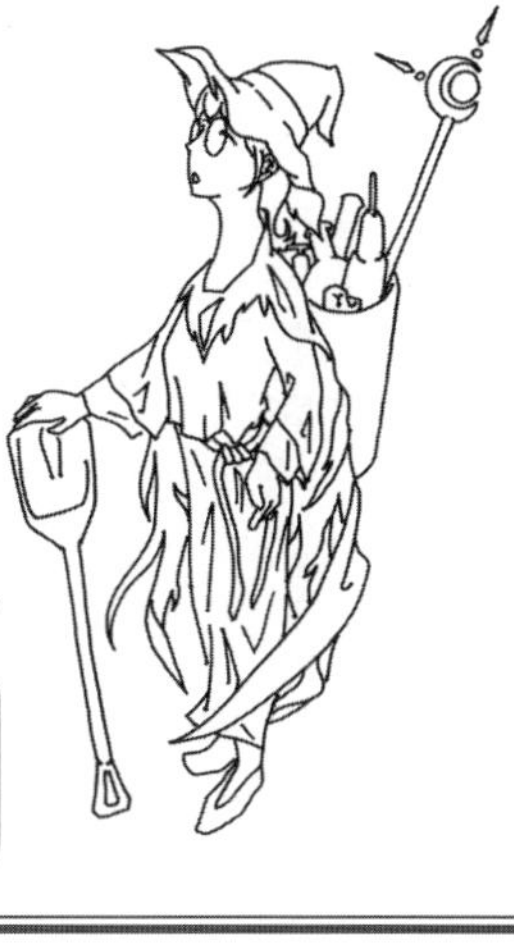

脳の連続性の保持と、エネルギー問題

あなたの脳は、いつも何かを考えています。今も何か考えているでしょうし、次の10秒後になっても何かを考えています。そして20秒後になっても何かを考えている……というように、脳はいつも連続的に考えています。

今、当たり前のように「連続的」といいましたが、これも脳が大量のエネルギーを使って、わざわざ「連続的に」させていることに注意する必要があります。

もし「不連続的」だったら、あなたの日常生活はどのようになるか考えてみてください。10秒たったら、10秒前に考えていたことを忘れるということです。

具体的に述べると、2階に来たけれど、何をしようと思って来たのか忘れた、という経験。誰でも思い当たるふしはあるでしょう。もちろん私もよくあります。しかしこのことがまれに起こるのではなく、もし常にそうだったら、日常生活は困りませんか。

ヒトの脳は、過去と現在と未来とを区別し、「連続性」を可能にしているのです。年をとると、この過去と現在の連続性がゆるみ、だんだんと「不連続」になっていくのだと思います。これがひどくなってしまうと「現在」しかなくなる。認知症との診断がくだされることもあり得るのです。

脳の連続性の機能は、**第1章**で述べた「脳のエネルギー問題」と深く関係しています。ヒトの脳は「連続性」を保持するために大量のエネルギーを消費しているのです。

「脳のエネルギー問題」は、これからの日本、そして世界の人々が抱える**【高齢化社会をいかにより良いものにするか】**という課題に直結します。そして、誰一人として好んで認知症になる人はいないし、誰もが家族に認知症になってほしくないと望んでいるのです。だからこそ科学的な議論を重ね、「脳のエネルギー問題」をもっと公にすることによって、より良い方法にたどり着ければ、恐れることなく「認知症」に立ち向かうことも可能なはずです。

この章では、短期記憶をつかさどる**海馬**と、長期記憶をつかさどる**新皮質**を中心に、「とりあえず可能な対応策」を探ってみたいと思います。

（1）短期記憶と長期記憶

断片的な記憶と、ストーリーとともに多くの情報が結合した記憶

「1週間前の朝、何を食べましたか？」

と聞かれて、正確に答えられる人はあまりいません。これに対して、

「あなたの初恋の人は誰でしたか？」

と聞かれて、答えられない人はまずいないと思います。小学生の時の何々ちゃんだったか、中学生の時の〇〇さんだったかで迷うことはあるでしょうが、そういった記憶は何年たっても忘れるものではありません。

どのように記憶されているか、自分で探ってみればわかると思います。こうした記憶は、その人の名前だけを憶えているのではありません。その人と話をした場所や歩きながら口ずさんだ歌、借りて読んだ本、さらには並んで食べたアイスの味まで覚えていて、その時のドキドキした感情がよみがえる人も多いのではないでしょうか。

つまり、多くの断片的な記憶が、強く結合して保存されていることがわかるでしょう。これこそが、典型的な「**長期記憶**」なのです。

ところで読者の皆さんは、中学や高校の定期試験の前の晩に、「一夜漬け」という勉強をしていたことがあるでしょうか。

この勉強法は効率が良さそうに見えますが、じつは効率は大変に悪いのです。試験当日に試験問題に向かった時に、「ギリシャの3大悲劇詩人」の名前が一人も出てきません。これは神経科学的に述べると、3人の詩人の名前を断片的な情報として「**短期記憶**」したけれども、断片的な情報であるがゆえに、次の日には忘れてしまったということです。

もし、あの「初恋の人」の思い出のように、断片的な記憶が他の情報、たとえば地図帳や資料集にある当時のギリシャ世界の遺跡の写真や詩人たちの肖像画と結合して記憶されていれば、スラスラと思い出せることになります。

さらには3人の人間関係や、どのように活躍したかという詳細、活躍した場所などを確認して、ストーリーの概略や空間の位置として記憶したとします。こうしていれば、試験当日に3人の名前がスラスラと出てくることでしょう。

これが「長期記憶」のパワーです。【一夜漬け】では至難の業ということなのです。

テレビで「東大王」と呼ばれる人がいます。あらゆる問題に解答が出せます。断片的な情報から、ストーリーのように答えが出てきます。これは「頭がいい」とかというのとは少し違います。問題として出される事項を「長期記憶」として頭に残す方法論を、自身で自然と身につけているか、もしくは両親や先生など周囲からその方法を教わり、素直に受け入れたおかげなのです。「ギリシャの3大悲劇詩人」の名前を、ちょうどあなたの「初恋の人」との出来事のように、多くの種類の情報（カラム）を連結させて記憶しているのです。

ですので、皆さんもこれからそれをすれば、東大王に打ち勝つことも可能でしょう。まずはあとで、ギリシャの詩人について調べてみることから始めてみてください。

6層を貫き連結された記憶と、ペラペラの紙の上の記憶

ところで「短期記憶」と「長期記憶」は、神経科学で述べると何が違うのでしょう。これは記憶されている脳の場所が異なるといわれます。「長期記憶」は新皮質と呼ばれるヒトの脳の最も巨大な部分でおこないます。6層の層状の構造をしていて、6枚の平面が重なっているように見えますが、じつは機能的には、6層を貫いた「**カラム**」という円柱状の構造（神経ネットワーク）をしています。このカラムが多くのカラムと相互に連結されています。

図29　長期記憶（新皮質）と短期記憶（海馬）

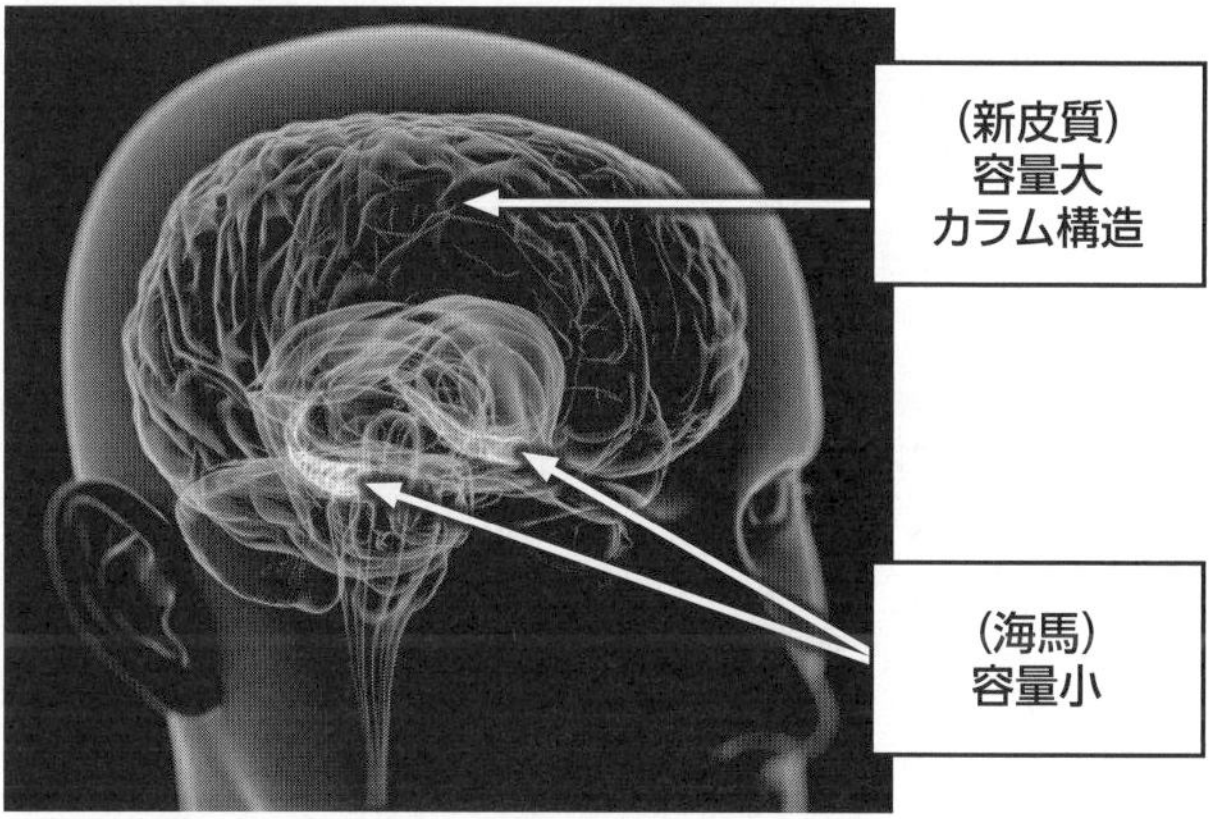

出所：https://www.smithsonianmag.com/science-nature/how-our-brains-make-memories-14466850/

それではどのようにして新皮質の「長期記憶」は成立するのでしょう？　ここはまだ不明なところが多いですが、一つの解答は「**強い感情がある時には容易に長期記憶として残る**」です。多くのカラムを使って情報を連結させていると、いずれ部分的に脳が変性したとしても、新皮質全体としては記憶が残されていて思い出すことができます。死ぬまで記憶が残ることさえあります。

これに対して、短期記憶を担当する「海馬」は、巨大な6層構造を持つ新皮質の下にあり（**図29**）、ペラペラの紙をくるくると丸めたような形をしています。筒状の紙の上に巨大なニューロン（錐体細胞）がそれぞれ整然と並んでいる姿をイメージしてみてください。ペラペラの紙なので、カラム構造を取ることはできません。断片的な情報を相互に連結するかもしれませんが、新皮質の連結とは濃密さのレベルが全く異なります（＊48）（＊49）。

短期記憶は、このように構造的な制約があるため、すぐに失われます。短時間でその次の記憶に置き換わってしまう、これがすぐに忘れることの理由です。また一夜漬けでは高得点は取れないことの理由でもあります。

（2）認知症の脳で起こっていること

認知症は海馬の錐体細胞のエネルギー不足から始まる

もし、あなた方のまわりの人に「今日の朝、何を食べましたか？」と聞かれて答えられない人がいたら、「認知症」の可能性があります。あくまで可能性です。もし食べたのに食べたこと自体を忘れたのなら、かなり可能性が高いでしょう。認知症はすでに珍しい病気ではありません。読者の25％以上の人が、将来「認知症」になるかもしれないのです。

また、身近な人が認知症になることで、自分の人生計画を大幅に変えざるを得ないことになる人が、さらに同数程度存在するのです。

よって、読者の半分以上は、自分が認知症になるか、または身近な人が認知症になるかで大きな影響を受けることになります。

この認知症、特にアルツハイマー型認知症については、「一度病態が進行し始めたら、薬で進行を少しだけゆっくりにするしかできない」「ほとんどあきらめるしかない」と思っている人が多いかもしれません。はたして本当にそうでしょうか。

海馬にある錐体細胞の記憶機能は大変に複雑で、エネルギーを大量に必要とします。記憶に関する海馬の錐体細胞は、グルタミン酸という神経伝達物質に対する受容体（ＮＭＤＡ受容体）タンパク質を持っています。グルタミン酸は興奮性の神経伝達物質であるため、シナプスにカルシウムが多量に流入します。結果的に多くのタンパク質を誘導することにつながります。

そのようなことからも、錐体細胞は、他のニューロンよりもひときわ大きく、他のニューロンとは比較にならないほど大きなエネルギーを必要としていると考えられます。このことから、脳が老化してエネルギー需要を満たせなくなった時には、このニューロンが最も深刻な影響を受けてしまうのです。

多くの研究者は、認知症が最初は海馬にある錐体細胞のエネルギー不足から始まると考えています（**図33**）（＊8）。なぜ海馬の錐体細胞がエネルギー不足になるのでしょうか？　その答えには、多くの貴重な研究の成果が多数詰まっていますので、順序立てて説明します。

認知症を3型糖尿病と呼ぶ理由

多くの研究者が、「**認知症は脳に起こる糖尿病である可能性が高い**」という示唆をしています。特に２型糖尿病の患者さんたちの中から、多くの人が認知症に移行してしまいやすいことが報告されています。ですから血糖値が高い人は特に注意深く読んでください（過度に心配されなくても大丈夫です。解決策も掲示させてもらいますから）。

まず手始めに、インスリンの作用から見ていきましょう（**図30**）。インスリンは血糖値（血液中のブドウ糖濃度）を下げるホルモンであることはご存じの通りです。

体細胞は、ブドウ糖の取り込み口としてＧＬＵＴ４というタンパク質を持っています。このタンパク質には、インスリンがある時だけ、ブドウ糖の取り込み口をオープンする（開く）という機能があります。インスリンが体細胞に到達して、受容体に結合すると、ＧＬＵＴ４が開口して、ブドウ糖の細胞への取り込みが増加するため、血中にあるブドウ糖は骨格筋などに移動します。ですからインスリンの濃度が増加すると、（血中のブドウ糖が減少す

図30　インスリンの作用の基本

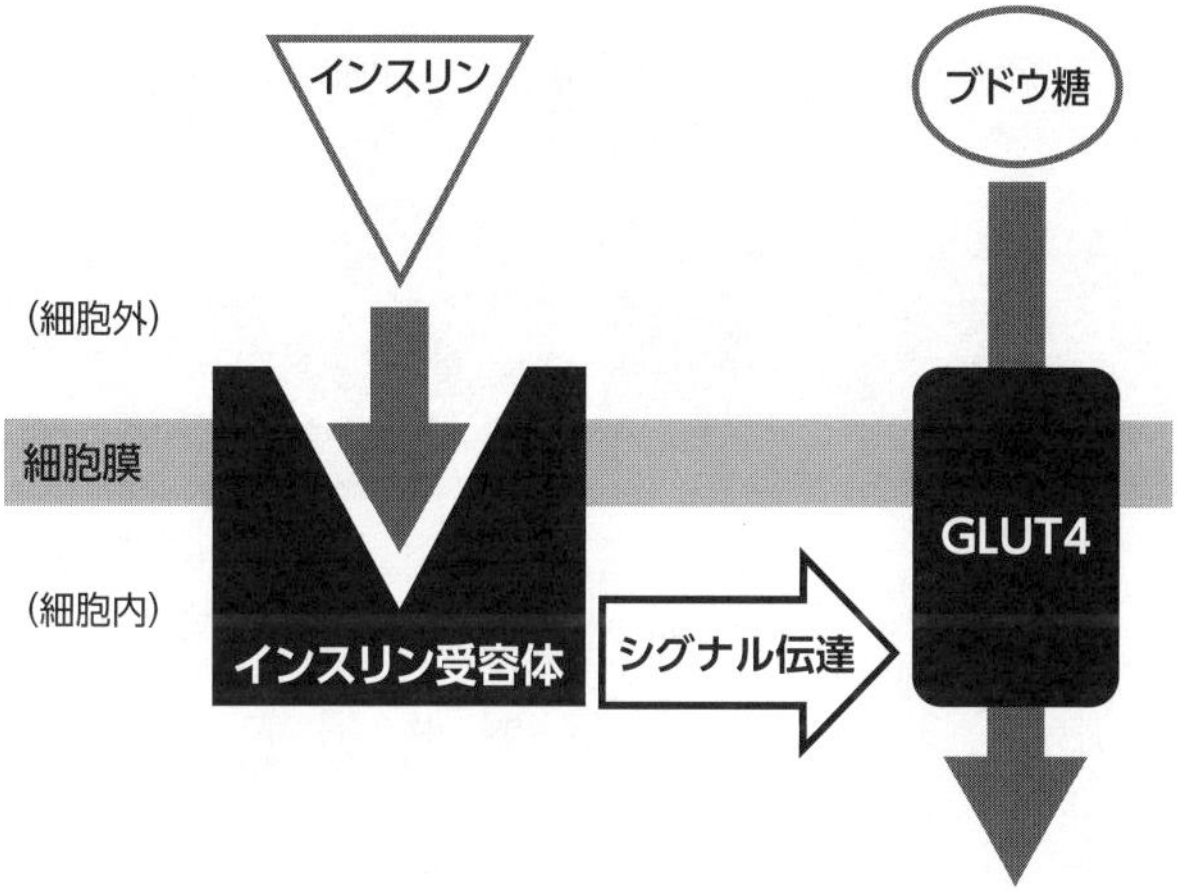

るため）血糖値が急速に低下するということが起きるのです（＊60）（＊61）。

２型の糖尿病という病気は、この免許証「インスリン」と、ブドウ糖の通り道である「ＧＬＵＴ４」の間のどこかで情報が正常に伝わらなくなることが原因です。**図30**では「シグナル伝達」と書いている部分に問題が起きます。実際には脳以外の体細胞では、少しくらいブドウ糖の取り込みがゆっくりになったところで、すぐには重大な問題を引き起こしません。

ところが脳において、特に海馬の錐体細胞では、全く違うのです。なにせ必要になるエネルギーがケタ違いに大きいのです。ブドウ糖の取り込みに支障をきたせば、問題が起こ

図31　海馬の錐体細胞はGLUT4を発現

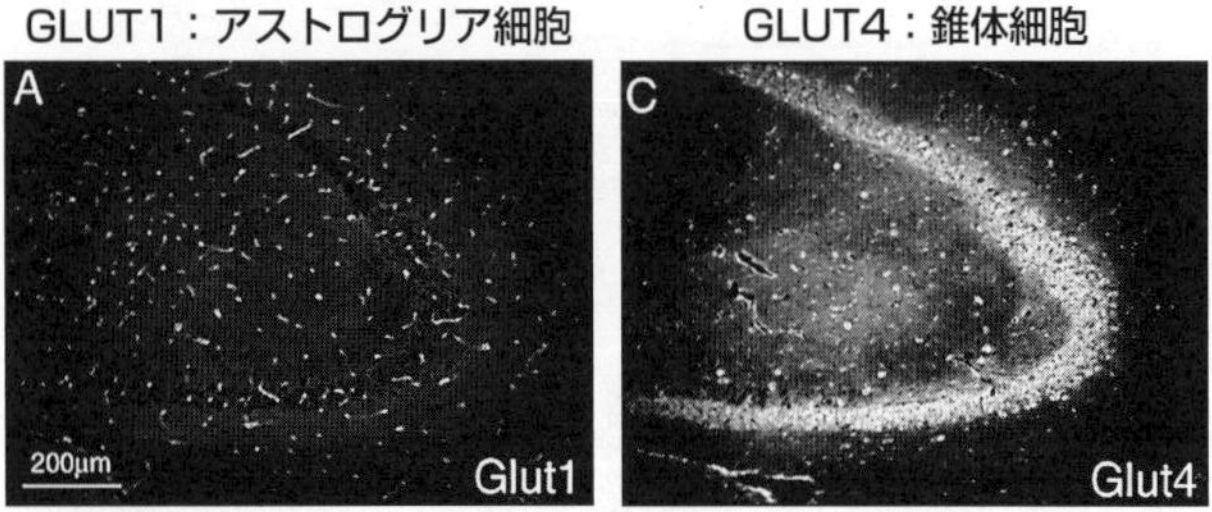

（参考文献＊6）

らないはずがありません。

　この問題こそが、軽度の認知障害の人に「細胞レベル」で起こっていることです。２型糖尿病と同じような発生機序で脳内に起こることなので、あえて「**3型糖尿病**」と呼ぶことが提唱されています。

　なぜ脳の中で、海馬の錐体細胞は、特にこのエネルギー不足に弱いのでしょう。

　大量のエネルギーを必要とするだけなら、他の錐体細胞も同じですが、海馬の錐体細胞が持つ特別な性質に注目するとわかります。ブドウ糖の取り込み口が、他の錐体細胞とは異なっているのです（＊62）（＊63）。

　図31では、海馬のＧＬＵＴ１とＧＬＵＴ４の発現を見ています。ＧＬＵＴ１はアストログリア細胞に、ＧＬＵＴ４は錐体細胞に発現しているのがわかります（＊62）（＊63）。

　海馬の錐体細胞はＧＬＵＴ４を持ちます。同じ海馬内でも、アストログリア細胞では、「ＧＬＵＴ１」という、免許証がいらない、フリーパスのブドウ糖の通り道を用意しています。ブドウ糖の取り込みを少しでも効率的にするための機構だと理解できます（**図31**）。

　アストログリア細胞は、インスリンがなくてもブドウ糖が取り込める（ＧＬＵＴ１が勝手に取り込んでくれる）のに対して、錐体細胞は、インスリンがないとブドウ糖を取り込むことができません（ＧＬＵＴ４はインスリンが来ない限り、ブドウ糖に対して決して扉を開けようとしないのですから）。

海馬の錐体細胞はインスリン依存度が高く、ストレスに弱い

繰り返しますが、海馬の錐体細胞では、脳以外の組織と同じようにＧＬＵＴ４が発現しています（**図31**）。

　海馬の錐体細胞は、①エネルギー需要が高い、②ＧＬＵＴ４を発現している、ので、インスリンが正常に作用しなければ、大変に困ったことになることは簡単に予想がつくでしょう。ブドウ糖が取り込めないために、エネルギー基質が不足するという事態に陥ります。

　ところで、海馬の錐体細胞は特徴的な配列をしています。新皮質の錐体細胞に比べて、非

図32　海馬の錐体細胞死

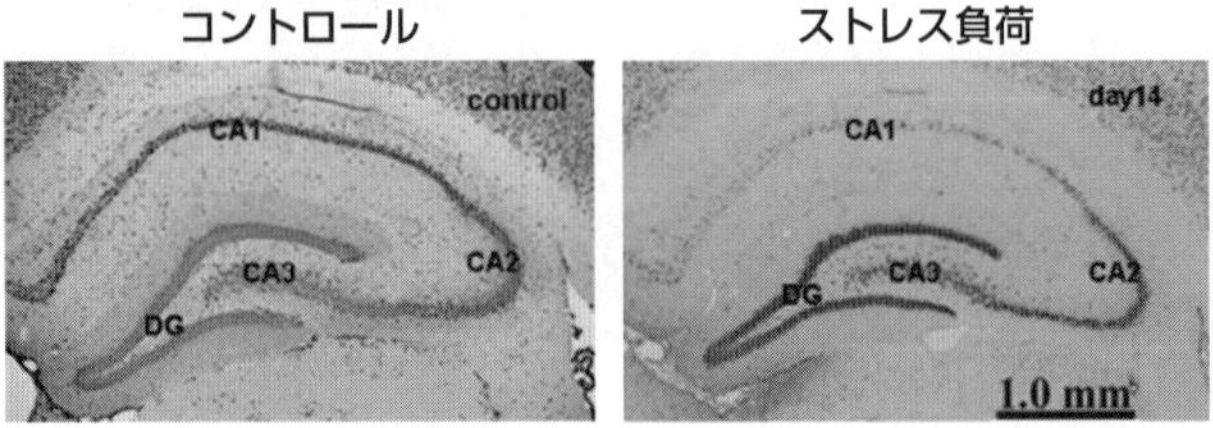

（参考文献＊7）

常に狭い領域に錐体細胞同士が密集しているということです（図32の左側の図のＣＡ１と書いてある部分です）。

これは、海馬は新皮質に比べて容量が小さいのに、重要な働きをするために、めいっぱい機能性を高めるための工夫、と私には見えます。

しかし、これは危険と隣り合わせなのです。最大限に機能性を高めてはいるのですが、そのために、ストレスに弱い錐体細胞を密集させているのですから。

もし限界を超えるストレスが本当に襲来した時、どのような事態になるのか？　つまり密集した錐体細胞を一度に失うという事態を招来しかねないのです。脳のような重要な組織で複雑なシステムを構築する時の最も基本的な態度として、「最悪の事態」を想定してシステム設計をすることが必須です。ところがヒトの脳は、「海馬の錐体細胞を一度に失う」という最悪の事態に備えてはいないのです。これは信じられないことなのですが、その通りなのです。

あるいは、海馬の錐体細胞（短期記憶）は見捨てて、新皮質（長期記憶）は守るという戦略なのかもしれません。その真意を知ることは不可能でしょうが、私たちの方で、そのような事態を招来しないための、予防や警戒はいつもする必要があるのです（自分の脳に組み込まれた弱点を知ることで、その対策に自ら取り組むべきなのです）。

図32の右側はその最悪の事態を示しています。この論文では、ある特別な脳虚血をラットの脳に与えています。

注意していただきたいのは、そのことによって、海馬の錐体細胞だけがすっぽり抜けていることです。他の部分はほとんど無傷なのです。ストレスに弱い錐体細胞に集約されている短期記憶は、短い期間でほとんどなくなってしまうのです（実際にこのラットはたったの14日間で右のような状態になってしまいました。そして気の毒ですが、もう元に戻ることはなかったでしょう）。

以上のことからわかるように、私たちには、少しばかりの注意と努力が必要です。すなわち、毎日こういった危険性と隣り合わせに生きているという自覚を持つことが必要でしょう。

弱点を抱えたままの脳とうまく付き合っていくしかないのですから。自分の海馬が今日も何事もなく無事だったと、寝る前に感謝するぐらいのことはしてもいいかもしれません。

では気を取り直して対策を考えていきましょう。

まずまとめです。「脳内の海馬では、筒状の構造にそって大型のニューロン（錐体細胞）が並んでいて⇓このニューロンは、他のニューロンに比べてインスリンを必要とするブドウ糖の取り込みへの依存性が高く⇓ブドウ糖を取り込む能力が低下すると真っ先に短期記憶に支障が出てくる」のです。

ニューロンの危機から機能を復活させる方法

では次に、危機から抜け出す方法を探ってみましょう。海馬のエネルギー不足の時、海馬の錐体細胞では以下のことが起こっていると検討すべきです（対策はまずは知ることから始まるのですから）。

1．ニューロンはまだ死んだり傷ついたりしていません。

2. いつも通り、記憶のデータが来るのを待機している状態です。
3. インスリンとＧＬＵＴ４の情報伝達がうまくいかなくなった（インスリン抵抗性になった）ため、ＧＬＵＴ４からブドウ糖が取り込めなくなり、エネルギー不足になっているだけと考えられます。
4. ブドウ糖の取り込みはインスリンに依存するので、ブドウ糖濃度を増加させてもあまり効果がありません。
5. ブドウ糖以外のエネルギー基質があれば、ニューロンの機能が復活する可能性が高いと思われます。

要するに、こういう場面でこそ「**もう一つのエネルギー基質**」である「ケトン体」の出番というわけです。

すでにお気づきかもしれませんが、この書籍はこの「ブドウ糖にかかわるエネルギー基質」について皆さんに認知してもらうための本です。ですから、「エネルギー基質であるケトン体をうまく使えば、脳が老化するのをはるかにゆっくりとさせることが可能である」ということを多くの人に知ってもらうことが、執筆の動機の一つです。

「ブドウ糖にかわるエネルギー基質」、いいかえれば「脳がエンストして不調を起こす前にかけつけるレスキュー車」のような存在のケトン体について、もう少し注意を払ってもらいたい。そのことが、脳のみならず体全体の健康にも役立つかもしれない、ということを、できるだけ多くの人に知ってもらえればという思いで書いています（もう少し付け加えると、脳やカラダに変調をきたした時に救いの手となるように、自ら体内に備え、また自ら作り出しているケトン体というもう一つのエネルギー基質について、知らないまま、あるいは知っていてもうまく使おうとしないまま人生を送るのは、とてももったいないことではないでしょうか？　と問いかけたいために、もちろんそのためだけではありませんが、書いているのです。力が入って非常に長い一文になってしまいました。すみません）。

（3）認知症の科学

エネルギー不足に留まっているうちに手を打つことが重要

短期記憶を担っている海馬は、新皮質と比較して、以下のような3つの特徴を持っています。

1. 容量が小さい。
2. 錐体細胞同士が密集している。
3. ＧＬＵＴ４を発現している。

復習を兼ねて、それぞれについてもう一度ざっと説明しましょう。

1. 容量が小さいために、多くの情報を蓄積するということはできません。ここで一度保存された情報は、新皮質に移り長期記憶として保存されない限り、数時間で、あるいは数分で消えてなくなってしまいます。

2. 錐体細胞が密集すると細胞の機能性は高められると考えられますが、強いストレスがかかった時、一度に多数の錐体細胞を失う可能性があります。

3. 新皮質の錐体細胞はＧＬＵＴ３を発現しているために、ブドウ糖を取り込むにあたってインスリンを必要としません。これに対して海馬の錐体細胞はＧＬＵＴ４を発現しているために、インスリンがないとブドウ糖を細胞の中に取り込めません。

図33　認知症患者の新皮質の錐体細胞に起こる変化

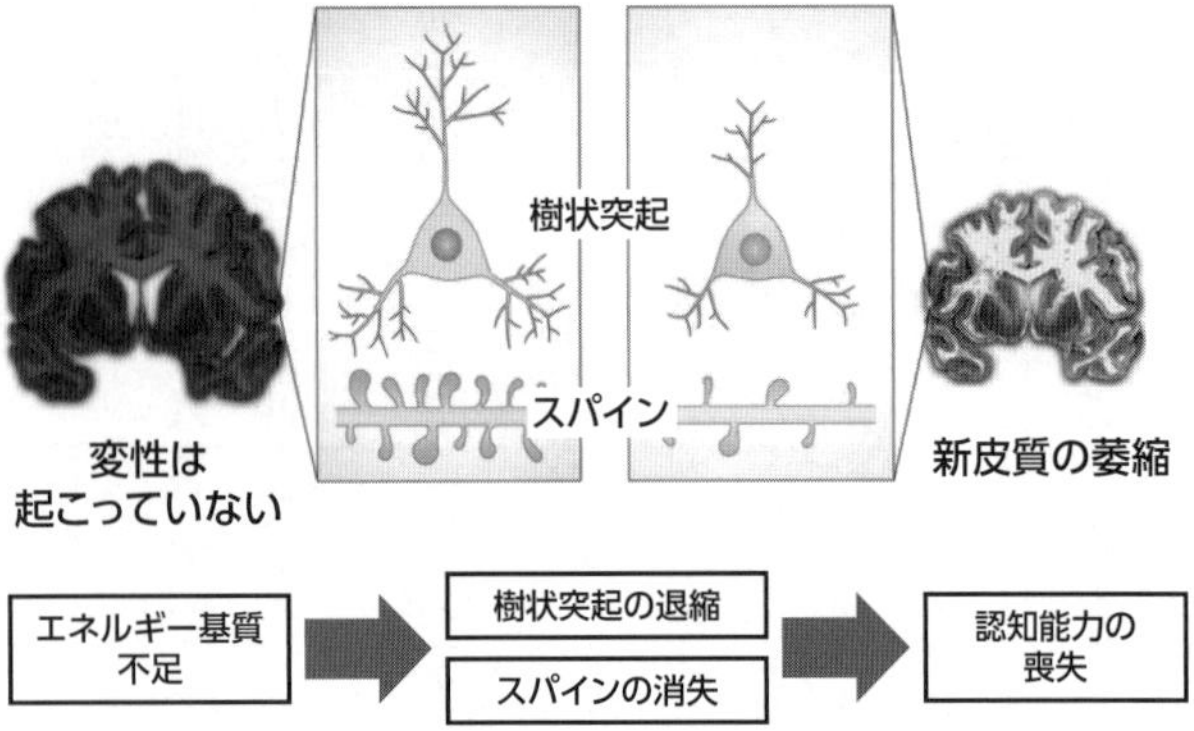

（参考文献*8）

このようなことから、健康な人でも一般的には60歳を超えると、海馬の錐体細胞層（CA1）の部分に隙間が見えるようになります。このため高齢になると、物忘れが多い、新しいことを覚えるのが面倒になる、ということが起こるのだと考えられます。

図33は典型的な「認知症に至る経路」を模式的に表したものです。多くの場合、出発点は恒常的なニューロン（特に錐体細胞）のエネルギー不足だと考えられています。まだこの段階ではニューロンの変性が始まってはいませんので、エネルギー不足を解消すれば何事も起こらない可能性さえあります。

しかしこれを放置すると、特に錐体細胞の

樹状突起の退縮と、スパイン（シナプス）の消失が起こり始め、神経機能が減弱し始めます。これがさらに進行すると、新皮質の萎縮が顕著になります。

最も有効な対策は、**「錐体細胞のエネルギー基質不足」に留まっている時に手を打つこと**だと思います。

アルツハイマー型でも有効である可能性

認知症の約7割を占めるアルツハイマー型認知症では、**ベータアミロイド**というタンパク質がニューロンに沈着して変性を進行させるという「**アミロイド仮説**」という発症の機構が有名です。「ベータアミロイドの沈着」と「エネルギー基質の不足」は互いに進行を助長するので、もし2つのことが重なった場合には、負のスパイラルに陥りやすいという可能性があります（**図34**）（＊9）。

このように、認知症になった原因として、エネルギー不足以外の何かが考えられる場合でも、それ以上悪くしないためには、普段以上のエネルギーが必要であることが当然であるとも思えますから、やはりエネルギー基質の補充はとても大切な事項だと考えます。

筆者が本書で提唱している「**ケトン体で錐体細胞のエネルギー不足を解消する**」という方

図34　アルツハイマー型認知症の負のスパイラル

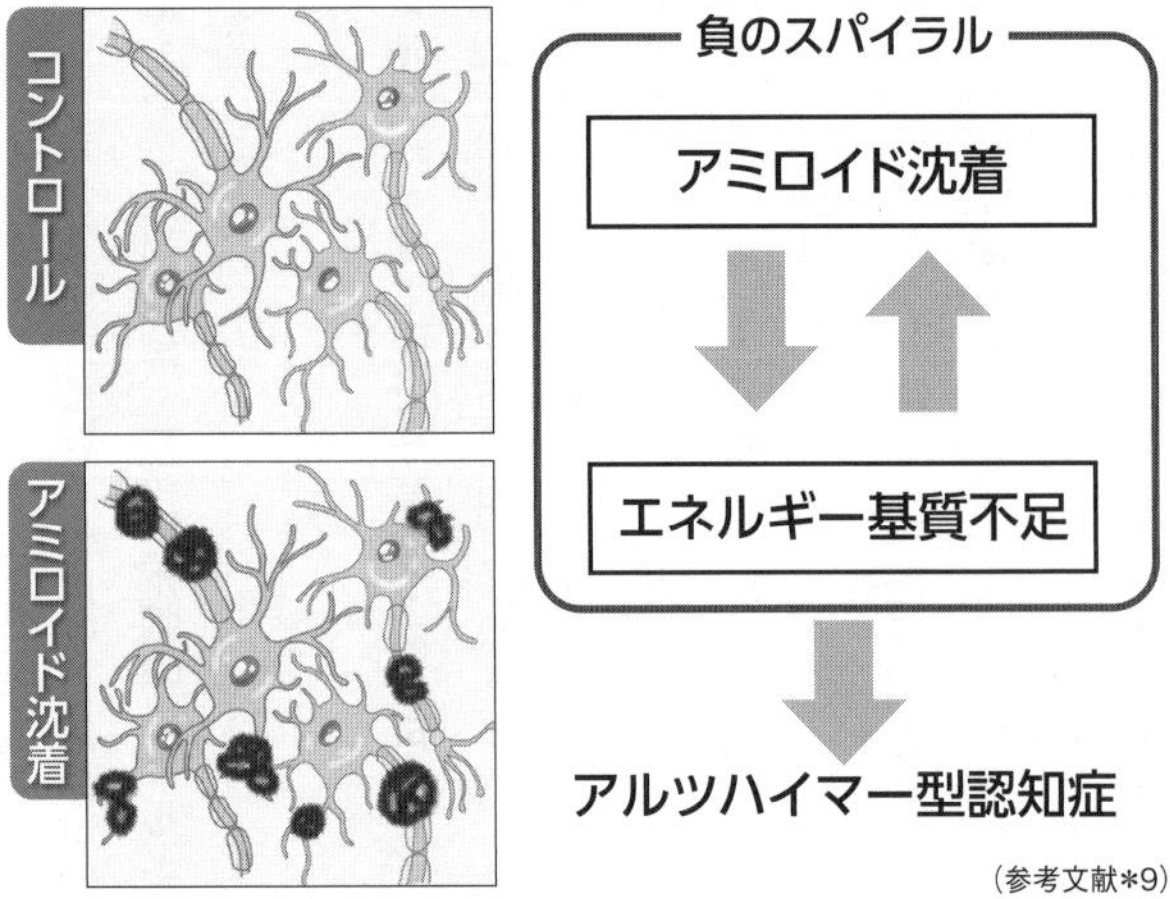

（参考文献＊9）

法論は、果たしてアルツハイマー型でも有効なのでしょうか？

じつは多くの論文や書籍で「有効である」と報告しています。

たとえばメアリー・T・ニューポート氏が『アルツハイマー病が劇的に改善した！』（SBクリエイティブ）という書籍で報告している事例は、「**ケトン体を少しだけ増やしてエネルギー不足を解消すれば、アルツハイマー型認知症であっても進行を遅くすることができる**」可能性をまさに示しています。このことは「認知症かもしれない」と不安を感じた時には特に、希望の灯《ともしび》となるでしょう。冷静に対処することで、「気のせいだった」で終わることが可能になるかもしれません（ちなみに私はこのメアリーさんの本を読んで、ケトン体というものに関心を抱き始めました。当時何度も読み返して、本がボロボロになったのを覚えています。今では重要な研究テーマになったのですから、メアリーさんには本当に感謝しています）。

認知症の初期症状として起こるニューロンのエネルギー不足。エネルギーを十分に与えてあげることで、脳が自ら修復への方法を模索（するかはどうかは別として）、少なくとも進行を減速するくらいの努力はしてくれるはずです（私はそう信じます）。そのためには、ブドウ糖に加えて、ケトン体のパワーにも頼るべきかと思うのです。

（４）ＮＭＤＡ受容体の科学

海馬で短期記憶が成立する仕組み

ここで、海馬での短期記憶が成立するシステムについて詳しく見てみます。短期記憶の成立には、ニューロンの樹状突起上にあるスパインと、その膜上にあるＮＭＤＡ受容体が重要な役割を果たします（**図35**）。

スパインに結合しているシナプス前細胞からグルタミン酸が放出されることで、間隙を越

図35　グルタミン酸はNMDA受容体を介して短期記憶を誘導する

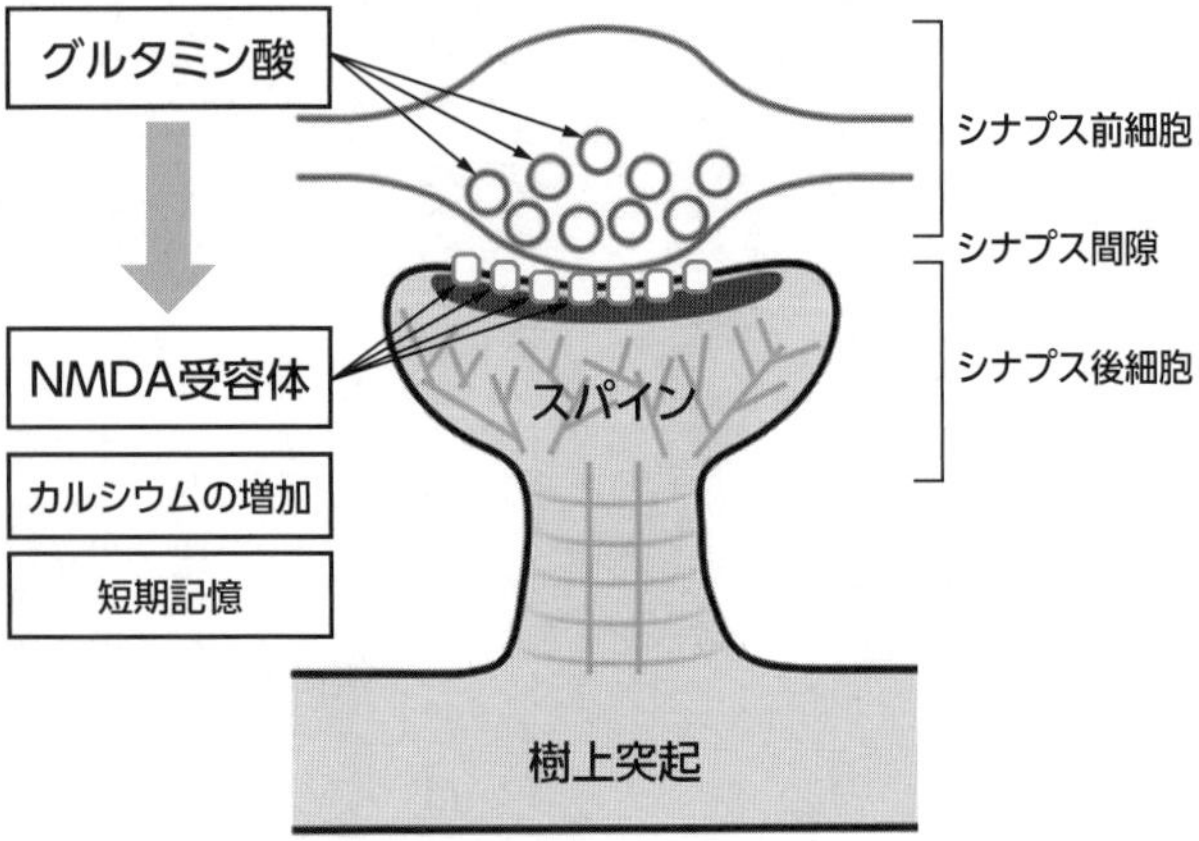

えてシナプス後膜まで情報が届きます。この時グルタミン酸は、シナプス後膜にあるNMDA受容体に結合します（**図35**）。こうしてNMDA受容体が活性化すると、カルシウムイオンがシナプス後細胞に流入します。このカルシウムイオンの増加が短期記憶の成立には必須なのです（＊49）。

　すなわち短期記憶は以下のように成立します。

シナプス前細胞の興奮　↓　グルタミン酸の放出　↓　シナプス後細胞のNMDA受容体への結合　↓　ニューロンへのカルシウムイオンの流入　↓　短期記憶

ただこの流れの中に、困った問題を招く要素が隠されています。何らかの理由（強いストレスなど）でグルタミン酸が過剰に放出された時には、大変なことになってしまうのです。大量のグルタミン酸によって刺激されたＮＭＤＡ受容体は、当然ながらカルシウムイオンの過剰な流入を引き起こします（それが何を意味するでしょうか）。

ニューロン死と認知症を防ぐ救いの手

カルシウムイオンが増加しすぎたニューロンは生きていられません。もちろん短期記憶の成立どころではなくなります（答えは「ニューロン死」でした）。専門用語でいうと「興奮毒性」が生じたことになります。カルシウムイオンの濃度が上がりすぎると、ニューロンは死に至るのです。アルツハイマー型認知症でも、このグルタミン酸の過剰放出が起こることが指摘されていますから、まさしく悪循環に陥るということでしょう。

しかしこのシステムにはまた、救いの手も隠されています（ある部分で流れを邪魔立てすることにより、成立できなくしてしまえるのです）。脳虚血という大きなストレス負荷によって錐体細胞が全滅するのさえ、ほぼ防ぐことができます（マウスの話ですが）。たとえば**図32**で見た海馬の錐体細胞死は、「あること」によってほとんど抑制されるのです。

図36　NMDA受容体と阻害剤・メマンチン

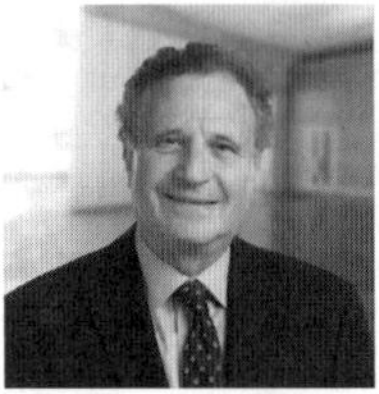

メマンチンを発見した
Stuart A Lipton
（スチュアート・リプトン）
スクリップストランスレーショナル医学研究所

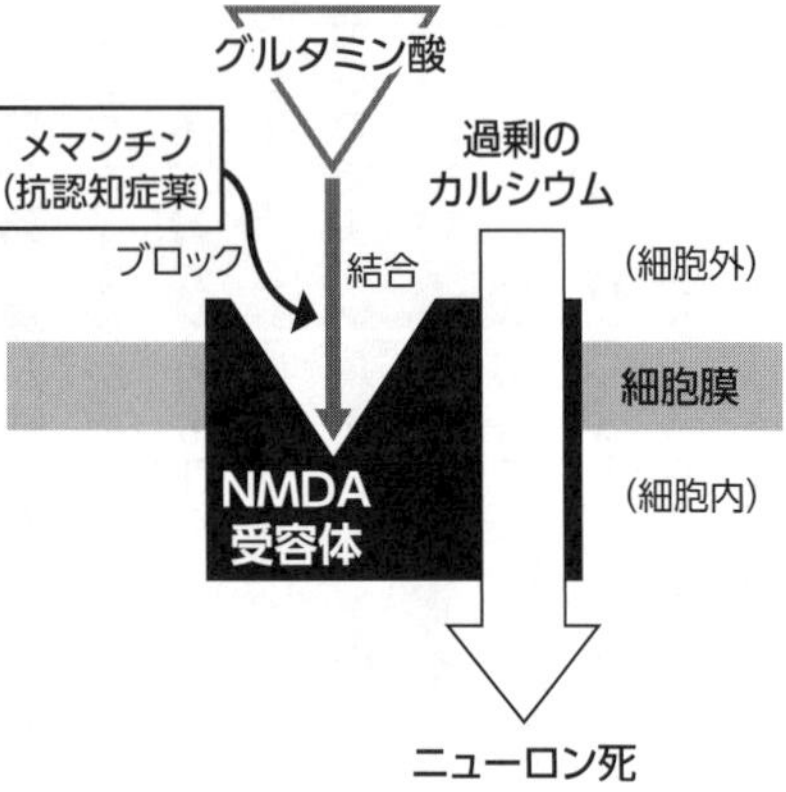

（参考文献＊10）

この場合、海馬の錐体細胞死は、以下のような経路で起こっていることがわかります。

脳虚血 ↓ グルタミン酸の大量放出 ↓ ＮＭＤＡ受容体の過剰活性化 ↓ 錐体細胞へのカルシウムイオンの過剰流入 ↓ 錐体細胞の死

この中に「あること」のヒントがありますが、どれでしょうか？

じつは、ＮＭＤＡ受容体を阻害すれば、海馬の錐体細胞死は抑制できるのです（少し難しかったですね）（＊64）。

かつてＮＭＤＡ受容体の阻害剤で認知症を抑制できるのではないか、という仮説を立てて実証するための研究が、多くの製薬会社や大学を巻き込んでおこなわれました（**図36**）。そしてこの仮説は実際に正しかったのです（＊65）。

ＮＭＤＡ受容体の阻害剤であるメマンチンは、世界中ですでに認知症の治療のために使われています。アメリカのサンディエゴにある研究所のStuart A Lipton（スチュアート・リプトン）のグループが発見しました。30年ほど前のことです。認知症の治療薬は未だに片手で数えるくらいしかありませんから、いかに貴重な発見であったかといえます。

（5）錐体細胞のエネルギー不足

認知症の進行とエネルギー基質の変化

図37は、認知症の進行度合いに応じた各エネルギー基質の寄与を、模式的に示したものです。説明をわかりやすくするために、Ⅰ期、Ⅱ期、そしてⅢ期と分けています。

Ⅰ期では、インスリンの分泌を増加させて機能を補償しようとします。これが最初、ブドウ糖の取り込みが若干増加するという状態です。インスリンの効果がなくなりつつあるのに、インスリンの分泌を増加させて、かえってインスリンの作用が強く出ている状態です。専門

図37　認知症の進行度合いにおける脳へのエネルギー基質の寄与

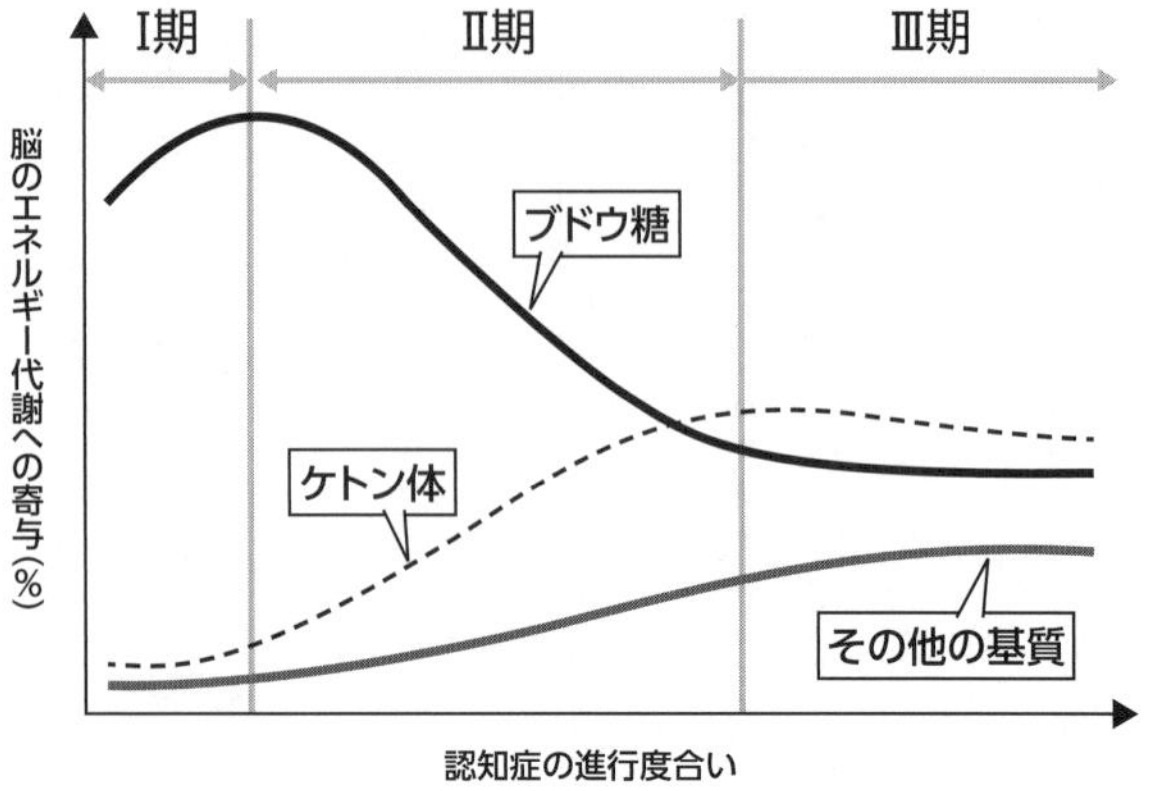

（参考文献＊11）

用語で、これを「インスリン抵抗性」といいます。Ⅰ期はインスリン抵抗性の時期なのです。

「糖尿病予備軍」と呼ばれる人は、Ⅰ期になりかけているか、またはすでになっているということだと思います。Ⅰ期では、インスリンを分泌する細胞に荷重がかかりすぎます。この状態は長くは持ちません。

Ⅱ期では、システムの崩壊が少しずつ進みます。本当の糖尿病になった状態です。この時には脳でも、連鎖的に臨床症状が現れる可能性が高くなります。海馬の錐体細胞の機能は抑制され、アストログリア細胞や肝臓がケトン体を合成してこれを補おうとしますが、それでもさすがに症状が進行してしまう状態でしょう。

Ⅲ期では、ブドウ糖の取り込みにかなりの支障をきたしています。その分をなんとかしてケトン体が補填しているのがわかります。しかしもう、海馬の錐体細胞の機能はほとんど失われ、回復するのはかなり難しい状態です。Ⅲ期に入る前に手を打つべきだったのです。

ケトン体を有効活用してスパインの減少を防げ

この時、Ⅰ期ではもちろん、Ⅱ期でも、ケトン体は有効な進行阻止（あるいは回復）手段となります。なぜならケトン体は、ミトコンドリアを活性化するという意味で、ブドウ糖よりもはるかに優れたエネルギー基質であるからです。

ブドウ糖の取り込みが減る前に、恒常的にケトン体をそれほど高くないレベル（ケトン体濃度が0・2から0・5mM）で働かせておけば、認知症の進行はほとんどないか、大きく抑制されるのは確実であるといってよいかもしれません。だから臨床試験などでも、ケトン体を食べると、認知能力がすぐに回復するのです。Ⅰ期のうちに糖質過剰をやめて、ケトン体を少しだけ増加させてやれば、そもそも認知症にならない可能性すらあります。

図38に示すように、スパインは樹状突起に数多くある棘《とげ》状の構造物で、周囲に多数ある他

図38　スパインは入力を受け取る装置（シナプスの一部）

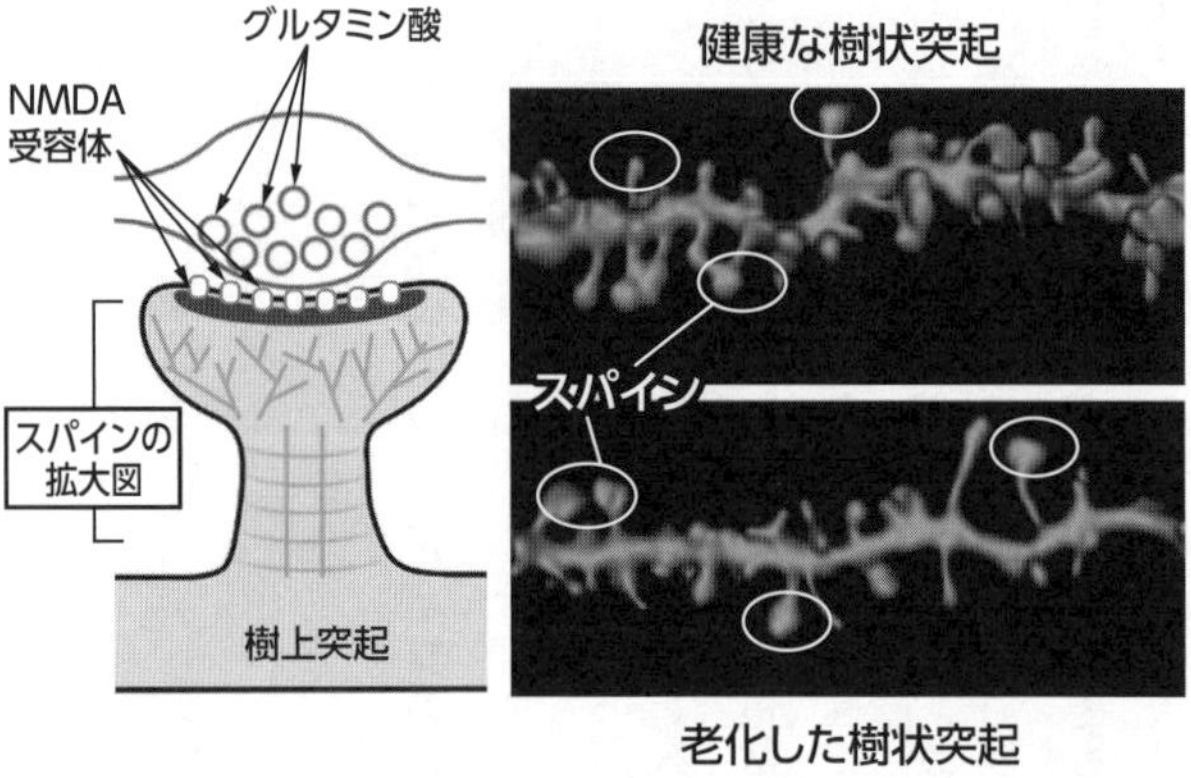

（参考文献*12）

のニューロンからの入力を受ける装置です。すなわち一つ一つがシナプスなのです。若くて健康な人なら、スパイン（シナプス）は多数見られます。しかし老化すると、このスパイン（シナプス）の数が減ってくるといわれています。

以上のように、スパインの減少という目に見える形で、脳が扱える情報量が減っていきます。とりわけ認知症が進むと、スパインが急速に失われることがわかっています。

スパインを失うことの被害は、周囲の顆粒細胞からの入力が減ることにつながります。錐体細胞は情報のハブとしての機能があると言いましたが、入力が少なくなるので、当然出力も減ってしまいます（ハブ空港である羽田空港の国内線ターミナルの数がどんどん減って閑散としてきて、ハブ空港としては淋しいエントランスになったようなものです。しかし、そうならないように空港会社が協力し合って対策すべきでしょうし、国の援助も必要でしょう。とにかく手を打てば、なんとかなるはずなのです）。

（6）脳を守る

ケトン体は認知能力の低下を改善

『アルツハイマー病が劇的に改善した！』という書籍において、メアリー・T・ニューポート氏が報告しているように、ケトン体をわずかに増加させれば、認知症患者の認知能力は有意に改善できます（＊97）。

彼女の夫は若年性のアルツハイマー病になりました。彼女は特許情報を自力で調べ上げ、ココナッツオイルでわずかながらケトン体が増加することを発見しました。そこでココナッツオイルを1日につき30g程度、料理に加えて、夫に食べてもらうことにしたところ、症状が前より良くなったそうです。

この場合、夫のケトン体濃度は０・１mMから０・２〜０・３mM程度に増加したと彼女は報告しています。うれしいことに０・２mM程度のケトン体濃度は、誰でも容易に到達できる範囲なのです。日常で空腹を感じた時（小腹が空いたというぐらいの状況）に、このレベルの増加が起こっています（＊97）。

ニューポートさんの夫のアルツハイマー病がなぜ改善できたのか、ケトン体のわずかな増加で効果が出る生理学的な根拠を見てみましょう。

ケトン体は、

1. 血液脳関門をフリーに通過できる。
2. ニューロンのミトコンドリアに直接作用する。
3. 即効的である。

主にこの3つのことが重要であったのではないでしょうか（＊66）（＊67）。

しつこいようで恐縮ですが、私／筆者は、「ケトン体をわずかに増加させることによって認知症の初期に起こる認知能力の低下を有意に改善できる」ことを、世の中の人がもっと知

図39　ケトン体は認知能力を増強する

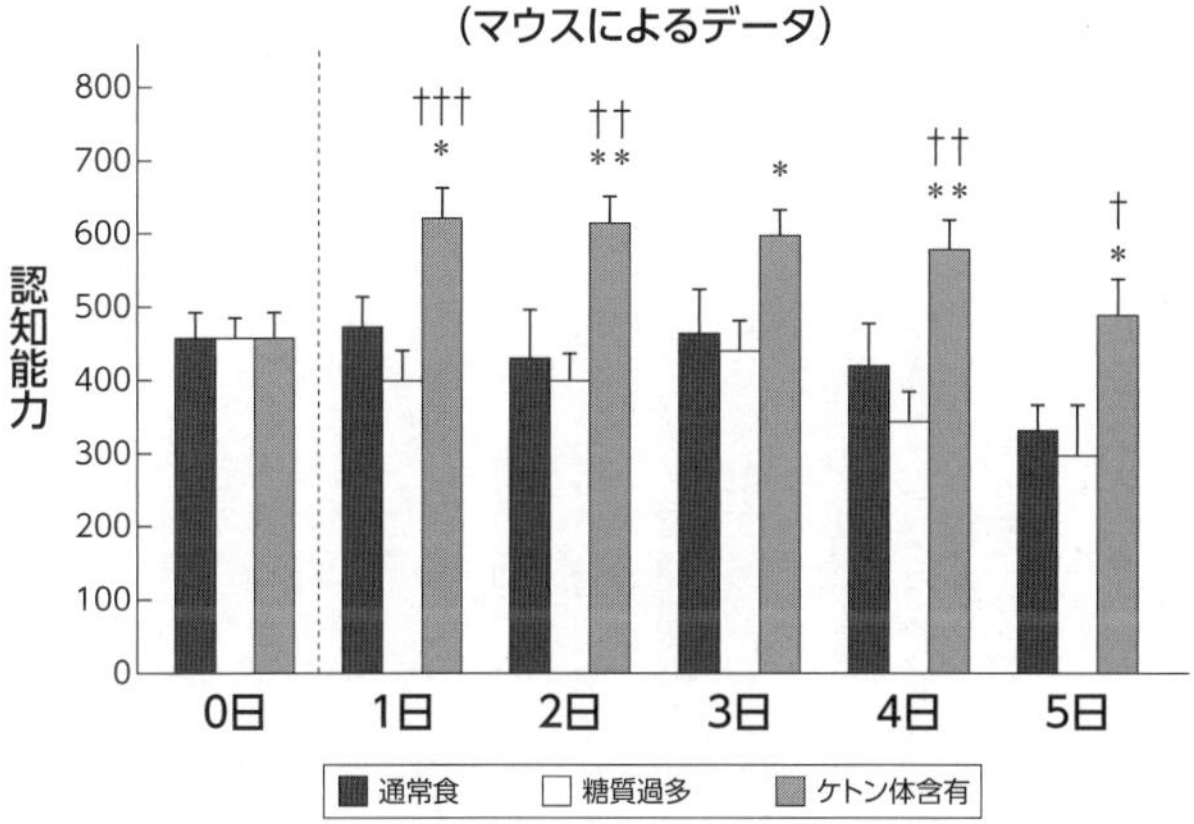

（参考文献＊13）

るべきと考えます（この本を読んで得た知識によって、認知症にならずにすむ、あるいは進行してしまわずにすむ人が、一人でも、いえ数人、数十人、できれば数百人くらいいらっしゃればよいのになあと思っているのですが、どうでしょうか）。

ケトン体含有食の明らかな効果

では詳しく説明しましょう（図39）。マウスのアルツハイマー病モデルで、

A．通常食（炭水化物：タンパク質：脂肪が1：1：1）

B．糖質過多（炭水化物：タンパク質：脂肪が7：2：1）

C．ケトン体含有食（比率は通常食と同じですが、ケトン体を０・５ｇ／kg含有）で認知能力のレベルを比較する試験が実施されました。

通常食や糖質過多では、認知能力が日の経過とともに低下しますが、ケトン体含有食では、認知能力の低下を抑制するどころか、認知能力を増強しました（０日から１日目への増え方は、オーッと驚いても良いくらいかと思われます）。

経口投与されたケトン体が脳の海馬に到達し、錐体細胞のエネルギー不足を解消したために、このような劇的な変化が起こったと考えます。（認知症などの非常時に）認知能力を守るのに有効なのは、ブドウ糖の補給よりも、ケトン体の補給であるということが（少なくともマウスにおいては）確実であろうといえるのです。

ケトン体は血液脳関門を通過でき、脳内の細胞のミトコンドリアでエネルギーとして利用されるため、特に脳の第２のエネルギー源として、唯一無二の働きをやってのけるのです（この意味においては、マウスもヒトも同じであると思われます）。

（7）ミトコンドリアへの直接作用

ケトン体は即効でミトコンドリアの機能を増強する

では、ケトン体はいったいなぜ、認知能力を高めるのでしょうか？（**図39**）

海馬の錐体細胞が短期記憶に中心的な役割を持ちますので、ケトン体がその機能を高めているのは間違いありません。エネルギー基質として、海馬の錐体細胞のミトコンドリアに直接作用しているのです（このことはすでに述べましたね）。

海馬の錐体細胞の樹状突起には多数のスパインがあり（**図38**）、周囲の顆粒細胞からの入力を受け取るためのシナプスの構造であることもすでに述べましたが、このような場所にはミトコンドリアが多数集積しているのです（これはここにきての新しい情報でしょう）。

図39の実験では、ケトン体を直接マウスに食べさせれば、認知能力が顕著に回復するのを見ました。ケトン体は消化管で吸収された後、脳の微小血管に到達し、血液脳関門を通過し、血管を取り囲んでいるアストログリア細胞がまずそれを受け取ります。そしてＭＣＴ（モノカルボン酸トランスポーター）を介して海馬の錐体細胞内のミトコンドリアに移動して、そ

図40　シナプスにはミトコンドリアが集積

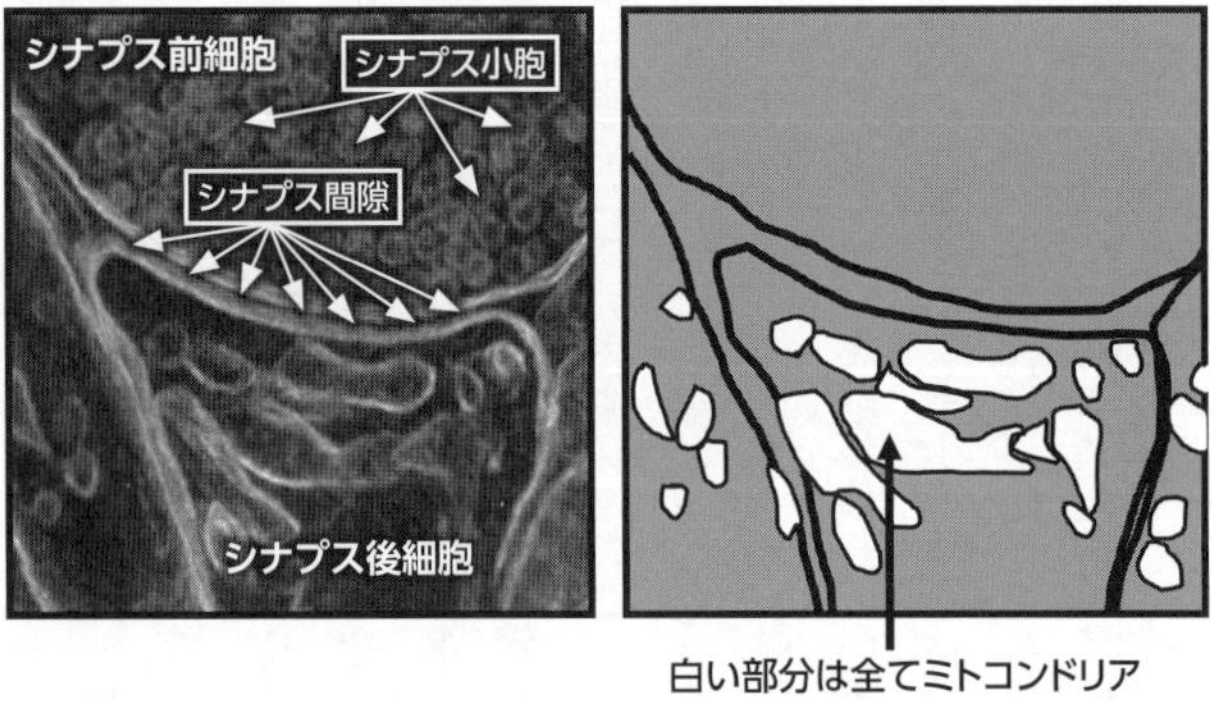

写真提供／前・岩手医大教授：遠山稿二郎氏

こでエネルギー基質であるＡＴＰを生産します。

こうしてニューロン（特に錐体細胞）のミトコンドリアへの直接作用が可能となるのです。このエネルギーを用いて、たとえ低血糖になっても、海馬の錐体細胞は認知能力を高めることができるのです。

図40にシナプス部分の電子顕微鏡写真を示します。シナプス後細胞にミトコンドリアが集積しているのがわかります。

またシナプスを取り囲んでいるアストログリア細胞にも、ニューロンほどではありませんがミトコンドリアが集積しているのがわかります。これらのミトコンドリアにケトン体が直接作用できるのです。

ケトン体は、大量にエネルギーが必要なシナプスのスパインに作用して、その機能を増強することができるのです。だからこそ、ケトン体を直接食べると即効で認知能力が増強されたのだと考えることも可能でしょう。

ブドウ糖は利用までにひと手間かかるが、ケトン体は簡単に利用できる

さてここで脳へのアプローチという視点で、ブドウ糖とケトン体の違いを見てみましょう。特に海馬での作用に絞ってみます。

脳は通常は主にブドウ糖をエネルギー源としていることはよくご存じの通りですが、血中のブドウ糖を取り込む際に、海馬の錐体細胞はインスリンの助けを必要とします（本章の（2）を参照ください）。

そのためにブドウ糖は完全酸化できません（インスリンへの貢《みつ》ぎ物が要るからでしょうか）。その分エネルギー効率は低くなります。

これに対してケトン体は、インスリンの助けを借りることなくミトコンドリアへ入りますので、完全酸化が可能です。よってエネルギー効率が高いということがいえそうです。

また、ブドウ糖はアストログリア細胞で乳酸に加工されてニューロンに入りますが、ケトン体はアストログリア細胞で変化を受けずに通過するのみです。ニューロンのミトコンドリアに滑り込むように届き、代謝されるのです（ブドウ糖は、糖質さえ食べれば入ってきます。

スイーツやフルーツやパンでも麺でもいいのですから、ありがたいことこの上ないですね。しかし体内で使う際には多少の手間がかかります。ケトン体は糖質のようにパクパク食べられるわけではありませんが、使い始めさえすれば、余すところなく、しかも簡単に利用できます。「苦あれば楽あり」なのです)。

(8) 脳血流量の増加

ケトン体は脳血流量を増加させる

認知症やうつ病におこる有名な生理学的な変化は、脳血流量が低下することです(＊68)(＊69)。脳血流が減少して、脳全体、あるいは脳局所に、栄養や酸素が十分に行き届かなくなることが原因で、錐体細胞がエネルギー不足になるのではないでしょうか。

錐体細胞のエネルギー不足が認知症の引き金を引くと述べましたが、血流量の減少が大きく関与していると思います。

だとすれば、初期の認知症においては、血流量を増やしただけで、認知機能を回復することも可能です。

図41　ケトン体は脳血流量を増加させる

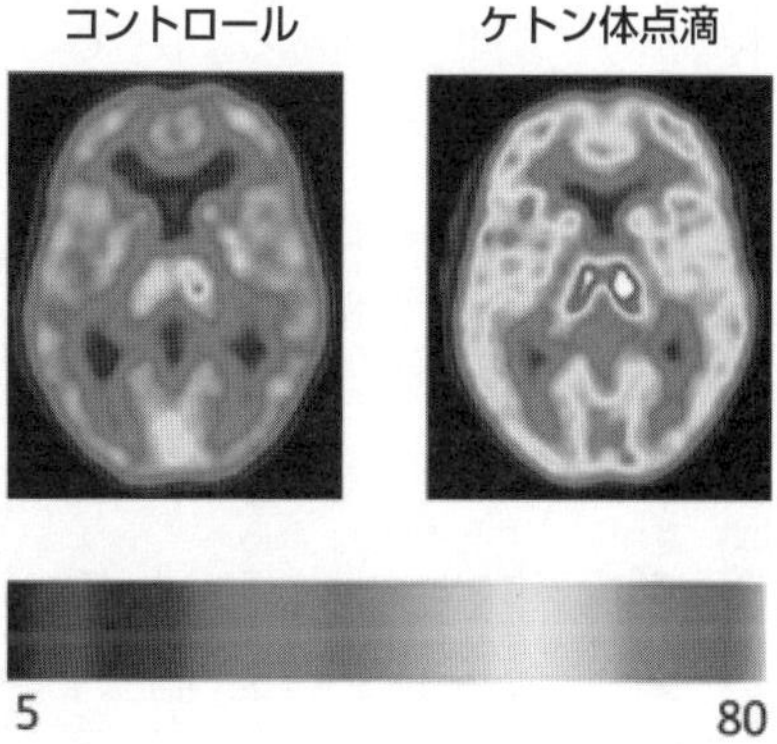

ケトン体濃度 5.5mM
脳血流量 30% 増加
（9人による試験）

（参考文献＊14）

「ケトン体による脳血流量の増加」が、オーストラリアの研究グループから２０１８年に報告されました（**図41**）。この論文は、９人のボランティアに75gのケトン体を４時間かけて点滴すると、血中のケトン体の濃度は５・５mM程度に増加し、脳血流量は30％程度増加することを示しました。

　試験では、脳血流量の計測にポジトロン・エミッション・トモグラフィー（ＰＥＴ）という方法論を用いています。その結果は、ケトン体が脳血流量を増加させ、錐体細胞のエネルギー不足を解消する可能性をも示唆しています。

　この論文では、点滴を使って直接ケトン体を血中に入れていますが、ケトン体濃度がいつまで維持されるのかわかりませんので、結果をすぐに一般化できません。

しかしながら、「ケトン体が脳血流量の増加を介して認知能力を回復させる」可能性を明示していることは確かなように思います。

ケトン体の高濃度点滴が、認知能力の回復（治療）に使えるのではないかという希望を抱かせるものであります。さらに今後のケトン体研究に新たな地平を開くものになるかもしれません。

（9）ケトン体の合成経路

ケトン体を作る酵素の働きはインスリンスパイクで抑制される

ケトン体は、直接口から取り入れた場合（もしくは先の試験のように点滴した場合）を除いては、肝臓やアストログリア細胞において、脂肪酸から何段階かの経路を経て、ミトコンドリアで合成されます（**図42**）。脂肪酸はアセチルＣｏＡという大量のパーツを生み出します。その上で、アセチルＣｏＡからケトン体を生み出すことになります（*70）。

アセチルＣｏＡは、生化学では多くの反応で使用される基本的なパーツみたいなものであり、積み木の一つ一つのようなものだと理解できます。これを基にケトン体を作り出します。

図42　ケトン体の合成経路

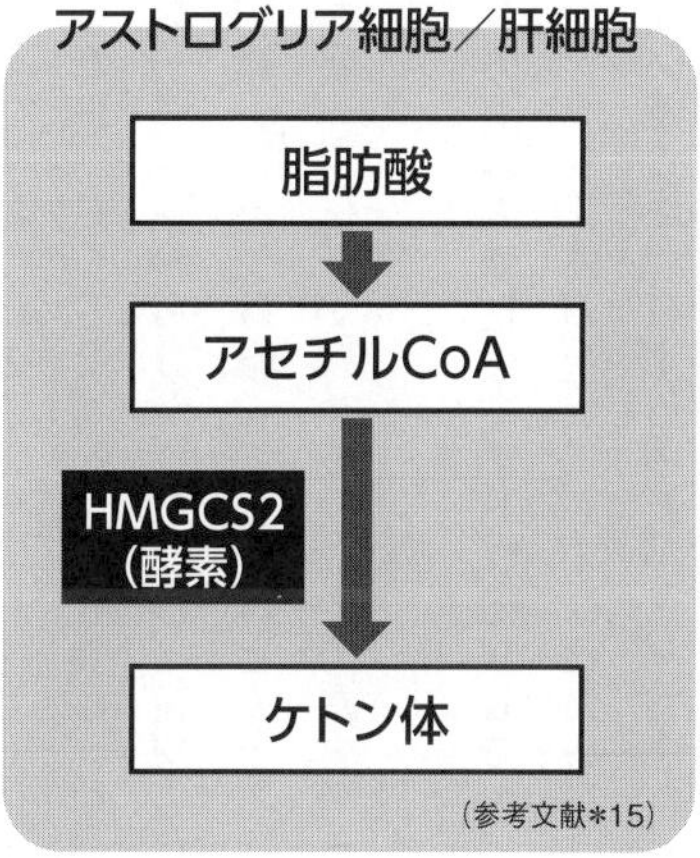

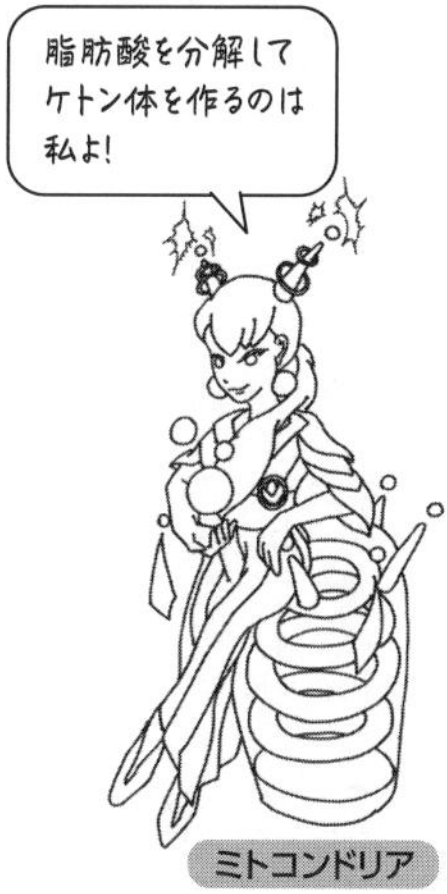

この時、HMGCS2という酵素が関与します**（図42）**（＊15）。

HMGCS2は、インスリンスパイクの存在で発現が強く抑制されることがわかっています（＊71）。この事実は重要です。朝昼晩の3食で糖質を大量に摂取する条件下では、インスリンスパイクが誘導されて、HMGCS2がほとんどゼロになるからです。この状態でのケトン体の濃度が0・1mMです（大半の日本人はこれくらいの値で暮らしているのかもしれません）（＊70）（＊71）。

HMGCS2の欠損症は、全世界で8例ほど知られています。80億もの人口があって、現在まで8例しか報告がないのは、ケトン体シャトルの重要性を示しているのでしょう。

なぜならヒトは、ほとんどの時期を通じて飢餓に暴露されていたに違いなく、ケトン体合成に必須なＨＭＧＣＳ２遺伝子の変異は、飢餓状態では間違いなく致命的です。

人類が類人猿から分かれた後は、ＨＭＧＣＳ２の変異遺伝子を持ったヒトは、生き残ることが困難（代々受け継ぐことがほとんどできなかった）であり、そのために現状では、わずかしか変異遺伝子が残っていないのだと考えられます。

ヒトの脳の柔軟性――ブドウ糖なしでも、ケトン体なしでも危機を乗り越える

なお、ケトン体の合成に必要なＨＭＧＣＳ２の欠損症の人は、日常生活で絶対に低血糖にならないように注意する必要がありますが、食事の間隔を短めにするように心がければ、正常に脳が発達します。

なぜなのでしょう？　もしヒトの脳の巨大化にケトン体が必須であるとして、ケトン体をほとんど合成できないＨＭＧＣＳ２の欠損症のヒトは、どうして脳を他の人と同じレベルまで成長させることができるのでしょうか？

筆者は、これこそが「脳の柔軟性」を示す格好な例であると主張します。

たとえばヒトの脳は、炭水化物の供給がほとんどなくなり飢餓状態になっても、２カ月以

上は生存できます。脳はブドウ糖の供給が最小限であっても、ケトン体の供給によって正常に稼働することが可能なのです。

同じように、ケトン体の供給がなくとも、ブドウ糖だけで成長することができるという柔軟性を脳が持っているためにこそ、ＨＭＧＣＳ２欠損症の人も、他の人と同様の成長を果たすことが可能なのでしょう。

ヒトに限らず、他の生物もそうでしょうが、長い歴史の中で、様々な危機を乗り越えながら、その中であらゆる柔軟性のあるシステムを自らに貯えてきているのです（私たちも『ドラえもん』のポケットを持っているということができるかもしれません。たとえジャイアンを怒らせてしまっても、タケコプターを使って逃げることが可能なのです）。

（10）ケトン体には受容体がある

ケトン体の持つ３つの特殊能力

ケトン体は直接ミトコンドリアに取り込まれ、エネルギー基質として作用することは前に述べました。これは他の有機酸（ピルビン酸など）と全く同じ作用です。

図43　ケトン体には受容体がある

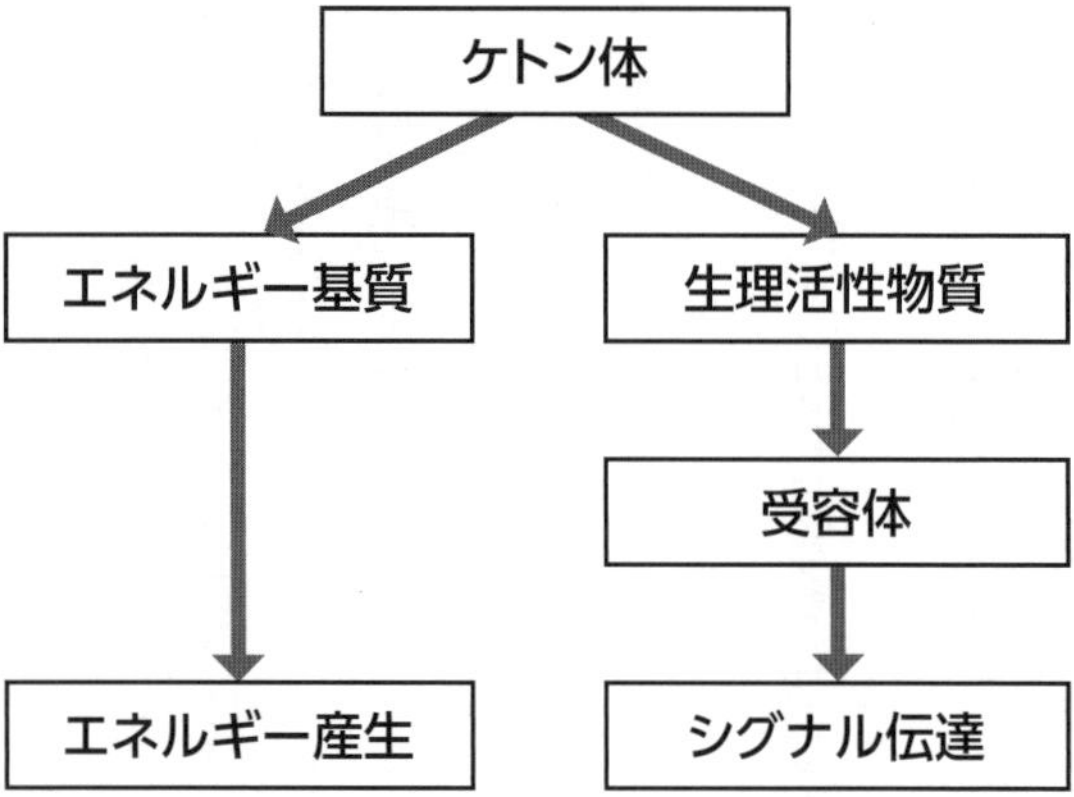

（参考文献＊16）

しかしケトン体には、他の有機酸にない奥の手が存在するのです。さあここから、いよいよ面白くなります。ケトン体の隠れた魅力、並外れた性能、目を見張るスゴ技を知ることになるからです。

とはいえ、筆者としては冷静に科学的に淡々と解説を続けるよう努めます。

では、論文等によって明確にされた事象の中から、3つ取り上げてみましょう。いずれもケトン体の受容体の話です（**図43**）（＊16）。

受容体があるために（受容体の説明としては、細胞内や表面にいて「作動スイッチがONにされるのをいつも待ちわびているタンパク質」とでもいっておきます。イメージとしては、遊園地のお客さんが乗り込むことで動き出すアトラクションの座席のような感じでしょうか。ケトン体が座席に着くことで、マシンがグルグル動き出したり、曲線のレールを走り出したりするのですから）、ケトン体は生理活性物質としても働くことが可能です。ゲスト物質として、特別な機能を持った細胞たちに、仕事を始めるように指示を出すことができるのです（これがいかにスゴイことかわかってもらえるとうれしいですが）。このことは他のほとんどの有機酸にはない機能なのです。

ここでは３つの受容体を紹介します。

①HCAR2／エッチカーツー（膜上の受容体）：様々な生理作用を誘導しますが、特に記憶の保持や抗炎症作用などが有名です。

②GPR43／ジーピーアール43（膜上の受容体）：特に脂肪燃焼作用に関与します。

③HDAC／エッチダック（核内の受容体）：抗酸化酵素群を抑制し、ニューロン死に関与します（ケトン体はこの働きを抑制します）。

これらの（他にもあるのですが）受容体などを活性化することによって、ケトン体は多様な生理作用を誘導します（ケトン体自体は普通の人間なのに、魔法使いの友人が何人もいて、いろいろな頼み事をすることができる、みたいな感じです）。他の有機酸がミトコンドリアなどでエネルギー基質として働くだけなのに対して、ケトン体だけが持つ特殊能力なのです（なんだかワクワクしますよね）。順に見ていきましょう。

（11）ＨＣＡＲ２の活性化

ゆるやかなケトン体の増加でも有意な効果

まず、１つ目の受容体である「ＨＣＡＲ２（エッチカーツー）」と呼ばれるタンパク質との関係を見ていきます（**図44**）（＊17）。

　このタンパク質は、０・５㎜程度のケトン体によって、最大活性の３割程度に活性化できます。これは有意差のある活性として捉えることが可能です。このことは重要で、ケトン体を少しだけ上げれば有意な活性化が起きるのです。

　脳のケトン体をわずかだけ増加させてやれば、海馬の錐体細胞の機能（短期記憶）を保護できるというのは、このＨＣＡＲ２という受容体が存在するからといっていいでしょう。いくつもの論文が、ケトン体のＨＣＡＲ２を介しての記憶の保持や、脳内での炎症作用の抑制

図44　ケトン体によるHCAR2の活性化

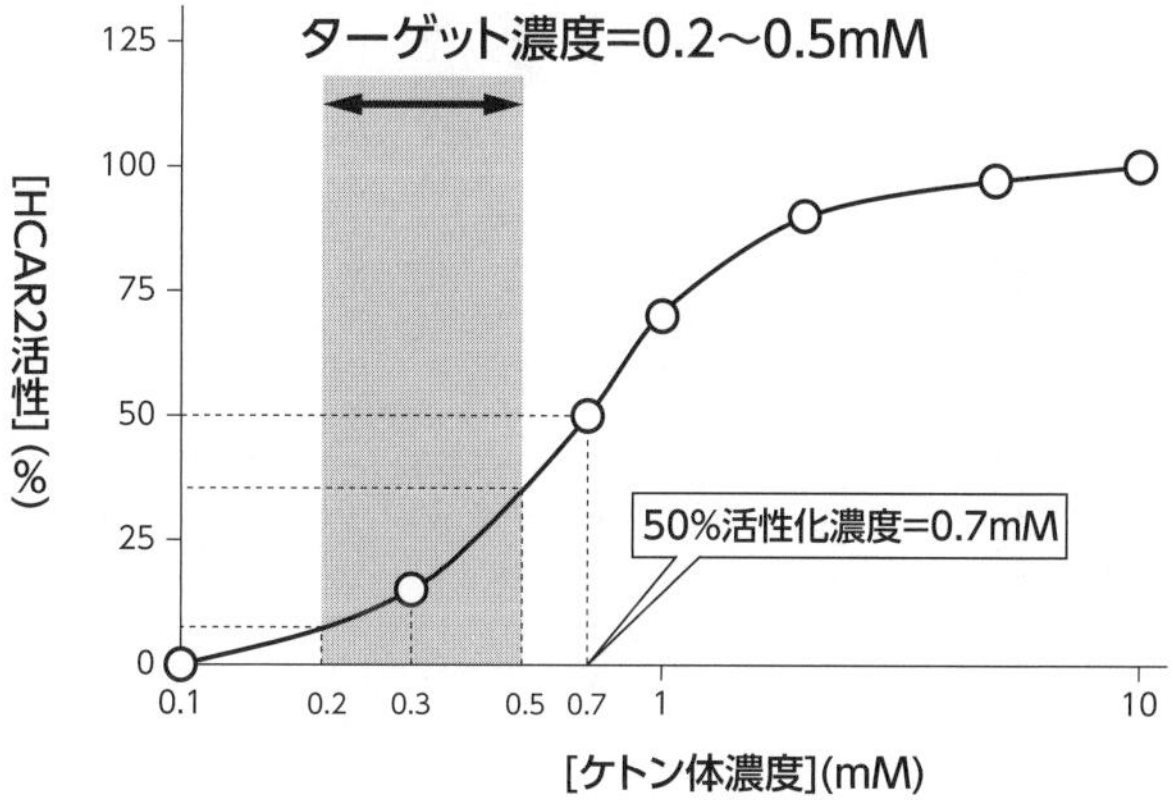

（参考文献*17）

を報告しているからです。

筆者が「０・２〜０・５mM程度のケトン体濃度を継続したほうが様々ないい結果を生む」と主張しているのはこのためです。それで十分な健康効果を期待することが可能なのです。

ケトン体濃度が１mMまで増加したとすると、ＨＣＡＲ２はほぼ75%に近い活性化が得られるというのはスゴイことです。

しかしぜひ知っていただきたいのは（しつこいようで恐縮ですが）、ケトン体濃度が０・５mM程度まで増加すれば（１mMまで上がらなくとも）、ＨＣＡＲ２は統計的に有意に活性化されるということです。

このような０・２〜０・５mM前後のケトン体濃度は、日常的に頻繁に起こる濃度であり、これを意図的に普段から作り出すことができれば、健康効果が得られるのです。

後述するダン・ベットナーが取り上げたブルーゾーン（健康長寿の老人が多い地域）の老人たちや、近藤正二《しょうじ》氏が調べて回った長寿村の老人たちについて、その食事の内容から推察すれば、せいぜいこの程度のケトン体濃度の増加しかないことは明らかです。もし健康効果が目的なのであれば（なんらかの病気の治療が目的でないならば）、ケトン体を上げるために極端な食事制限をする必要はないことがわかります。低いレベルのケトン体濃度の増加でも継続しておこなうことの方が、よほど大切だと思います（低いレベルでのＨＣＡＲ２の活性化を続けることは、アトラクションでいえばメリーゴーランドのようなものです。気負うことなく気軽に乗っていれば、ゆるやかに回りつづけてくれるのです）。

（12）ＧＰＲ43の活性化

ケトン体が増加すると脂肪燃焼を起こすタンパク質

次に見るのは、ケトン体の受容体として2番目に挙げた「ＧＰＲ43」というタンパク質との関係です。

図45　ケトン体によるGPR43の活性化

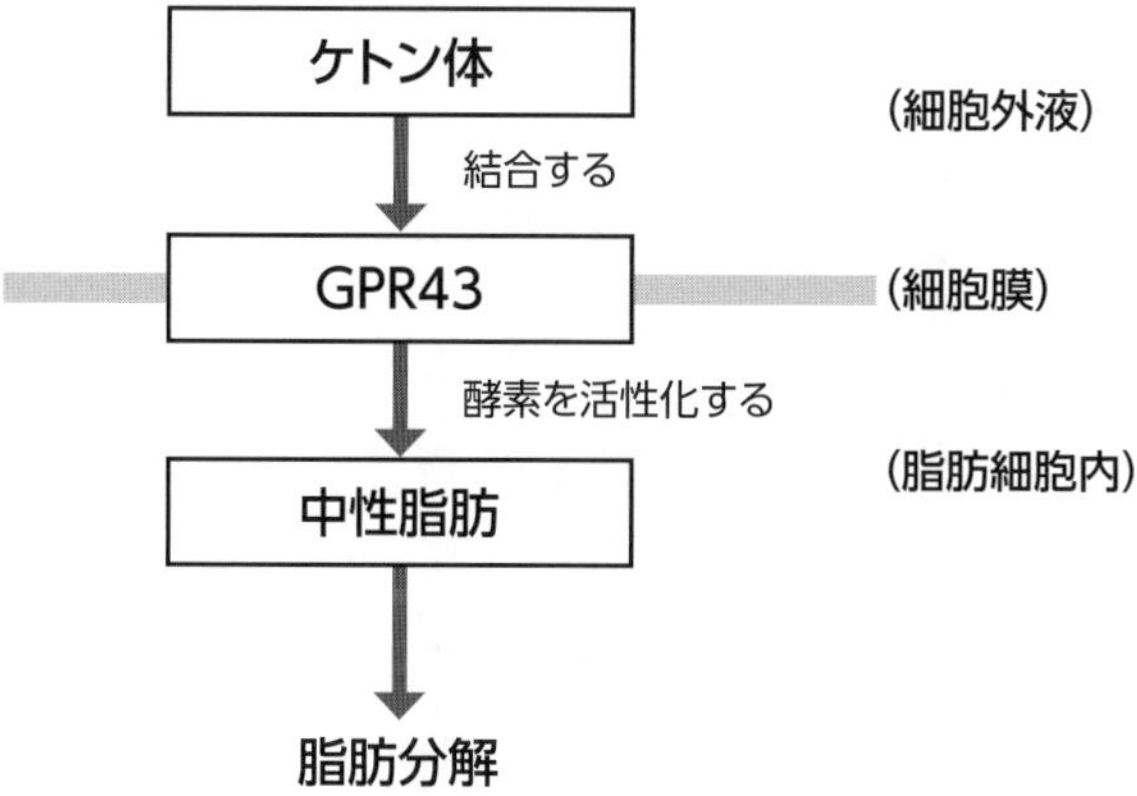

（参考文献＊18）

ＧＰＲ43は、特に脂肪細胞や骨格筋の細胞膜に発現する膜上のタンパク質で、何かの受容体であることは以前からわかっていましたが、何の受容体かはずっと不明のままでした。つい最近（２０１９年）に、東京農工大のグループが、ケトン体の受容体であることを明らかにしました（**図45**）（＊18）。ＧＰＲ43の遺伝子をなくしたマウスでは、ケトン体の脂肪燃焼作用もなくなることを示したのです。

　これは何を意味しているのでしょうか？ケトン体の脂肪燃焼作用が、ＧＰＲ43を介しているということです。これまで、ケトン体が増えると脂肪燃焼が起こることは多くの論文が報告していましたが、なぜケトン体が脂肪燃焼を誘導するのかは不明のままでした。

それを見事に、以下のような経路であると解明したのです。

1．ケトン体がGPR43と結合
2．GPR43のシグナル伝達
3．脂肪分解

このおかげで、ケトン体が肥満の予防に効果的である生理学的な根拠がやっと明らかにされたのです（脂肪燃焼のマシーンをいつも動かしている謎の人物のシルエットにスポットライトを当ててみたら、ケトン体という知る人ぞ知る有名人だった、というお話です）。

(13) HDACの抑制

ケトン体は抗酸化酵素が働けるようにする

さらにもう一つ、ケトン体が結合するタンパク質（受容体）として、HDAC（ヒストン脱アセチル化酵素）があります（**図46**）（＊19）。

図46　ケトン体による活性酸素の除去

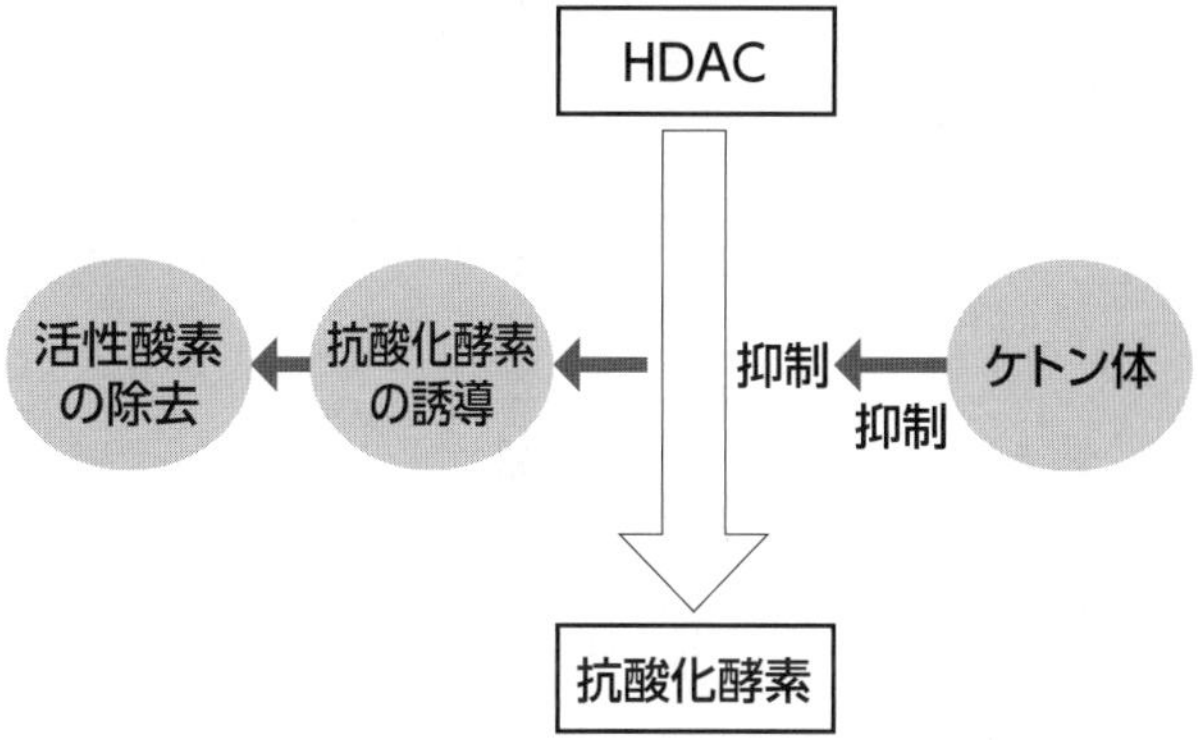

（参考文献＊19）

　ケトン体は、ニューロンの細胞内にＭＣＴ（モノカルボン酸トランスポーター）を通過して入り、核内にあるＨＤＡＣというタンパク質と結合します。その結果、ケトン体は活性酸素を除去する酵素群を誘導して、酸化ストレスに対して強い耐性を、ニューロンに与えます。

　なぜならＨＤＡＣは、活性酸素を除去する酵素（抗酸化酵素）の発現を抑制している酵素ですが、ケトン体はそのＨＤＡＣを抑制することによって、結果的に抗酸化酵素を誘導するのです。抗酸化酵素群は活性酸素を除去してくれますから、ニューロン死の抑制につながります（チケット売り場の前で長時間待たされている人々の前に着ぐるみのキャラクターたちがやってきて、皆にフリーパスを配ってくれたらどうでしょうか？　一瞬で列は解消、明るい空気が広がります。抗酸化酵素群の抑制を解消してくれるうれしい作用をたとえてみましたが、いかがでしょうか）。

このことの解明に至った研究は、ケトン体によるニューロン保護の分子機序を明らかにした点で、大変重要なものでした。

ケトン体が様々な健康効果を持つことが明らかになっている

また、ケトン体は脳の神経変性疾患に有効であることを多くの論文が報告しています。たとえば、アルツハイマー型認知症やパーキンソン病、またはうつ病に有効とされます。

特にアルツハイマー型認知症にケトン体が即効で効果があることは、書籍や多数の論文で紹介されていますので、興味があれば参考文献を見てください。

さらに、脳以外の疾患にも効果があることが、やはり書籍や多数の論文からわかります。いろいろ調べてみれば、ケトン体が（受容体への働きかけや血流の増加やそしてエネルギーの供給作用などで）いくつもの健康効果を持つことが、学問的な根拠によって明らかであることをわかっていただけることでしょう。読者各自による新たな発見や興味につながることを期待します。

この章は以上ですが、いかがでしたか。

この本をきっかけにして、ケトン体やブドウ糖についてこれからも学んでみようと思っていただけたなら光栄なのですが、どうでしょうか。

ご自身の脳やカラダ全体に直接関わってくることですから、実用的でもあります。しかも今日からでも実践することが可能なのです。食事によって取り入れたり、もしくは少し減らしてみたりして、自分で調節もできます。

きっと健康維持の役に立つと思いますので、まずは気にかけることからでも始めてみてください（そして、たまには遊園地を訪ねて、楽しい一日を過ごすのも良いですね）。

第4章　インスリンは老化ホルモンか？

インスリン学説

ヒトはなぜ老化するのでしょう。これは昔から多くの人が考えてきたことです。今でも結論が出ていないというのが正しい見方だと思います。老化させるものの実体がわかれば、それを避けることで健康長寿を達成できるのですが。

1993年に線虫というモデル動物を使って「インスリンが老化を促進させる実体である」という学説が発表され、筆者は大きな衝撃を受けたことを覚えています。この学説が、哺乳類にそのまま適用できるのかの検討もまじえて、本章ではインスリンというホルモンについて、角度を変えながら考察していきます。

（1）血糖値を下げるインスリン

作用が巨大な「ホルモン中のホルモン」

インスリンというホルモンを読者の皆さんはご存じでしょう。ここまでにも何度も出てきましたね。血糖値を下げるために必要で、その働きが弱まると糖尿病になるあのホルモンです。重症化した糖尿病患者さんが血糖値を下げて命を守るために使う、スーパースター的な魔法のタンパク質です。

じつは、インスリンというホルモンは、ヒトの身体に大変に大きな影響を与えます。もしかしたらインスリン一つの持つ影響は、他のホルモンを全て足した影響よりも大きいかもしれません。インスリンは、「ホルモンの中のホルモン」なのです。

たとえばそれは、血糖値という指標を見るとわかります。血糖値を上げるホルモンは数多いのに、血糖値を下げるのはインスリンしかありません。それほど影響が大きいのです（またそれゆえでしょうか、インスリンには「作用が巨大すぎて微調整が効きにくい」という性質もあります）。

そもそもヒト属が地球上に登場してから700万年が経ちますが、そのほとんどを飢餓すれすれの状態で過ごしてきたでしょうから、糖質をたらふく食べるなどという恵まれた状況はあまり想定する必要がなかったのです。ですから人類にとって、長い歴史の中で、インスリンはたまにしか使われることがない地味な存在でした。これが頻繁に使われすぎて、インスリンの効果が弱くなる（インスリン抵抗性）なんていうことを想定しなければならない事態は、あまりなかったことでしょう。

また近代でさえも、糖尿病の存在は知られてはいましたが、「贅沢病」として理解されてきたのです。お金持ちがなる病気、くらいに思われていました。糖尿病が現代のホモサピエンス全体の健康をおびやかすようになり、大きな問題になったのは、20世紀の半ば以降であるといっていいと思います（詳しく調べたわけではありませんが、一般にそのようにいわれています）。

ではここからは、インスリンの作用について順次解説していきましょう。きっと皆さんにも興味を持って読んでもらえると信じて進みます。

重要なホルモンなので、多くの研究者が研究してきました。1990年代の初めまでに、

1．インスリンの分泌する様式（＊72）
2．インスリン受容体（＊72）
3．インスリンのシグナル伝達（＊73）

についてはほとんど解明され、インスリンがなぜ糖尿病に効果があるのかも、ほとんどが明らかにされました。そのおおまかな内容を、ケトン体との関わりの中で（これでこそ私なりの解説となりますので）これからお話しします。

（2）肥満と老化に関与している？

「肥満ホルモン」「老化ホルモン」としてのインスリンの側面

ケトン体とインスリンの関係は、公園にある「シーソー」でイメージできます（近ごろあまり見かけませんが）。インスリンが増えるとケトン体はぐっと減り、ケトン体が増えるとインスリンはじっと影を潜めています。

一般に現代人はケトン体の濃度が通常０・１mM程度しかありませんが、その原因はインスリンがケトン体の産生に関与する酵素群を強く抑制しているからです（さらにその原因は、糖質を必要以上に食べすぎていることです）。

　ではここで、インスリンの重要な生理作用を挙げてみます。以下の3つがあります。

1．血糖値を低下させる。
2．脂肪新生をおこなう。
3．ケトン体の合成を抑制する。

すなわちインスリンが働けば働くほど、

1．「血糖値が低下する」とともに、「ケトン体濃度が低下する」。
2．その上、「脂肪の産生が促進される」ということも同時に起こる。

ということになります。

このことから、インスリンは肥満を促進するといわれているのです。実際にインスリンを

「肥満ホルモン」の実体であると考える研究者は多くいます。「糖質が過剰になると肥満につながる」という噂の、生理学的根拠です。逆に糖質を制限すると体重がほぼ確実に減少する根拠でもあります。肥満になるのも、痩せるのも、すべてインスリン次第という意見につながります（＊74）。

筆者も、誤解を恐れずにいわせてもらえるならば、糖質制限はインスリンスパイクを減らすためにおこなうといえるとも思っています。糖質を制限すると体重が減っていくのは、肥満ホルモンであるインスリンの作用を減らしたためだからです（＊75）。

ですので、読者の中で「体重をできるだけ短期間で落としたい」という願望を持つ人がいれば、「糖質制限は素晴らしく有効な方法」となるかもしれません。また体重を減らすための方法は糖質制限につきる、といっても過言ではないのです。糖質制限よりも有効な方法はたぶん絶食だけでしょう。

その上、じつは、インスリンは「老化ホルモン」としての可能性も示唆されています。これについては後で詳しく述べますが、こうなると、「肥満の原因であり、老化の原因でもある」と世間の人から後ろ指を指されてしまいそうですね（「ノー・モア・インスリン」などと貼り紙をされるかもしれません）。

また、このことから、老化および肥満を抑制するためには、「糖質を徹底的に制限してインスリンスパイクをなくせばよい」という意見も出てくるでしょう（「炭水化物断固反対」などと歩道橋に看板が掛けられるかもしれません）。

しかしここでいったん立ち止まって、冷静に考えてみましょう。

（3）インスリン本来のはたらき

「必要なホルモン」「貴重なホルモン」としてのインスリン

しかし、ヒトはそれほど単純にはできていません。炭水化物を食べず糖質を遠ざければ、老いることなく元気に暮らせるわけではないからです。脳が幸福感を感じられないのに、アンチエイジングにつながるはずがないのです。世界中にあるブルーゾーン（健康長寿の老人が多い地域）や、日本の長寿村の研究から明らかです。パンや米、麺類、イモや果物を食べることをやめ、糖質を排除することで長寿村になったわけではないということに注目すべきでしょう。

それゆえ筆者は、極端な糖質制限は、必要な時（治療目的）以外は避けるのが賢明な策だと考えています。結局のところ、治療目的以外なら、「糖質制限はやりすぎず、しかしながら糖質を過剰に摂りすぎることは避ける」というスーパーウルトラ適当な（適切なともいえます）糖質制限の実行こそが、アンチエイジングと、しかもほどよいダイエットになるということでしょうか。

言い換えれば、「そもそもインスリンは絶対的に必要なホルモンとして体に備わっていて、長い歴史の中で飢餓に苦しみながら、やっとのことで身につけた貴重なホルモンなのだから、出しすぎることがないように気をつけて、上手な使い方をしましょう」ということになります。

さらに簡単にいってしまえば、「糖質を食べすぎないようにほどほどに、気をつけながら食べましょう」ということです。それくらいの食生活が人生を豊かにしてくれるのではないでしょうか（炊き立ての白いご飯で卵かけご飯にしたり、休日の朝にクレープを焼いてハムとレタスをはさんだり、疲れがたまった日にはフルーツたっぷりのケーキを買ったりして食事を楽しむことは、人生を明るくしてくれるはずですから）。

（完全に余談ですが、その昔、インドで有名な修行者があらゆる厳しい修行を試し、ブッダほどまで悟りながら、最終的には日々楽しめる仕事に就き、中道を極めた、という小説をド

イツのヘルマン・ヘッセが書いています。良いたとえ話になったかどうかわかりませんが）

インスリンは体や脳へのエネルギー配分を担当している

適切な糖質制限のめやすは、ケトン体濃度が０・２〜０・５mM程度ですが、そのくらいの状態で、ブドウ糖とケトン体のハイブリッドを可能にするための鍵は何なのでしょうか？

じつはこれこそがインスリンなのです。インスリンとケトン体は表裏一体のコインみたいなものです。インスリンが増えている時はケトン体の濃度は上がらず、ケトン体濃度が上がっている時にはインスリンはあまり出ていないというように、同時にどちらも多く出ていることはまずありえないからです。

このコインを表にしたり裏にしたりの難しい調整を、人知れず常にしてくれているホルモンこそがインスリンです。要するにインスリンは、体や脳へのエネルギー供給を配分するという重要な働きをしてくれているのです（これで名誉は完全に回復できましたでしょうか？・）。

そういうわけで、**体内でのケトン体の合成は、通常ほとんどがインスリンで抑制されているのです。**ケトン体合成のカギとなる酵素ＨＭＧＣＳ２がインスリンによって強く抑制されているためです。そしてインスリンの抑制が少ない時には、ケトン体の合成は自然に始まる仕組みです。

しかし逆に、強いインスリンスパイクが頻発する条件下では、ケトン体濃度はどうもがいても増加しようがないということが起きてしまうのです（またたとえ話でいってしまえば、インスリンは子どものスマホにつけられたペアレントコントロールのようなものでしょうか。それがなければあらゆる動画が子どもの目の前ですぐに再生されてしまいます。……あ、でも、そうするとケトン体は「有害サイト」ということになってしまいますので、あまり、いえ、まったく、良いたとえ話ではありませんでしたね。ケトン体はインスリンの働き次第で出たり出なかったりするということをお伝えしたかったのです）。

（４）インスリンスパイク

基礎分泌とインスリンスパイク

では**図47**を見てください。インスリンの濃度変化には２つの成分（システム）があります。インスリンスパイクと基礎分泌です。基礎分泌は生存や成長に必須です。ですから、インスリンの基礎分泌は手をつけてはならない部分です。

図47　インスリンスパイクと基礎分泌

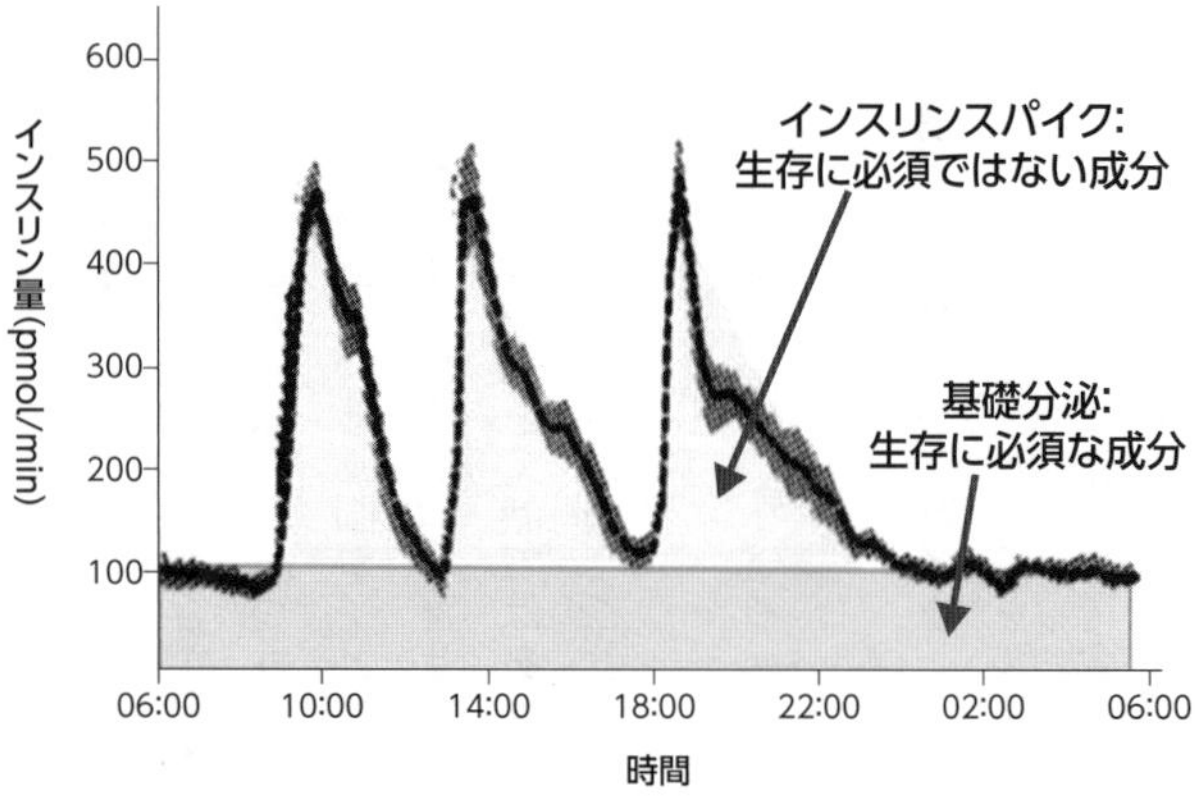

(参考文献＊20)

この基礎分泌のインスリンがあると、ケトン体は無制限に合成されることはありません。すなわち正常な人がいくらケトン食を続けても、10mM程度に上限があって、それ以上に増加することはまずありえません。これを「**生理的ケトーシス**」(ケトーシスとはケトン体が血中に増加した状態のこと。生理的ケトーシスはインスリンが正常に働いている状態で起きます(＊76)。一般に耳にする「ケトーシス」は「**ケトアシドーシス**」と混同して使われている場合が多いので、気をつけてみてください)といい、ケトアシドーシスとは区別します。

逆にいえば、インスリンの基礎分泌が崩壊した時(たとえばI型糖尿病)は、ケトン体はいくらでも増加することができます（これこそが「ケトアシドーシス」で、血液が酸性化〔**アシドーシス**〕します）（＊77）。

一方のインスリンスパイクは、ブドウ糖スパイク（すなわち朝昼晩の食事）で引き起こされます。繰り返していると、ケトン体濃度は０・１mM程度という低いレベルにとどまっていることになります。試しに、食から糖質を大幅に除去した時（ブドウ糖スパイクがない時）には、インスリンスパイクはほとんどゼロになり、ケトン体の合成抑制が最小レベルに抑えられますから、ケトン体濃度の増加する条件が整います（すぐに増加するとは言い切れません。すぐに増加する人と時間のかかる人がいます）。

ちなみにこのような、糖質をできる限り摂らない食事は、「てんかん」「糖尿病」「肥満」などの治療や予防に対して素晴らしく有効です。血糖値や体重を数カ月で正常に戻し、肥満や糖尿病の症状を大きく改善することが可能でしょう（期間限定でおこなうべきですが）。

後に述べますが、特にてんかんの治療には大変有効であることがわかっています。また糖尿病においても近年になって、実際の治療法として成果を上げて多くの人を救っています。肥満についても同様でしょう。

しかし、だからといって、老化を抑制できるかは別問題なのです。

（5）老化を遅らせる対策

脳の老化防止のために気をつけるべきこと

では老化対策に関して考えてみましょう。たとえ糖質ゼロを何カ月間も継続することができたとしても、それを数年間継続することは可能でしょうか？　ほとんど不可能ではないでしょうか。もちろん、それを目指す必要はありませんし、弊害も多いのです。

とはいえ、それでもやはり、糖質過剰の状態は是正して、このインスリンスパイクを最小限にする必要はあるでしょう。やりすぎない糖質制限を心がけるのが、健康維持にとって必要かと思われます。

適切に食生活を変えてインスリンスパイクを最小限（基礎分泌の範囲内）にできれば、乳酸シャトルとケトン体シャトルが補完的に機能し、また肝臓からのケトン体も増えます。それによりセロトニンも強化され、結果的に前向きな気持ちで希望を持って生活できるのではないでしょうか（筆者はセロトニンとケトン体は、じつはこっそり手をつないでいると考えます。証明されたわけではありませんが、ニューロンがケトン体によってエネルギーアップすれば、セロトニン受容体を持つニューロンの働きが良くなると考えても不思議ではないですよね）。

では具体的に気をつけるべきことを少し挙げてみましょう。

1. 適当な運動を日々に取り入れる。

血流量が増えることでエネルギー供給量が増え、ＮＧＦ（神経栄養因子）やＢＤＮＦ（脳由来神経栄養因子）が増えることにより、ニューロンは増殖する。

2. できれば食と食の時間を空ける。

インスリンスパイクから解放される時間があることで、ケトン体の補充が見込めるため、脳のエネルギー基質が増える。

3. 必要以上の糖質を控える。

たとえば食事全体の３割から４割くらいまでにおさえることにより、インスリンスパイクを起こしにくくなると思われる（が、人によって、また食事の間隔や量によっても変わるため、断定はできないでしょう）。

以上のことを、あくまで無理のない範囲で続けることが必要かと思われます。

(6) インスリンは肥満ホルモン

インスリンの役割は体内に栄養を貯蔵すること

ではここで改めて、インスリンが肥満ホルモンである理由を説明しましょう（先ほど名誉回復したのに、今度また批判するのかと思われるかもしれませんが、「肥満ホルモン」は決して悪口ではないことをわかってもらえればと思います）。

まず**図48**をご覧ください。この図は、糖質過剰の食事をした場合、体内でどのようなことが起こっているのかを示しています。話をわかりやすくするために、出発点をブドウ糖としています。

インスリンスパイクが頻発する時は、肝臓ではブドウ糖の大部分は代謝されません（ミトコンドリアに入れないのです）。ほとんどがグリコーゲンに変換されます。また骨格筋では、ブドウ糖は代謝されずに脂肪合成にまわります（ミトコンドリアに入ってもエネルギーにはならずに脂肪になるのです）。これがインスリンが「肥満ホルモン」である根拠です。

図48　インスリンが肥満ホルモンである理由
～糖質過剰でインスリンスパイクが頻発すると～

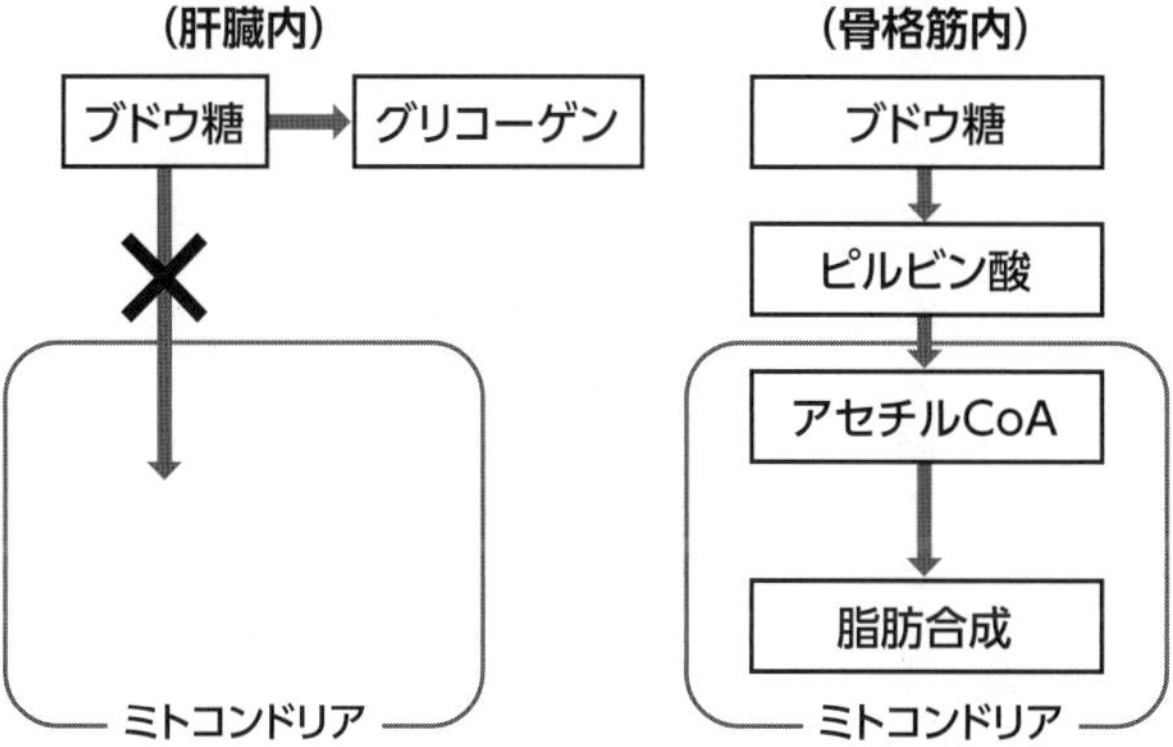

（参考文献＊18）

要するに、インスリンスパイクが頻発すると、以下のことが起こります。

ブドウ糖が、

1．肝臓ではグリコーゲン合成に回る。

2．骨格筋や脂肪細胞では脂肪合成に回る。

結果として体は一方的に肥満に向かうことになります。

大事なことは、インスリンは「**栄養を体内に貯蔵すること**」が基本的な機能であると理解することです。生命を維持するために備わった大切な機能なのです。だからこそ、食べた炭水化物の多くが脂肪の合成に回されることになります（かつて炭水化物はヒトにとって貴重な存在だったからです）。

これがインスリンが肥満ホルモンである基本的な理由です。要するにインスリンは、自分のやるべき仕事を懸命にこなしているだけだといえます。何か問題があるとすれば、それは炭水化物（糖質）を過剰に取り入れるという現代人の生活スタイルにあるのではないでしょうか。

付け加えると、逆に糖質制限をしてインスリンスパイクを抑制すると、反対のことが起こります。すなわち食べた栄養は、貯蔵されずにエネルギーとして消費されてしまうことになります。ですから糖質制限をすると、短期間でやせることになります。

（7）コインのウラ表の関係

有酸素運動の時に脂肪分解が起こる仕組み

脳のエネルギーシステムに大きな影響を与える、インスリンとケトン体の関係を引き続き述べていきましょう。まずは**図49**を見てください。脂肪代謝の過程をまとめたものですが、登場する細胞は次の3種類です。

図49　ケトン体とインスリンはコインのウラ表の関係にある

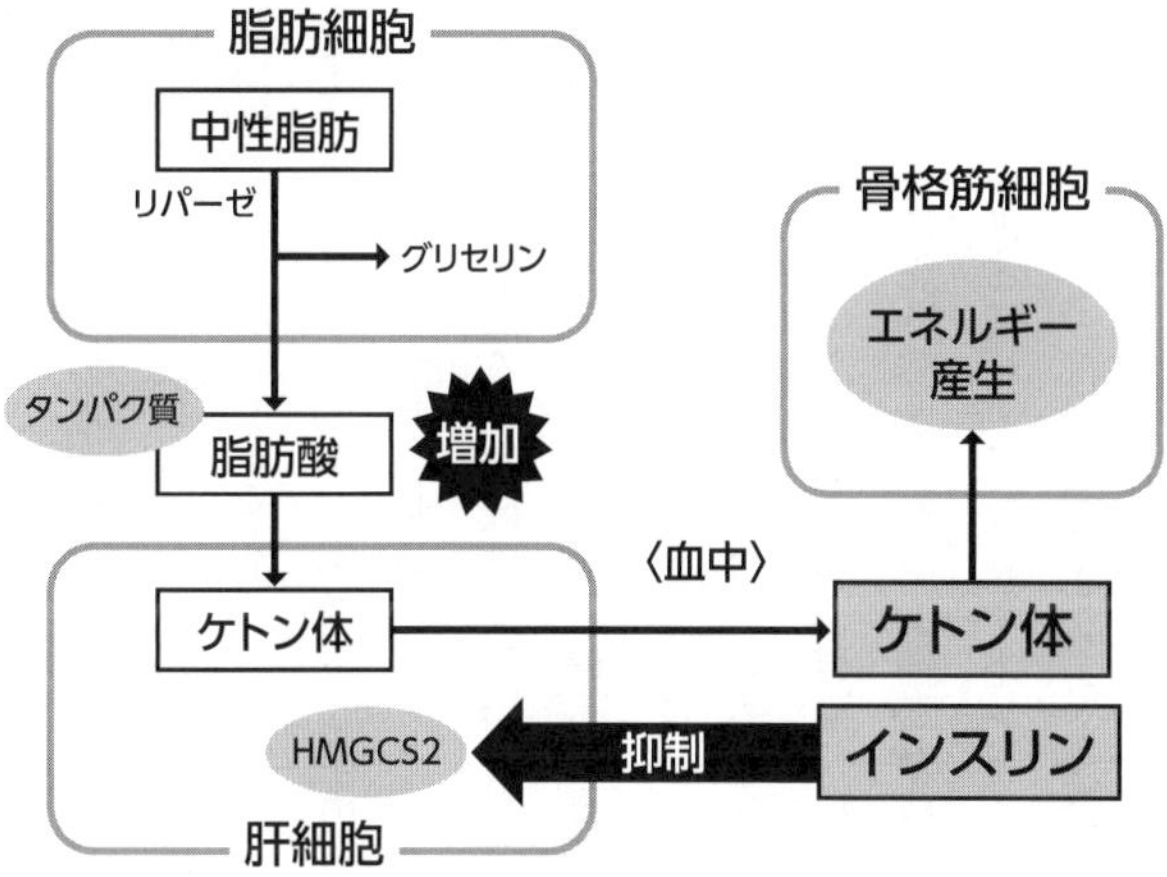

1. **脂肪細胞**：中性脂肪を大量に蓄積している細胞です。確かめたければ自分のおなかを手でつまんでみてください。皮下にある脂肪細胞のかたまりを実感できると思います。体の中のいたる所にいます。
2. **肝細胞**：脂肪酸を原料にケトン体を合成し、血中に放出する細胞です。肝臓にいます。
3. **骨格筋細胞**：血中のケトン体を利用してエネルギー基質（ＡＴＰ）を産生しながら、そのエネルギーを大量に消費します。筋肉にいる細胞です。

さて皆さんはマラソンの経験はあるでしょうか？　マラソンをした時には体の中でどのようなことが起こるのか考えてみましょう。

走りながら肺から取り込んだ大量の酸素は骨格筋に到達します。その酸素は最初はブドウ糖を酸化してエネルギーを産生しますが、20分よりもっと長く持続して走っていれば、ブドウ糖の元になるグリコーゲンが低下し始めるため、エネルギー基質はケトン体に切り替わり、次にケトン体を完全酸化します。

ケトン体の元となる物質は、皮下脂肪などの脂肪細胞に蓄えられている大量の中性脂肪です。この中性脂肪が、リパーゼという酵素でグリセリンと脂肪酸に加水分解されることにより、脂肪酸が血中に放出され始めます。脂肪酸はタンパク質と結合して血流を巡り、肝臓の肝細胞に取り込まれ、そこでケトン体が合成されるのです。

この時、最も鍵になる酵素が「HMGCS2」という酵素です。この酵素があることにより、すみやかに脂肪酸からケトン体が合成されます。ですから、マラソンなどの持続的な運動をすると、血中では脂肪酸とケトン体が増加することになります。またGPR43（**第3章**（12）参照）にケトン体が結合することで、脂肪分解はさらに促進されるはずです。

これが、持続的な有酸素運動の際に脂肪分解が起こる基本的な機序になります。

また、血中のケトン体は頭部へも巡りますから、血液脳関門をくぐって、アストログリア細胞によってニューロンに届けられます。ですから運動の後には頭がスッキリと冴え、気分が良くなることもあり得ます。持続的な有酸素運動は良いこと尽くしなのです（もちろん、必ずしもマラソンである必要はなく、適度な運動でも同じことが起こります）。

インスリンスパイクはケトン体の合成を抑制する

このマラソン（や運動）をした後に、お腹がすいたからと、甘いケーキや和菓子をいくつもガツガツと食べたとしたら、どのようなことが起こるのでしょう（まずそんな人はいないかもしれませんが）。量にもよりますが、すみやかに血中でブドウ糖スパイクが急速に立ち上がることになります（コーヒーや紅茶をお代わりする頃には血中にブドウ糖があふれているかもしれません）。

このブドウ糖スパイクは、膵臓のランゲルハンス島のベータ細胞に感知され、今度はブドウ糖スパイクを下げるために、インスリンスパイクが誘導されます（血中にあふれたブドウ糖を細胞に取り込むようにと、サイレンが鳴り響きます。皆が大慌てでブドウ糖を招き入れるので、やがて元通りに静かになります）。

しかし、このインスリンスパイクがくせ者です。インスリンは脂肪の分解に関与する酵素など多くを抑制するからです（サイレンを聞いて多くの酵素がシャッターを下ろしてしまうのです）。脂肪の分解もすみやかにストップするため、せっかく脂肪分解に向かおうとする生理的機構がすべて台無しになります。

もちろん、先ほど述べたケトン体合成の鍵となる酵素「ＨＭＧＣＳ２」も抑制されます。そのためケトン体の合成は当然ストップし、血中のケトン体の濃度は低下します。脳のニューロンに届くはずだったケトン体もほとんど期待できなくなります（酵素という問屋が閉店するため、ケトン体は商店でもスーパーでもデパートでも全く買えない状態が起こります。一時期のマスクがそうでしたね）。

ですから、もし1日に3回、糖質の大量摂取をすれば、ケトン体の登場する余地はほとんどなくなります。こんなことが年中続いたら、いずれ本当に困ることになってしまいます。

逆に糖質過剰摂取をやめれば、インスリンスパイクの影響がなくなるために、脂肪酸を使ったケトン体の合成作業がどんどん進行し（ケトン体があちこちのバーゲンセールスで売り出され）、脂肪分解が進むという仕組みです。

今までの説明で予想がつくかと思いますが、インスリンスパイクがあると脂肪分解が全く起こらないばかりか、糖質からの脂肪合成が促進されるので、一方的に肥満に向かうという事態に陥ります。ヒトが肥満に向かう基本的な機序は、油や肉などの脂肪を食べすぎるからではありません。糖質を一日に何回も大量に食べることによって、巨大なインスリンスパイクを何回も起こし、組織に脂肪を蓄えすぎてしまう。しかもそれらを消費するシステムを使えなくなることが原因なのです。

要するに、日に何度も糖質を過剰に食べることは、繰り返さない方が無難ですね、というお話です。

（8）ブレンナーとケニヨン

2倍の寿命を持つ線虫

1993年、衝撃的な論文が『ネイチャー』に発表されました。このおかげで老化研究の世界は、1993年以前と1993年以後では、全く様相が異なるものとなりました。それは線虫の寿命についての研究だったのですが、それまで線虫の研究がヒトの老化研究に影響を与えたことなんてなかったのですから、いかにその研究のインパクトが大きかったかがわ

図50　Daf2変異体は寿命が倍になる（線虫）

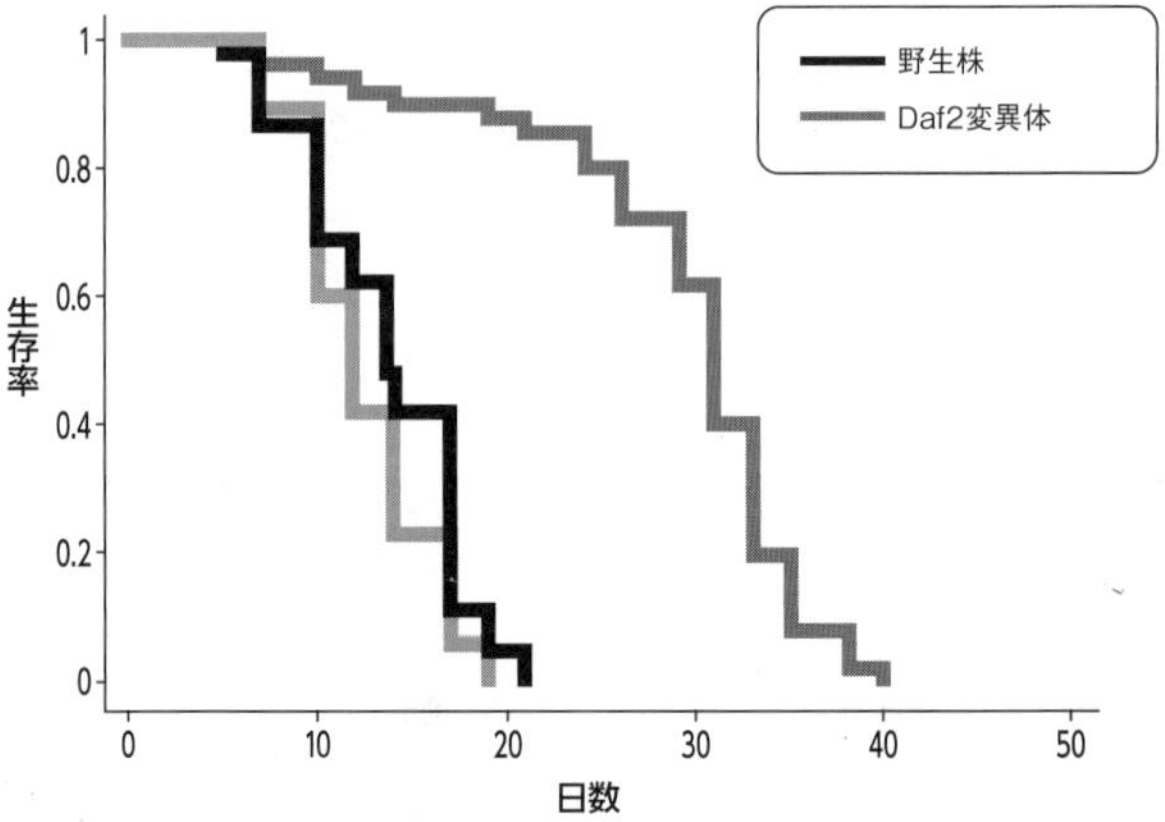

（参考文献*21）

かります。またこの論文は、それまでのインスリンの常識の変更を要求するものでしたから、糖尿病研究にも大きな影響を与えることになりましたが、それはのちほど。

まずは、論文の要旨から抜粋して、そのエッセンスを述べます。

「Ｄａｆ２変異体が野生株の２倍の寿命を持つことを発見した（**図50**）（＊21）。（中略）Ｄａｆ２の研究は寿命を延ばす機構を理解する入口となる」

老化に関する論文を少しでも見たことがある人なら誰でもわかることですが、「寿命を延ばす」といっても、かろうじて有意差が取

図51　老化研究を変えた二人

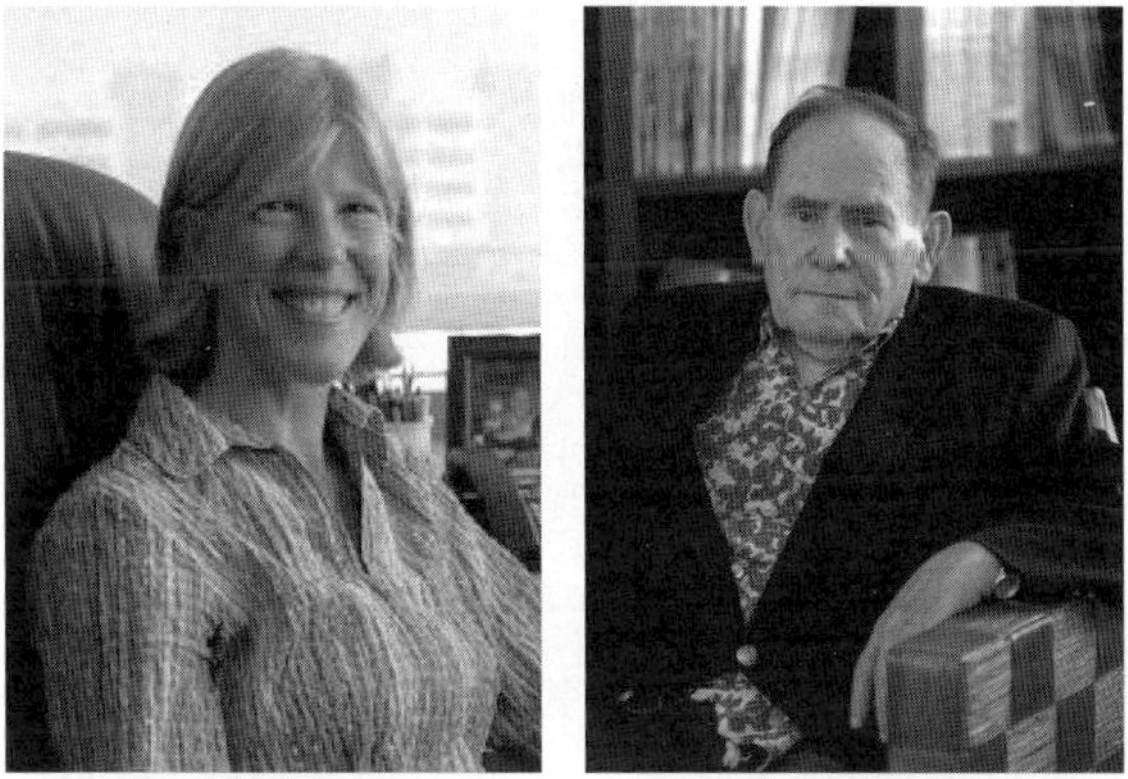

Cynthia Kenyon
（シンシア・ケニヨン）
アメリカ合衆国

Sydney Brenner
（シドニー・ブレンナー）
南アフリカ共和国

れる程度というのが普通なのです。30%も増加したら素晴らしい効果です。ですので「寿命が2倍になっているのだから、何か特別なことが起こっている」というのは、実際に実験に関わったケニヨン自身が強い興奮を感じながら思ったことでしょう。先の一文は、このような「興奮」が感じ取れる表現です。

　実際にこれ以降の老化研究は、Ｄａｆ２という分子を中心に回転することになるのですから、スゴイですね。この線虫を用いた実験結果は多くの研究室で追試され、その後多くの研究者がこの分野に参入し、大きなグループを形成するに至りました。私の予想ですが、ケニヨンは10年以内にノーベル生理学・医学賞を受賞すると思います（**図51**）。

ブレンナーが注目した線虫という実験動物

線虫は、寿命の研究に使われる１ミリ程度の小さな動物です。近縁種に寄生虫として有名なものもいますが、分子生物学の研究室で用いられているのは土壌中で独立生活している種で、寄生虫ではありません。

その線虫がシドニー・ブレンナーという有名な分子生物学者によって実験動物として用いられるようになったのは、１９６０年代以降です。ブレンナーは、１９５０年代の分子生物学の黎明《れいめい》期に、ノーベル賞級の仕事をいくつもした人ですが、１９６０年頃にすでに「大腸菌の分子生物学の重要な仕事は全て終わった」としてその分野を去ったのです。当時の研究者のほとんどは、彼のこの研究テーマの変更を理解しなかったはずです。

日本の状況はというと、１９６０年頃から分子生物学の洗礼をやっと受け始めたところでした。この時期にすでに「原核生物の分子生物学は終わった」と断言しているとは、大変な先見性です。ブレンナーは「次は多細胞生物の発生機構を分子生物学的に解明することだ」として、線虫を実験動物として取り入れ、線虫の発生学の研究を創始したのです。線虫の研究は、全てブレンナーの頭の中から始まった研究ともいえます。

線虫は、飼うのは大変に容易です。培養細胞を飼う時のように「滅菌」という操作は要りませんし、エサとして大腸菌をやればどんどん増えるというのですから、簡単です。

形態の観察も容易です。1ミリ程度の動物で、体の中が全て透き通っていて、臓器が顕微鏡で見えるというのは、発生学では貴重な特質です。さらに体の構造が単純で、細胞が1000個ほどしかなく、細胞分化の系列（すなわちどの細胞がどの細胞に分化するのかということ）がすぐに明らかにされました。

こうして線虫の分野から大きな成果がいくつも生まれましたが、その最たるものが、「細胞死」の研究成果です。「器官発生とプログラム細胞死の遺伝制御に関する発見」という主題で、2002年にノーベル生理学・医学賞が、ブレンナー、ホルビッツ、サルストンに授与されました。これにより、ブレンナーが信念に基づいておこなった（実績ある科学者としては大変まれなことであった）1960年頃の「研究テーマの変更」を、ノーベル賞委員会が認めたことになったのです。

余談ですが、科学者にとって研究テーマの変更というのは、とても勇気の要ることです。友達（研究仲間）がいなくなったり、財布（研究費）が空っぽになったりするのですから。

変異体の研究から生物の機構を探る——逆遺伝学

線虫にはもう一つ素晴らしい性質があります。それは寿命が2週間程度しかないという事実です。ですから、寿命の研究には最適の多細胞生物なのです。

たとえばマウスの寿命は2年もあるのですから、1回寿命の実験をしただけで、3年くらいの時間が経過します。これに対して線虫は、1回の実験が1カ月以内で終わります。線虫は長寿（寿命を延ばす）の研究には最適といえるのです。そのためもあって、1980年代の終わりから続々と研究成果が現れました。

このような分野においてよく使われる手法として、逆遺伝学（リバースジェネティクス）という方法論があります。そして、逆遺伝学があるということは、順遺伝学というものもあるということになります。順遺伝学はメンデルが用いた方法です。

順遺伝学：遺伝子を想定し、そこから形質の発現様式を探ります。

逆遺伝学：変異形質を持つ系統を研究し、変異を生み出す遺伝子を同定して生物の機構を探ります。

出芽酵母、分裂酵母、ショウジョウバエ、線虫は、主に逆遺伝学が用いられます。これらの分野では、変異形質を持つ系統を同定することから全てが始まります。

酵母ではリーランド・ハートウエル（細胞周期の変異体）、ハエにおいてはエドワード・ルイス（体節形成の変異体）、線虫においてはシドニー・ブレンナー（プログラム細胞死の変異体）が有名です。彼らはこれらの分野の創始者ですが、同時に多くの変異株を同定しています。それを使ってその後継者たちが次々に大きな研究をしていったのです。いずれもノーベル生理学・医学賞の受賞対象になっています。

さらに線虫においては、寿命の変異形質を持つ系統（変異体）の研究が新たに始まりました。長寿や短命になる変異体として、主に２つのグループに分けることができます。

長寿変異：長寿になる変異体（たとえば寿命が２倍になる）
短命変異：短命になる変異体（たとえば寿命が半分になる）

この２種類が存在することになります。

短命遺伝子と長寿遺伝子

では、長寿変異というのはどのようなものなのでしょうか？　ある遺伝子が変異（機能を喪失）したために長寿になったのですから、この遺伝子は、もともと線虫を短命にする機能を持つ遺伝子だということです。また逆に短命変異の場合は、もともとは長寿にする機能を持つ遺伝子だということになります。これらは大切な事項になります。

Daf2（ダフツーと呼びます）**変異**＝「寿命が2倍になる長寿変異」
Daf16（ダフ16と呼びます）**変異**＝「寿命が半分になる短命変異」

が最も有名な変異体の2つですが、そうすると、これらの遺伝子のもともとの機能は、以下であると言い換えられます（**図52**）（＊21）。

・Ｄａｆ２遺伝子は短命遺伝子である。
・Ｄａｆ16遺伝子は長寿遺伝子である。

図52　インスリン学説

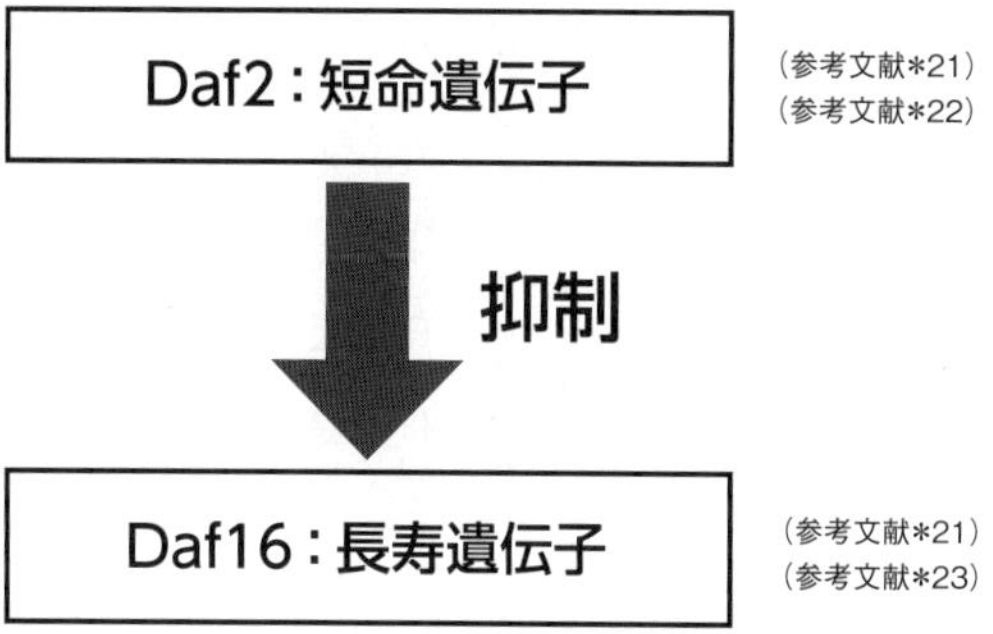

つまり、線虫の寿命はＤａｆ２で短くなり、Ｄａｆ16で長くなるということがわかります。このような基本的な遺伝学の情報（多くの変異体に関する研究成果の集積）が、一部の研究室（例えばケニヨンの研究室）に集中したのが１９９０年頃の状況です。

こうして遺伝学的にかなりのことがわかってきました。この２つの遺伝子は、一つのシグナル伝達経路の構成員であり、相互に強い影響を与えることも解明されました。よって、遺伝学的にわかったことは、**図52**のような事実です。

短命遺伝子Ｄａｆ２が機能している野生株では、長寿遺伝子Ｄａｆ16の機能が抑制され、寿命が２週間しかありません。短命遺伝子Ｄａｆ２が機能していないＤａｆ２変異体では、長寿遺伝子Ｄａｆ16が機能するので、寿命が４週間もあります。

これを発見したのが、１９８０年代にブレンナーの研究室で線虫の寿命を共に研究し、１９９０年には独立した研究室を持っていた、新進の女性研究者であるシンシア・ケニヨンだったのです（図51）。１９９３年にケニヨンの論文が現れる前の老化研究と、現れた後の老化研究は全く変わったものになりました。ケニヨンの『ネイチャー』の論文（１９９３年）（図52）（＊21）を境にして、『ネイチャー』『サイエンス』『セル』などに、数多くの科学者による寿命の研究に関する論文が次々に現れることになります。

そしてその頃から老化研究は、「インスリン学説」を中心に回ることになります。

１９９０年の初めの頃には、この分野の先端的な研究者は誰もが、「次に解決すべき問題」として以下の２つを共有していたに違いありません。

1. Ｄａｆ２遺伝子はヒトにとっての何なのか？
2. Ｄａｆ16遺伝子はヒトにとっての何なのか？

ということです。

（9）インスリン学説の誕生

短命遺伝子はインスリン受容体と相同だという示唆

１９９３年のケニヨンの論文はじつに衝撃的なものでした（＊21）。「**短命遺伝子Ｄａｆ２はインスリン受容体をコードしている**」こと（線虫のＤａｆ２は哺乳類のインスリン受容体と相同であるということ）をも示唆していたからです。

この報告を受けて、世界中でＤａｆ２遺伝子のクローニング競争が起こり、最終的に１９９７年にマサチューセッツ総合病院のギャリー・ラフカンの研究室が一番乗りを果たし、これを実証しました（**図52**）（＊22）。

さあいよいよ「インスリン学説」に触れていきます。ただし、あくまで未だ「学説」ですので、そこだけは承知の上で読んでいただけるようお願いしておきたいですし、私がこう考えるということではなく、「学説」の紹介として書きますので、誤解なきよう願っています。それだけインスリンは、科学でも医学でも微妙な立場にある物質なのです。

ケニヨンおよびラフカンによる実験結果（**図52**）（＊21）（＊22）を素直に解釈し、一般化すると、以下のことがいえます。

1．インスリンは老化ホルモンである（のではないか）。

2．老化を抑制するにはインスリンを抑制しなければならない（のではないか）。

これを「インスリン学説」と呼びます。現在でも、老化研究はこの学説を中心に回っています。インスリン学説によれば、インスリンは、生物が寿命を計測する分子時計みたいなものです。インスリンを使えば使うほど生物は老化し、老化をゆっくりとしたものにしたいのなら、インスリンの使用を少しずつおこなうのがよいというのです。

このように、インスリンスパイクをできる限り避けるべきだと考える科学者が多数います。特に敏感に反応したのは、糖質制限を推進していた人たちです。１９７０年代から80年代にアメリカで流行したアトキンスダイエットは、その後、一時下火になっていましたが、２０００年頃から再度パワーを得て、「糖質制限学派」としてアメリカから世界に広がり始めました。

この学派の拡散が２０００年頃から始まったのは偶然ではありません。背景には、この

「インスリン学説」があったのです。すなわち、インスリンスパイクを起こすものはブドウ糖スパイクであり、これを抑えることが老化を抑制することの中心課題だという考えです。

日本でも一部の臨床家を旗手として糖質制限が紹介され、糖尿病治療に応用され始めたのは２０００年代初頭の頃からです。これらの人々の理論的な背景として、「インスリン学説」があったものと思われます。

長寿遺伝子FOXO3はケトン体合成にも関与する

ところで、インスリン学説にはまだ足らないパーツがありました。それは長寿遺伝子Ｄａｆ16とは何なのかという問題です。これについても、１９９７年にラフカンの研究室から報告されました（図52）（＊23）。これは哺乳類においてすでに長寿因子として候補に挙がっていたＦＯＸＯ３（フォクソスリーと呼びます）という転写因子だったのです。

転写因子とは、ＤＮＡに結合して、ＤＮＡからＲＮＡへの転写を促進したり、抑制したりする一群のタンパク質です。ＦＯＸＯ３が活性化すると、様々な健康効果に関与するタンパク質が誘導されることが、すでにマウスで数多く報告されていました。この背景から、ＦＯＸＯ３／Ｄａｆ16（フォクソスリーとダフ16）が、哺乳類と線虫において、どちらもそれぞれ長寿遺伝子であることが、マウスを用いた老化研究をおこなっていた人々にすみやかに受け容れられたのです（＊78）。

たとえば、ケトン体を合成するのに必要な酵素ＨＭＧＣＳ２の転写は、ＦＯＸＯ３で顕著に活性化します。

また逆にＦＯＸＯ３はインスリンのシグナル伝達経路が活性化すると、リン酸化され、核にとどまれなくなります。これによりＦＯＸＯ３は抑制され、結果的に健康効果を誘導できなくなります。同様に、ケトン体を合成する酵素ＨＭＧＣＳ２は、インスリンスパイクがあると急激に抑制されます（＊79）。

これらの解明が進んだのはＦＯＸＯ３がＤａｆ16であることがわかってすぐのことです。

要するに（ここまで述べたかったことをまとめてみますと）、インスリンの受容体は、長寿遺伝子ＦＯＸＯ３を抑制します。よってインスリンスパイクを頻繁に起こす条件下では、老化を促進してしまうことになります。ですから、インスリンスパイクをできるだけ起こさない食生活こそが、老化を遅らせる鍵となり得ます。

もっと簡単に話してみましょう、糖質を過剰に摂る食習慣は、日々の生活の中でインスリンスパイクを多発するので、老化の原因となり得ます。ですから糖質の取りすぎをできるだけ抑える努力をすることが、いつまでも若々しく健康でいるためには大切なのです。

長々と説明しましたが、結局のところ、このような単純明快な話なのです。

（10）ヒトでのインスリン学説の妥当性の検証

百歳長寿の人はインスリンやインスリン様成長因子の血中濃度が低い

と、ここでこの章を終わるつもりでしたが、あと少しだけ付け足します（研究者／科学者としての意地があるのです）。

インスリン学説においては、

「線虫のＤａｆ２」＝「哺乳類のＩＧＦ‐１受容体」


である、という意見が多くの支持を得ています。

ＩＧＦ‐１受容体とは、インスリン受容体の兄弟のような存在です。ですから、「老化の原因はインスリンである」というのは正しいようで正しくないかもしれない、ということになります。

線虫においてＤａｆ２変異体をもとに提唱された老化学説は「インスリン学説」だといってきましたが、線虫やハエではインスリンに類するホルモンは一つしかなかったので、「インスリン学説」と言って何の問題もありませんでした。

しかし哺乳類は少し複雑なのです。何せ線虫やハエよりゲノムのサイズが大きく、大事な遺伝子は重複されている場合がほとんどです。インスリンも大事なホルモンなので、遺伝子が重複しているのです。すなわち、

・インスリン
・インスリン様成長因子１（ＩＧＦ‐１）
・インスリン様成長因子２（ＩＧＦ‐２）

と３つも遺伝子があります。線虫の「インスリン学説」は、哺乳類ではこの３つのうちどれに相当するのかという議論は、ケニヨンが「インスリン学説」を初めて提起した１９９３年から巻き起こっていたのです。

表8　IGF-1だけが百歳長寿の子孫で有意差がある

	対照群	百歳長寿	百歳長寿の子孫
IGF-1 (nmol/L)	17	9.3*	14.4**
IGF-2 (nmol/L)	114	72*	134
インスリン (nmol/L)	0.074	0.039*	0.071

比較１：対照群 vs 百歳長寿（＊有意差あり）
比較２：対照群 vs 百歳長寿の子孫（＊＊有意差あり）

（参考文献＊37, ＊38）

結論からいえば、

「線虫のDaf2」
＝「哺乳類のIGF-1受容体」である

という意見が多くの支持を得ています。

IGF-1がヒトの老化の本体ではないかという可能性を示唆する契機となったのは、2008年にBrugtsらが発表した**表8**の実験結果だと思います。ヒトの老化の研究の最終的な結論は、ヒトでのエビデンスが必要ということだと思います。ヒトの老化研究には、実際に長寿の方々から教えを乞うという謙虚な態度が必要なのだと思います。

論文の著者らは、百歳長寿、その子孫、お

よび対照群の人々の詳細かつ広範な血液検査をおこないました。この試験は、百歳長寿であるための「遺伝されうる長寿形質」を求めるためのものです。対照群と百歳長寿の間で比較（**表8**の比較１）して有意に低下していれば、それが長寿形質と関係があることが示唆されます。

数多くの血液指標の中で、百歳長寿の人々はインスリン、ＩＧＦ－１、およびＩＧＦ－２の血中濃度が対照群より有意に低いことがわかりました。

百歳長寿の子孫では、ＩＧＦ－１だけが低い

疫学的にはこれで十分かもしれませんが、遺伝学的にはまだ十分ではありません。

長寿形質は百歳長寿の子孫にも遺伝しているはずです。

対照群と百歳長寿の子孫との比較（**表8**の比較２）においても有意差があることが必要です。比較２において、インスリン、ＩＧＦ－１、およびＩＧＦ－２の中で有意に低下していたのはＩＧＦ－１だけだったのです。これは、

ＩＧＦ－１が低く抑えられることが健康長寿には必要かもしれない

ということを示唆します。まとめると、線虫のＤａｆ２に相当するものは、哺乳類ではＩＧＦ‐１受容体である可能性が高いということになります。インスリンばかり悪者にするのは少し違うということがいえるのです。ですから、「老化の原因はインスリンである」というのは正しいようで正しくないかもしれない、と述べたのです。むしろ、

老化の原因はＩＧＦ‐１である

と言ったほうが、より真実に近いかもしれないということです（ただ、この辺りに関しては多くの意見があります）。大部分の研究者は、老化についての「インスリン学説」について哺乳類も含めて議論をする時は、**「インスリン／ＩＧＦ‐１」**と表記するのが普通です。

このように、哺乳類において、どれが老化ホルモンかという議論は、まだクリアカットに言える状況にないことを申し添えます。ただＩＧＦ‐１が老化ホルモンとして機能し得ることは確実なようですので、このことに則って今後、老化についての研究がスピードを増して進んでいくのではないでしょうか。

第5章　健康長寿を達成するための脳エネルギーシステム

元気で長生きした人々の調査からわかること

長寿について考える際には、実際に健康長寿である人々の食生活の調査や血液検査などから、どのようにしたら長寿になれるのかという研究の方向も重要です。疫学調査といいますが、こちらはとても重要です。脳の構造を見ればわかるように、ヒトと、今までの章で登場してきた線虫やマウスといったモデル動物では、システムが多少異なりますので、動物の寿命研究だけではわからないことがたくさんあるからです。

そこで、実際に元気で長生きした人々の話と、残念ながら老化を早めて短命に終わるタイプの人々の話などを交えながら、脳と腸の関わりや血管と長寿などを検討します。その中で、ヒトの老化を抑制するにはどうするべきかを考えてみましょう。

おそらく皆さんの多くが一番興味を持って読まれる章ではないかと思いますので、私の方も力が入ります（ストレッチなどをしてほぐしながら進みましょう）。

（1）ブルーゾーンの研究から

健康長寿の地域の食事の共通点

世界中の１００歳以上の健康長寿の人の割合が多い地域「ブルーゾーン」を研究した、ダン・ベットナー氏の報告では、

① イタリア・サルディーニャ
② 日本・沖縄
③ コスタリカ・ニコヤ半島
④ ギリシャ・イカリア島

のすべてにおいて、基本は菜食で、肉食は少量です（＊98）。この報告は、ケトン体を増加させようとするがために「糖質を極度に制限して、その分、過度の肉食をすること」は、か

えって寿命を短縮させる可能性もあることを示しています。
まず、動物性タンパク質を多くすることのメリットは、次の3点です。

1. 糖質が過剰になるのを防げる。
2. 小麦（グルテン）を減らせるため、グルテン不耐性になりにくい。
3. 必須アミノ酸（リジンやメチオニンやトリプトファンなど）を多く摂取できる。

タンパク質の摂取先を動物性タンパク質に求めることは悪くはないと思います。しかしながら、これを摂りすぎることは、ここに挙げた3つのメリットを打ち消すだけのマイナスの作用があるといわれます。実際に長寿村の老人たちは、肉食を基本にせず菜食を基本にし、たまに食べる程度なのです。

（2）動物性タンパク質

メチオニンの摂りすぎも、極端な菜食主義も良くない

欧米では心筋梗塞で亡くなる人が多く、経験的に原因が動物性タンパク質の摂りすぎにあるとする考え方は、20世紀の初めから存在していました。そこで70年ほど前から、どのアミノ酸が心筋梗塞の原因なのかという研究がおこなわれ、動物性タンパク質の中に多く含まれるメチオニンであることが突き止められました。

メチオニンを摂取しすぎると、毒性アミノ酸であるホモシステインができることが知られています。ホモシステインは、メチオニンの血中濃度が増加するほど濃度が増加し、特に心筋梗塞の原因ではないかといわれているものです。したがって動物性タンパク質を過剰に摂取するのは、短期的には良い効果があるかもしれませんが、長期的にはホモシステインが増加して心筋梗塞のリスクを増加させることになりかねません。

まだ動物実験の段階ではありますが、餌中のメチオニンを制限すると（メチオニン制限食）、線虫やハエなどでは、有意に寿命が延長されます。これらの背景から、メチオニンを老化の中心におく考えを「メチオニン学説」といいます。

２０１８年に、哺乳類であるマウスにおいても、メチオニン制限食を供与すると寿命が延長されることがわかりました（**図53**）。ただ、メチオニン制限食がヒトの寿命延長を誘導するかどうかについてはまだ検証されておりませんので、早々に単純化した結論は述べるべき

図53　メチオニン制限食で寿命が延長する（マウス）

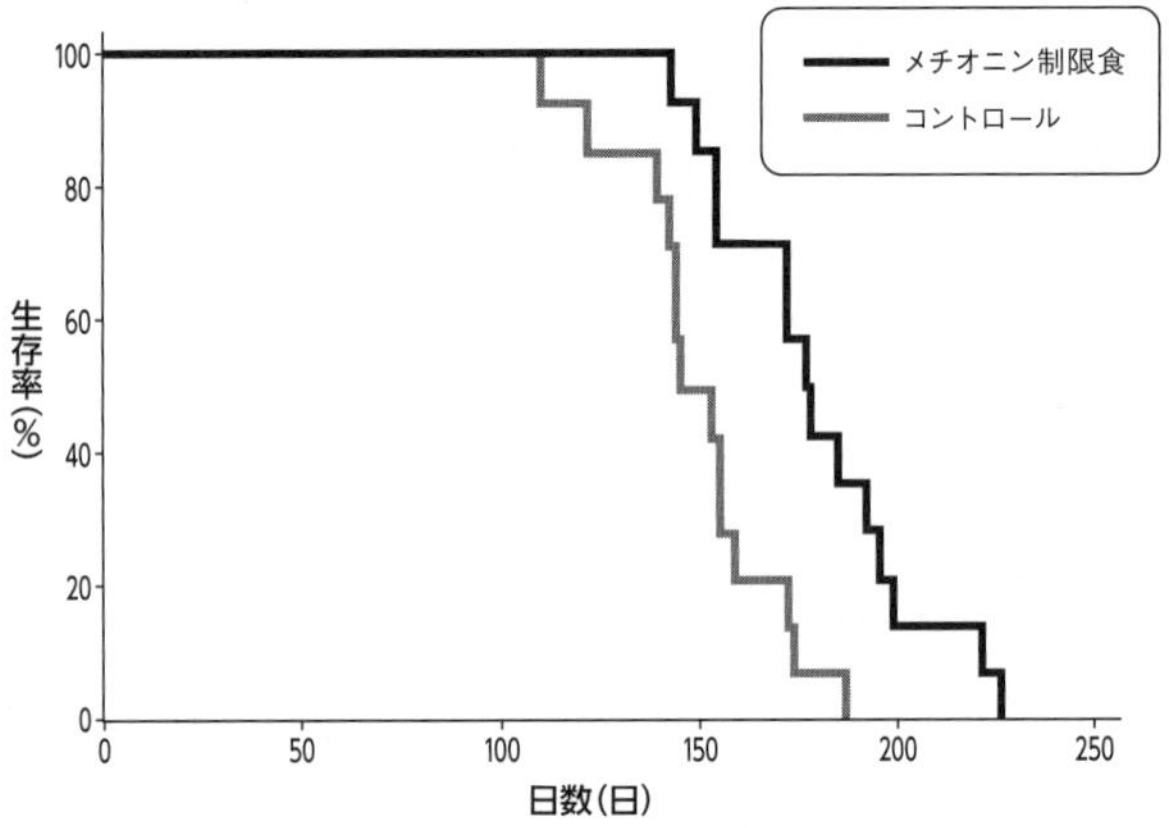

（参考文献＊24）

ではないと考えます。

しかし少なくとも、メチオニンを摂取しすぎると弊害があるのは明白と思われます。そのようなわけで私は、無制限に動物性タンパク質を増やすのには賛成ではありません（＊80）（＊81）。

しかしながら、逆に動物性タンパク質を減らしすぎるわけにもいきません。すなわち徹底した菜食主義もまた、大きな弊害があるのです。それは必須アミノ酸であるトリプトファンが不足するからです。

トリプトファンは「幸福物質」セロトニンの前駆体であり、セロトニンの不足は「うつ」の原因であることが知られ、実際に菜食主義者においては、うつの割合が有意に高いことが知られています。

要するに、動物性タンパク質を摂ることは必要だと思いますが、これをどの程度食べるべきかの問題でしょう。私は定量的なデータを持ち合わせていませんが、動物性タンパク質に関して考えるべき指標は2つだと思います。

1．メチオニンを摂りすぎないこと（＊82）（＊83）

2．トリプトファンを減らしすぎないこと（＊84）（＊85）

この2つを同時に満たす食生活の知恵は、ダン・ベットナー氏の『ブルーゾーン』（ディスカヴァー・トゥエンティワン）（＊98）や近藤正《しょう》二《じ》氏の『日本の長寿村・短命村』（サンロード出版）（＊99）の2つの書物の中にあると思います。両極（肉食と菜食）のどちらかに偏った意見ではないからです。

動物性タンパク質に多いメチオニンを増やすわけにもいかないし、トリプトファンを減らしすぎるわけにもいかないということで、食に関しては明らかに「極端に走る」のは弊害が多いということです。

セロトニン学説と、脳腸相関——精神活動は腸内環境の影響を強く受ける

セロトニンを「脳が幸福と感じる」ことの中心におく考えを「セロトニン学説」といいます。この学説は、哺乳類にとって、そして特に大きな脳を持つヒトにとって重要な課題です。線虫やハエでは計測できないものと考えられます。ヒトの中でセロトニンがどれだけ作用を及ぼし、ヒトが「幸福であること」にいかに関わっているのかを解明する意義は、とても大きなものでしょう。

心のバランスを整えてくれるセロトニンが脳内で毎日正常に機能する生活に対して、セロトニンが恒常的に機能せず、バランスを取りにくくなった状態を「うつ」と定義できます。麻薬に指定されているＬＳＤは、このセロトニンの受容体を不可逆的に活性化し、強い幻覚作用を及ぼします（錯乱による死亡事故さえ引き起こします）。

これはセロトニンが脳にいかに決定的な役割を持つかを示唆する事実です。心のバランスのみならず、痛みの感じ方や顔の表情など、体のあり方にも影響するのです。

また最新の研究成果によれば、「セロトニン」と「食生活」には強い結びつきがあることがわかっています。これは「脳腸相関」と呼ばれます（**図54**）（＊25）。

図54　脳腸相関

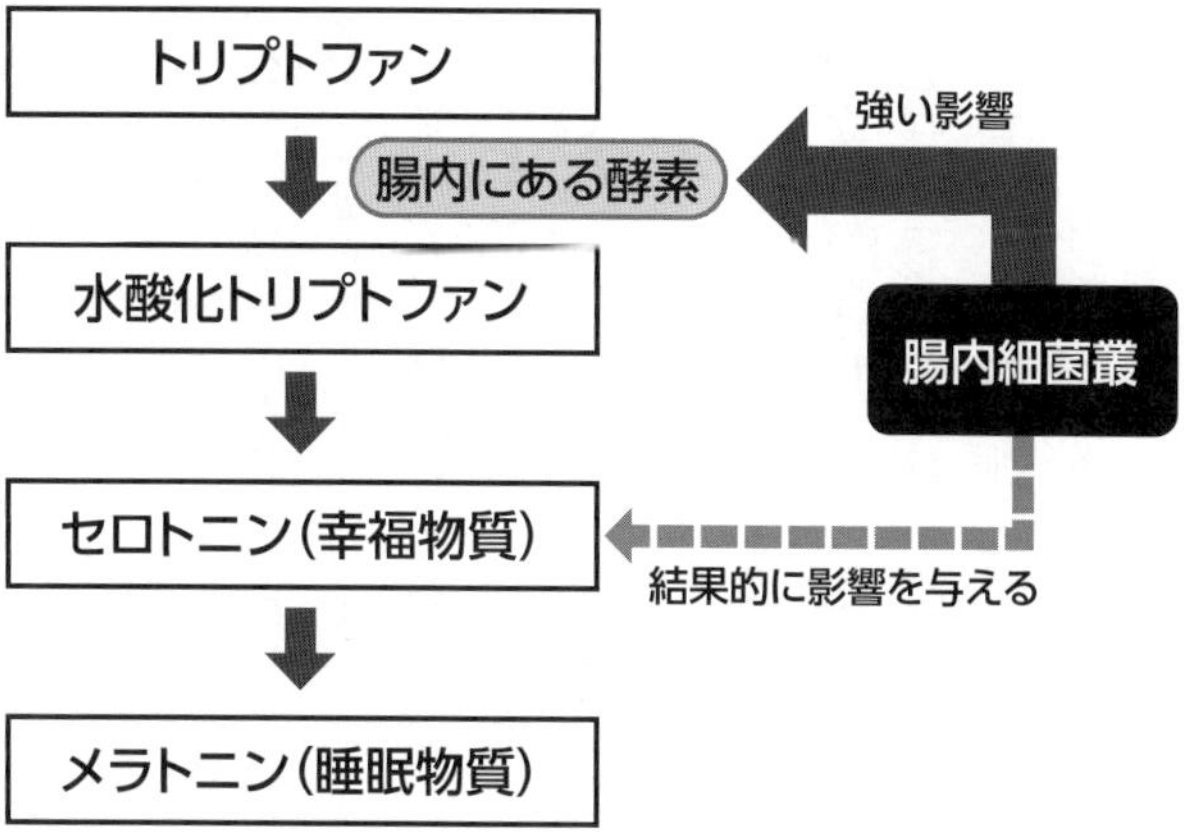

（参考文献*25）

「うつ」の大きな原因の一つに「脳腸相関」の崩壊があります。脳腸相関が崩壊すれば、「うつ」になる可能性は限りなく跳ね上がります。ジャンクフードだけを食べている人がうつ病になりやすいのは、これが原因である可能性が高いです（ということは「食生活の改善がうつからの回復に役立つかもしれない」ということになるのではないでしょうか）。

腸（腸内細菌）と脳（精神活動）は、密接な関係（脳腸相関）があることがわかっています。すなわち腸内細菌叢が良いと、幸せな人生を送るチャンスが多く、腸内細菌叢が悪いと、幸せな人生を送るチャンスが減るともいえます。

逆に、自分が幸せであると感じている人は、腸内細菌叢も良質で、そうではない人は腸内細菌叢の質が悪い、という関係がありえると思われます。

セロトニンはトリプトファンから合成が始まりますが、トリプトファンはタンパク質から酵素で分解されて生成され、そのあと消化管上皮細胞にある酵素で水酸化され、水酸化トリプトファンに変化します。このようにして水酸化トリプトファンの90％程度が腸管内で生成されていますから、ほとんど腸管に依存しているといえます。腸管の上皮にトリプトファンを水酸化する酵素があるので、腸内環境の影響を強く受けることになるのです。マウスでの実験結果では、良い腸内細菌叢を移植すると、うつの症状が減少したという研究報告があります。

水酸化トリプトファンは、腸管上皮から吸収されて血流に乗って血液脳関門へと送られますが、何とその狭き門を自由に通過できます。そして脳に到達することができます。さらに脳内でセロトニンに変化し、様々に働き出すという仕組みです。

さらにセロトニンは、神経細胞の中でメラトニンに変化させせられ、睡眠物質としても機能します。セロトニンは日中に高く、またメラトニンは夜に高いことが知られていますが、この2つのホルモンによって、昼は行動的であり、夜は休息するというリズムが成り立っています。よって、セロトニン（幸せ物質）とメラトニン（睡眠物質）の日内リズムを守ることが、より良い人生の基本といえそうです（「セロトニン学説」が今後どのように展開していくか、とても楽しみなところです）。

（3）健康長寿の老人たち

良い腸内細菌叢はセロトニンを増やし、ケトン体はセロトニンを活性化する

　京都府立医科大学・内藤裕二氏は興味深い報告をおこなっています。京丹後（健康長寿者が多い）と京都市内（対象群）の老人の腸内細菌叢を比較して、京丹後の老人たちは有意に酪酸菌の数（ラクノスピラ属とロゼブリア属）が多いことを報告しています（＊86）。

　酪酸菌優位な腸内環境は、酢酸、プロピオン酸や酪酸などの短鎖脂肪酸が多く、腸管のパイエル板において調節性T細胞を増加させます。これによって全身の慢性炎症を抑制することが知られています。またトリプトファンの水酸化も促進することが報告されていますから、セロトニンが増えているとも考えられます。

　長寿村の住人たちが、自分から進んで楽しみながら農作業をしているのは、あるいは偶然

ではないのです。良い腸内細菌と良い腸内環境に原因があるかもしれません。住人たちの中で理想的な「脳腸相関」が実現しているのかもしれないと考えることも可能ではないでしょうか（＊87）。

セロトニンの受容体を持つニューロンは、前頭葉に集積し、人間の情緒に強い影響を与えるとされます。このニューロンは、形態的にも他のニューロンとは異なりひときわ大きく、他の多くのニューロンから大量の入力を受け付けています。（この本をここまで読んでこられた読者なら察しがつくと思いますが）このひときわ大きなニューロンは、自分の仕事をこなすために並外れたエネルギーを要求し、その分、いざエネルギーが不足すれば、早々に立ちゆかなくなります。

（そしてこの先、私が何を言うかすでにおわかりかと思いますが）セロトニンがしっかりと脳で機能するためには、じつはこの本に何度も登場したケトン体シャトルが必要なのです。肝臓でのケトン体合成はもっと有効でしょう。要は、できるだけエネルギーを絶やさず送り続けることが、この大きなニューロンにとっては大変に重要なことなのです。

この前頭葉のニューロンをフルパワーで稼働できれば、セロトニンの機能は最大限に活性化されるでしょう。前向きな気持ちを維持することも可能になるかもしれませんし、メラトニンが増えるために、良い睡眠を得ることも可能でしょう。

　ではここで、いったんまとめてみましょう。肉食は必要ですが、ほどほどに。菜食もそればかりでは問題があります。腸内環境を整えることで、セロトニンを増やしましょう。ケトン体濃度を上げることも有効です。要するに、食生活についてまじめに考えてみることがいかに大事かということです。

大切なのは、セロトニンを継続的に働かせる「中庸の生活」

　さらにいえば「健康長寿」を達成するためには、セロトニンをフルパワーで稼働させる必要はなく、むしろ必要なのは、持続的に比較的高い活動状態を維持することです。この状態は、ブルーゾーンの老人たちが共通して、人生に喜びを感じつつ、肉体労働を楽しんでいる姿を生み出しているのに違いありません。彼らの食事から推察するに、ケトン体濃度はせいぜい０・２〜０・５mM程度でしょう。これは、セロトニンをフルパワーにするには程遠いものの、高い活動状態を維持するのに十分な濃度だと私は考えます。

　しかもニューポート氏が『アルツハイマー病が劇的に改善した！』という書籍で紹介したところの、夫のスティーブさんの認知能力の回復を可能にしたのは、この範囲のケトン体濃度です。この程度の増加で、少なくとも認知能力の回復には十分な量であると推察できます。**第３章**でケトン体の受容体として挙げたＨＣＡＲ２は、この濃度域で有意な活性化を誘導するのですから。

「百歳長寿のシステム」。健康長寿を実現するために自らケトン体やセロトニンを増やすためのエネルギー強化方法を、こう呼んでみました。その何より素晴らしいところは、生きている間ずっと継続できることにあります。脳におけるエネルギー需要の10％以下をケトン体でまかなうにすぎませんが、これぐらいのレベルの「**ブドウ糖とケトン体のハイブリッド**」が、多くの人が目指すべきところなのだろうと筆者は考えます。

先にも挙げた、日本の長寿村研究の先達とされる近藤正二氏によれば、健康長寿の基本は「粗食・重労働」が基本です。１００歳以上の健康な老人も肉体労働をし、驚くほど粗食です。彼らも精製糖質や過度の肉を食しておらず、菜食が中心です。

このような食生活ではケトン体濃度はわずかしか増加しません。結局のところ健康長寿のための解答は、ケトン体を排除するとかケトン体を５mMまで増加させるとかいうことではないということなのでしょう。中庸の生活、すなわち、セロトニンを継続的に働かせる脳の状態にあるのではと筆者は考えます。そのためには、ケトン体濃度０・２～０・５mMという、容易に実現可能なレベルを維持することが大事なのです。

無理をせずに継続でき、肉食ばかり・菜食ばかりに片寄らず、（アレルギーなどの問題がなければですが）好きなものを取り入れた食生活を実践すべきでしょう。

（４）老化は血管から

百歳長寿の子孫の特徴とは――「人は血管とともに老いる」

健康長寿の秘訣を知るために、百歳長寿者の子孫と対照群とが比較されました。これは、百歳長寿者が遺伝的に持つ資質のうち、どのようなものが子孫に受けつがれている可能性があるかを疫学的に検定するためです。

これによると、多くの疾患（脳梗塞、不整脈、高コレステロール血症、糖尿病、認知症、がん、骨粗しょう症、および変形性関節症）において、百歳長寿者の子孫は罹患している人が、少ない傾向があるものの、統計的には有意差はなかったのです（**表９**）（＊37）（＊38）。ただ２つ、高血圧と不整脈への罹患率を除いては、です。

これは何を意味するのでしょう？　高血圧と不整脈という疾患の共通点は、「血管の柔軟

表9　百歳長寿者の子孫は高血圧と不整脈の罹患率が少ない

疾患	対照群の子孫（%）	百最長寿の子孫（%）
心筋梗塞	11	6
脳梗塞	6	2
高血圧	63	37（有意差有）
不整脈	23	10（有意差有）
高コレステロール血漿	47	40
糖尿病	10	10
認知症	1.3	0.5
ガン	20	11
骨粗しょう症	26	19
変形性関節症	56	44

（参考文献＊37, ＊38）

性」の消失という点にあるということは、注目すべきことでしょう。すなわち、高血圧と不整脈という疾患は「血管の老化」を示すということです。

この比較は、百歳長寿の人と対照群との比較ではなく、「百歳長寿の子孫」と対照群の比較であることにも注意する必要があるでしょう。すなわち、百歳長寿の人が共通して持つ遺伝的な資質の中で、「血管の柔軟性」が子孫に受け継がれている可能性があります。末梢の小血管の弾性繊維がしなやかさを失って硬くなると、心臓は強く拍動して、血液を強く押し出す必要にせまられ、血圧が高くなるのです。

そういえば100年前に、有名な内科医ウ

イリアム・オスラーが残した名言を思い出しました。「人は血管とともに老いる」という言葉です。この言葉の意味するところはこうです。ヒトの老化する速度は、血管の老化によって律速される。血管が早く老化すればヒトは早く老化する。また血管がゆっくりと老化すればヒトはゆっくりと老化するということです。

考えてみてください。日本人の死因の過半数は臓器がダウンしたためではありません。血管系がダウンしたためなのです。脳卒中、心不全、および腎不全はほとんどがそうなのです。

結局何を言いたかったのかということですが、「百歳長寿を目指すのなら、血管を良好に維持するべし」ということになります。次にさっそく、そのための秘策を見ていきましょう。

（5）日本の短命村・長寿村

老人たちとの会話からたどり着いた結論

先にも少し触れましたが、東北大学名誉教授・近藤正二氏の書かれた『日本の長寿村・短命村』という書籍をご存じの方もいると思います（＊99）。私はこの書籍を6年ほど前に知り、手元に置いています。アンチエイジングに関する書籍でこの本を超えるものはなかった、と断言できます。それほど素晴らしく結論がまとめられています。現在提起されている老化学説「インスリン学説」「メチオニン学説」「セロトニン学説」と同じ結論に、70年以上前に独自のフィールドワークでたどり着いているのは驚異的としかいいようがありません。

正式な書名は『緑色野菜・海藻・大豆の食習慣が決める 日本の長寿村・短命村』となっています。筆者はこの本を何回と読みましたが、近藤氏が結論として最も強調していたのは、大事な方から以下の3点です。

1. 白米の大食をしない（現代の言葉でいえば「インスリン学説」）。
2. 動物性タンパク質を大食しない（現代の言葉でいえば「メチオニン学説」）。
3. 野菜・海藻・大豆を少しずつ毎日食べる。

この3点の中で、1と2は当時（１９６０年代）の常識では合意がなかったため、誰もが合意できる3を書籍の表題としたのだろうと筆者は推察します。特に１９６０年当時、「糖質制限」を主題として書籍を出版することはとてもできなかったのではと思います。

近藤氏が用いた方法は、長寿村や短命村を自ら回って、老人たちに質問をし、多くの会話から一般的な原理を抽出するという方法です。老人たちのたわいない多くの具体的な題材からエッセンスを抽出するのは、大変な忍耐力と想像力を必要とすることは容易に想像がつきます。当時（１９２０年代から１９６０年代）は、老化学説がいまだ未熟で、彼の述べたことを老化学説の観点から説明する学者がいませんでした。生意気なようですが、ここで筆者がその役割を担うことにします。

たとえば、その本のいちばん最初にこのような記述があります。

「私の専門は栄養学ではなく衛生学です。なが年、東北大学医学部で専門の衛生学を研究しているうちに、日本人の長生きの問題に目をつけました。昭和二年のことです。そしてやってみているうちに、『この研究はもっと続けなければならない』と思うようになり、それ以来、現在もそれに専念しています」

「この研究に私がとり組むようになった昭和二年のころは、世間の学者はだれも長生きの研究などに目をつけていませんでした」

同じ研究者の立場から述べれば、「人のやっていないことをやる」というのは、少し専門用語を使えば「オリジナリティ」ということです。この当時、ほとんど誰も目をつけていなかった「寿命」という問題に目をつけたことは卓見です。さらに、この問題に人生の全てを注ぎ込んだことの勇気に敬意を表します。

「物事は机上で考えて、結論を出してはなりません。実地に、実例を集めてみなければ結論を出してはいけない、という気持で、長生き村と短命村を次から次へと回り、実地にとらえて、一つの結論が出てきたのです。

長生き村になったのも、短命な村になったのも、一番の決め手になる原因は、若いころから、長い間、何十年というあいだ毎日続けてきた食生活があります」

これは多くの若い研究者への警鐘でもあるでしょう。論文を読んで知ったつもりになってはならないということでしょう。実験や実地の経験を自分でおこなうことを通して、一般法則を抽出することの大切さを述べられていると思います。このような研究手法を実践して単純な結論に到達できれば、世の中にいくらかの貢献ができると思います。

長寿村の大部分は粗食・重労働——楽しみながらよく働く

近藤氏は、長寿・短命を分けるものは、ひとえに「食生活」にあるといっています。現在では当たり前だともいえますが、きちんと徹底的に調査した上で最初に結論を出したのは、まさに近藤氏なのです。

「若いころから、お米ばかりたくさん食べていた人は、みんな若死をしてしまうということです。例えば東北地方の米どころの生活ならば、みんなそれです。
なかでも、特に一番短命なのは秋田県ですが、ここの米どころの人は、白いご飯を大食します。しかも塩辛い大根の味噌漬け、なすの味噌漬けなどをおかずにして、まっ白いご飯を驚くほど、たくさん食べます」
「なるほど、役場の戸籍を調べてみると、たしかに四十歳ぐらいから続々と男女ともに脳卒中で倒れていることがわかりました。脳卒中も多いがまた老衰も早く、六十歳すぎたら農作業はできなくなります」

これは生活習慣病（多くは脳卒中）で亡くなるという、糖質過剰の生活が招いた老化のパターンです。これは「インスリン学説」に従うと、次のような理屈の流れになります。

糖質過剰↓ブドウ糖スパイク↓インスリンスパイク↓血管の老化↓脳卒中

インスリンスパイクが頻発する日常生活を何十年も送れば、必ずこのような結果になります、という典型的なパターンでしょう。

「また『重労働のところが短命だ』というので、労働過重だと言われる村とか部落を特にさがして調べました。すると面白いことに、この考えと相反した結果をみるのが常で、むしろ長寿者の率が高いという例が多かったのです」

「なるほど、そこは老人たちが健康でよく働く『健康長寿の島』です。八十歳～九十歳の老人が畑仕事をしていますし、おばあさんたちはミンサー帯《おび》という琉球名産の巾の細い帯を織っています」

これは「セロトニン学説」です。今では多くの長寿研究やブルーゾーンの研究で確かめら

最後に、「どのように食べるか」について、近藤氏は以下のように述べています。これは誰もが合意できる方法なのでここに挙げておきます。

「これは全国的に調べてみて、裏付けされていますが、たまに食べるのでは効果がなく、毎日食べる習慣の村です。そのかわり、一度によけい食べなくてもいいから毎日食べます」

野菜や海藻を毎日食べることに私も賛成ですし、長寿のためのみならず、脳のためにもおすすめします。

(6) 老化につながる習慣をやめる

私の故郷の話――タバコ、酒、白米の大食……

ヒトはなぜ老化するのか？　という問いに対して、比較的容易にわかる原因もあります。ヘビースモーカーやアルコール中毒の場合です。このような場合は、有害な習慣をやめればいいだけです。すなわちタバコや酒をやめればいいだけです。このような場合は、なぜ老化するのかということを考える必要がありません。

私は岩手県の田園風景が広がるところで育ちましたが、ここは近藤正二氏が述べた「短命村」の条件にぴったりはまっていたと思います。皆が白米を大食していましたし、何かがあれば餅を大量に作って一度に山ほど食べていました。典型的な糖質過剰です。父親の世代の多くがタバコを吸っていましたし、実際にその多くの人たちが肺がんや食道がんで亡くなっています。

また祖父の世代には多くの酒飲みがいて、1日に日本酒を一升飲む人はめずらしくありませんでした。その多くの人たちは高血圧でありましたし、自分の血圧が200を超えているのを誇りのように述べるおじいさんがたくさんいました。やはり多くの人たちが脳卒中で亡くなっています。

私の田舎ではあまりにも多くの人が脳卒中で死んだので、そのための方言があり、「あてられた」といっていました。後でわかりましたが「脳卒中になること」を、北東北では「あたる」といい、南東北では「あてられた」というらしいです。両親がともに喪服を着てでかける時に、「あの人はあてられて死んだ」というのをよく聞いたのを覚えています。

米どころであったので、たしかに食は白米に偏っていたと思います。近藤正二氏が著作と述べていましたが、確かにうなずけます（＊99）。

『日本の長寿村・短命村』で「米どころでは多くが脳溢血で死ぬので例外なく短命村ですよ」と述べていましたが、確かにうなずけます（＊99）。

私の父親は12年前に77歳で小細胞がん（肺がんの一種：最も悪性度が高いがんの一つ）で死にました。一日にタバコ２箱を吸っていました。その年、１週間以上咳が止まらなかったので、肺炎かもと思い、自分で車を運転して15キロほど離れた地域の総合病院に行きました。次の日に私は医者に呼ばれ、次のように宣告されました。「小細胞がんです。ステージ４です。このがんは余命は非常に短いです。また血小板はほどんどゼロです」

そして10日後の寒い朝に亡くなったのです。ヒトが危篤に陥った時、生き残る見込みがあるかどうかを判定する材料として、尿の色を見るということを初めて知りました。腎臓が機能を止めると、濃い小麦色の尿（原尿）が出てくる。これは腎臓が機能を止めたことを示しています。このような状態の時、患者はただ心臓が拍動する状態が数時間続いて、その後、心臓が止まり、「臨終です」と宣告されます。

すなわち、腎臓が機能を止めた時に、数時間後の死亡は確定していたのであって、その後は単に心臓が動いていたにすぎないといえます。それだけ腎臓はヒトの命を左右します。

その病院の呼吸器内科に入院していた人の大部分は、中年または老年の男性で、全員がヘビースモーカーだった人でした。罹患する病気は、慢性閉塞性肺疾患（ＣＯＰＤ）、または肺がんでした。もし退院できたとしても、酸素ボンベを背負ったまま、車いすに乗っての退院なのです。

今なお喫煙している人の中で、私の拙《つたな》いこの文章を読んで、禁煙を決意する人が何人かいればよいなあ、と思いつつ書きました。

今なお混沌とした老化研究の世界

少し寄り道しましたが、私の故郷が「短命村」であった理由は明らかです。

1．過度の喫煙
2．過度の飲酒
3．白米の大食

の3つです。この3つをやめればいいというのはすぐにわかります。それが抗老化の最も基本的な条件だと考えることもでき、私は一時この考えに傾きましたが、今は少し違った考え方もします。現代では、すでにタバコを吸わないし、酒もほどほどだという人が大部分だと思うからです。そうした人がなぜ老化し、健康寿命がつきるのかという問題が残るのです。

今なお多くの老化学説が提起されています。アンチエイジング（抗老化）のためには、老化がなぜ起こるのかという根源的な問いかけをいつもする必要がありますが、これに対する答えがまた、学者が１００人いれば１００通りの解答があるというほど多くあります。

また老化学説は、今多くの学者に支持されていても、明日どうなるかわからないというのが現状です。学問の中でも「混沌とした世界」なのです。

中心的な学説というのは、これまで２つありました。それは「酸化ストレス説」と「インスリン学説」だったのです。60年ほど前から老化研究は、この２つの学説を中心に回転していたといえます。

今回の本では「インスリン学説」を紹介しましたが、それを基に解説するのに、言葉遣いにかなりのエネルギーを使いました（あくまでも学説である以上、断定的に言い切ることは極力避けるべきだったからですが、その分何を言いたいかわからなくなってしまうためです。ブドウ糖だけではエネルギーが足らず、ケトン体を肝臓からせっせと脳へ送りながら書いたのです）。

第6章

難病から救う脳エネルギーシステム

脳の電気信号の安全装置の不具合——てんかんという病

皆さんはてんかんという病気を聞いたことがあるでしょう。突然けいれんを伴った発作を起こしますが、ふつうは薬で制御可能だといわれています。

しかし一部には、薬で制御できないてんかんの方がいます。そしてじつはてんかんは、まさしく脳のエネルギー問題なのです。もっといえば、エネルギー通貨ＡＴＰ（「**付記1**（401頁）」参照）の問題なのです。

コンピュータで作業をしていて、「フリーズ」を経験したことがあるでしょう。コンピュータが何をやっても反応しなくなる。コンピュータでは情報が集中する場所があり、ここの機能がダウンすると「フリーズ」になります。コンピュータの情報のやり取りは、電気信号でおこなっているのはご存じでしょう。

ヒトの脳においても、ニューロンとニューロンの間の電気信号で情報のやり取りをしています。そして同じように情報が集中する場所があります。他のニューロンよりも巨大で、多くの突起を伸ばしていて、多くの入力と出力をおこなっているところ。本書をここまで読んだ方はおわかりですね。そう、錐体細胞です。

錐体細胞の多くは、グルタミン酸に反応する興奮性のニューロンです。この巨大なニューロンは自ら安全装置を持っていますが、自分で自分の電気信号を抑制するシステムです。その安全装置を起動できるかどうかということは、この巨大なニューロン（興奮性のニューロン）を守る鍵となります。

ところがてんかんの方は、この安全装置をうまく起動できません。そして、残念ながら薬剤の効果がない場合、ケトン食という特別な食事しか制御する方法がないといわれています。

ここからは、なぜケトン食がそのようなこと（てんかんを改善すること）ができるのかを述べます。それを理解してもらうことで、ケトン体が脳の最後の希望であること、そしてヒトにとって重要な脳のサポーターであることを納得していただければと思います。

（1）てんかんはなぜ起こるのか？

難治性てんかんの患者を救うケトン食

脳は糖質過剰の弊害が最も現れやすい臓器です。特に子どもに一定の割合で現れる「てんかん」もそうであると私は考えます。

てんかんの発作はふつう、数カ月に1回起こる程度のものですので、通常は抗てんかん薬で抑えて日常生活をふつうに送っている人が多いのです。抗てんかん薬がなぜてんかんを抑制するのかという問題に関しては、「**付記6**（388頁）」に詳述しました。ご参照ください。

しかし「難治性のてんかん」は違います。1日に何回も発作を起こし、しかも抗てんかん薬はほとんど効果がないとされます。高い治療効果がある薬剤は現在でも存在しない中で、ケトン食は明確な治療効果があることが知られています。

ケトン食とは、脂肪を8割程度にし、炭水化物を1日わずか数グラム以内に抑えた特別の食事であり、これを恒常的に摂取すれば、血中のケトン体濃度は5mM程度（通常の50倍程度）に増加するとされます。この高濃度のケトン体は、てんかん発作をほぼ完全に抑制できることが知られています。そのためにこそ、日本に30万人いる難治性てんかんの患者さんを癒せるものとして、「ケトン食」が再度注目されているのです（＊88）（＊89）。

てんかんを始めとして様々な病気は、ホモサピエンスが1万年前に農耕を始め、糖質中心の食事を摂るようになったことで起きた宿命とさえいわれています。ケトン体は、この糖質中心の食習慣からそっと抜け出るためのツールとなり得ます。またケトン体は「脳の最後の砦《とりで》」みたいなものだ、と私は理解しています。

この後の**第7章**で紹介する手記は、難治性のてんかんを持つ子どもの母親からのものです。ケトン食についての、当時の医師たちを含めた周囲の乏しい理解にもかかわらず、自身で工夫したケトン食を毎日作り、様々な困難をも乗り越えた母親と娘さんの姿には感動せずにいられません。「ケトン体が人類の脳に何ができるのか」という重大な課題に対する一つの解答ともなることでしょう。

血中濃度5mM・脳エネルギーの70％以上がケトン体になると、発作は抑制

脳のエネルギー源は、通常（特別に問題のない日常生活）では、アストログリア細胞から供給される乳酸とブドウ糖からなっています。通常の食事（一般的な基準とされて、日本人

表10　様々なケトン体濃度での脳のエネルギー消費の割合

血中のケトン体濃度（mM）	ブドウ糖の割合（%）	ケトン体の割合（%）
0.1mM（通常）	100%	0%
0.2-0.5mM（カロリー制限）	90%>	<10%
1.0mM（糖質制限の目標）	70%	30%
2.5mM（数日間の断食）	50%	50%
5.0mM（ケトン食の目標）	30%	70%

（参考文献＊39）

が日々摂っている食事）では、ケトン体が占める割合はほとんどありません（だからケトン体シャトルはサブエンジンなのです）。

ただ、ケトン体濃度を増加させると、ケトン体も脳のエネルギー源として利用されることになります。絶食の生理学的な論文から、各ケトン体濃度における、脳のエネルギー消費に対するケトン体の割合を推定することができます。

ケトン体の濃度が１mM程度では約30％、５mM以上では、脳のエネルギー源の70％以上がケトン体になるとされています（**表10**）。**第7章**でご紹介する母親、ＫＭさんの私信によると、「ケトン体濃度を５mM以上に保つと、発作はほとんど起きない」とされていますので、脳で消費されるエネルギーの70％以上がケトン体になると、発作はほぼ完全に抑制できるということでしょう。

てんかん患者さんは人口の１％ほど存在し（日本では約１００万人）、その約30％の30万人は難治性で、抗てんかん薬の効果のない患者さんだといわれています。これらの患者さんたちは、ケトン食でケトン体濃度を増加させ、てんかんの発作を抑制する必要があります。日々の生活の中で、５mM以上のケトン体のレベルを維持する必要があるということです。

（２）過剰興奮を抑制する

ケトン体添加によって活動電位が抑制される

第７章でご紹介する手記を書いてくださったＫＭさんの実際の体験に基づいて、ケトン体濃度とてんかんの発作の頻度を報告しておきます（**表11**）。これはあくまで個人の体験であり、統計的なデータでありません。したがって一般化することができませんが、読者の参考になることを期待して述べておきます。

現在では、数種類の、簡易に血中ケトン体濃度と血糖値を測定できるキットが販売されて

表11　ケトン体濃度と発作の頻度の関係（KMさんの私信）

血中のケトン体濃度	発作の頻度
0.5mM以下	ほとんど効果なし
1.0mM程度	ある程度発作が減少する
2.0mM程度	かなり発作が減る
5.0mM程度	発作がほとんどなくなる

います。ですからＫＭさんのご自宅でも、血中のケトン体濃度のモニターが可能だったのです。

　では報告の内容について見てみましょう。

　ＫＭさんによると、ケトン体濃度が２・０mM程度になると、抗てんかん作用が明らかにあるようです。**表10**から、この時のケトン体の脳エネルギー消費に占める割合を推定できます。これによると２・５mMで50％強がケトン体でまかなわれていることがわかります。

　これらのことから推定できることは、脳においてエネルギー消費に占めるケトン体の割合を50％程度にすると、難治性のてんかんの発作を有意に抑制できると推察されます。

　図55を見てください。マウス脳のスライス

図55　ケトン体は過剰な活動電位を抑制する

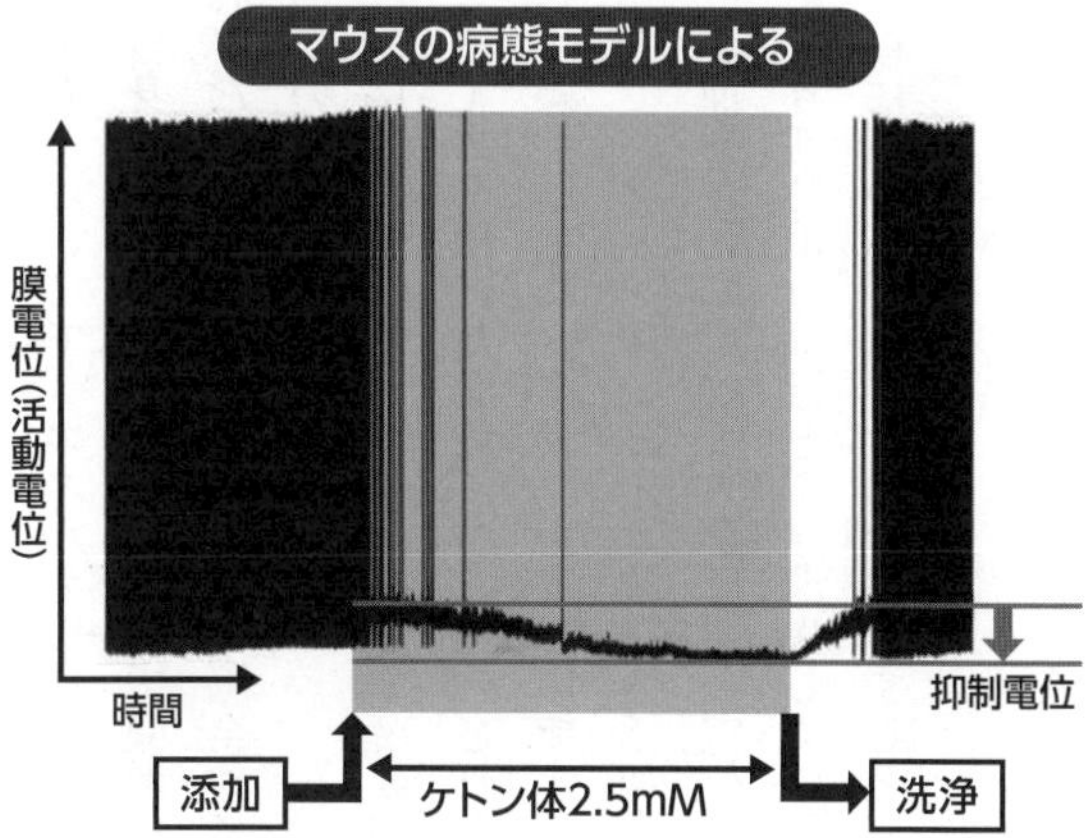

（参考文献*26）

培養をおこなうと、組織全体で強い異常興奮が起こります。これがてんかんの病態モデルとされています。1秒間に数百回の活動電位が何分間も続くこのような状態を、スライス培養すると簡単に作り出すことができます。

しかしながら、これが本当に脳内で引き起こされたら、大変なことになります。特に平時でも大量のエネルギーが消費される錐体細胞では、緊急の事態になります。これが「てんかんの発作」につながるのです。

まず細胞内のイオン組成が変化してきます。特に問題なのはナトリウムイオンが蓄積することです。このナトリウムイオンを細胞外に排出するためのシステムこそが、ナトリウムポンプという酵素です。このナトリウムポンプがフル稼働してナトリウムを外に排出しようとします。

健常者ではここで、エネルギー通貨ＡＴＰが減少してＫＡＴＰチャネルが活性化し、錐体細胞自身が活動電位を自ら抑制して問題には至りません。ところがてんかんの患者さんは、これがなかなかできないのです。脳全体に過剰興奮が拡散すれば、最悪「けいれん」という事態にいたります（**図55**）（＊26）。

しかし、実際にケトン体濃度を２～３mMにすると、過剰な活動電位が抑制されることは、脳スライスを用いた実験で多数報告されています。ケトン体を添加する前では、活動電位が激しく繰り返され、グラフが真っ黒です。

一方で、ケトン体（２・５mM）を添加している間（グラフ中央のグレーの範囲）は、活動電位が抑制されて、ベースラインの電位が大幅に下がります。これが「抑制電位」です。これにより活動電位はほとんど消失していることがわかります。

さらにこのあとケトン体を洗浄すると、この抑制が解除されて、活動電位がまた起こり始めます。

図56に、推定されるメカニズムを記します。ケトン体を２・５mM程度まで増加させると、カリウムチャネル（ＫＡＴＰチャネル）を活性化し、ニューロンの膜電位を低下させ、活動

図56　ケトン体は錐体細胞の過剰興奮を解放できる

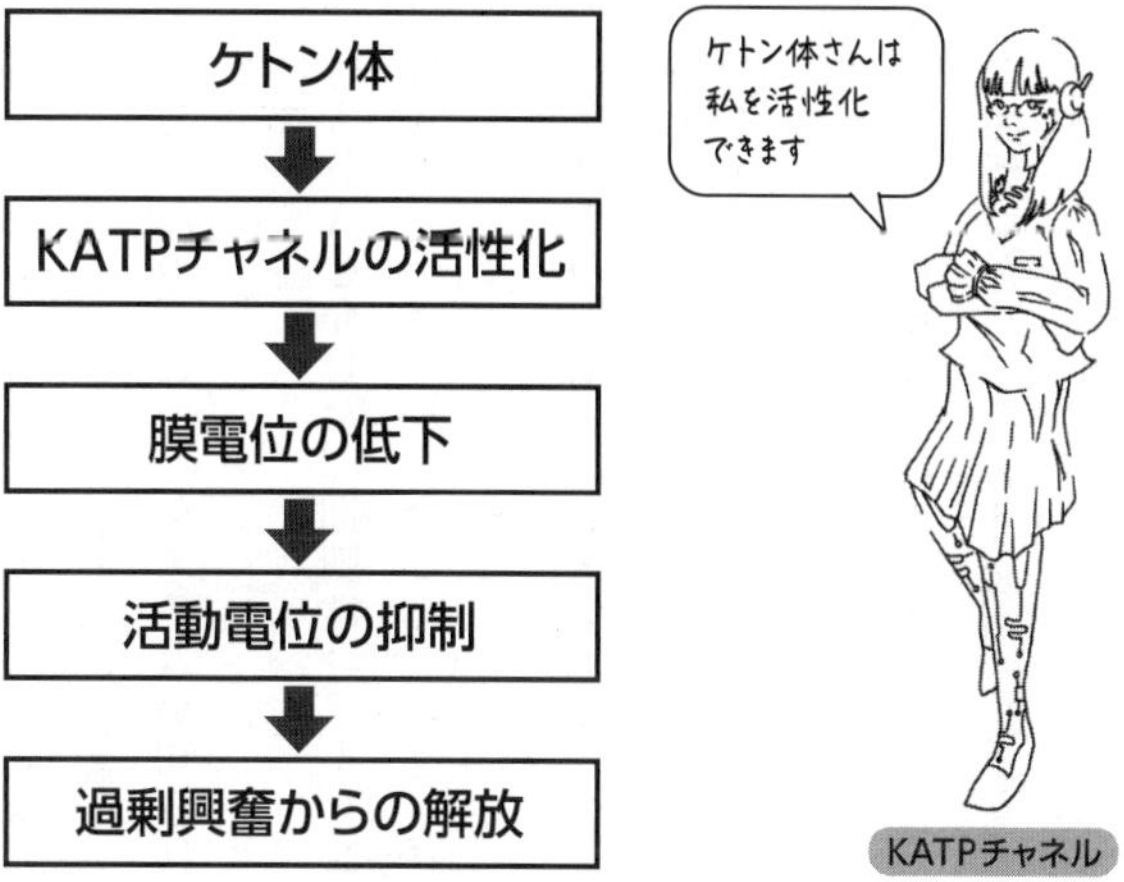

電位の頻度が抑制されるのです。このため錐体細胞は、過重労働から解放されることになります。

（3）KATPチャネルの役割

抑制電位を誘導する2つのシステム

大脳皮質には主に興奮性のニューロン（主にグルタミン酸を神経伝達物質とする）と抑制性のニューロン（主にGABAを神経伝達物質とする）の2種類が存在します。ヒトの脳は巨大であるために、どこの興奮性のニューロンを起点として、過剰興奮が起こってもおかしくありません。

脳が常に平安であるためには、過剰興奮を

抑制するシステムを持っておくことが必要なのです。そのために、抑制性のニューロンが存在します。ニューロンの過剰興奮を抑制するシステムとは、「抑制電位」を誘導するシステムです。このため、2つのシステムが知られています。

1. GABAを介した、抑制性ニューロンからの入力
2. KATPチャネルを介した、ニューロン（特に錐体細胞）が自分で作り出す抑制電位

GABAはこの抑制電位を誘導する最も有名な神経伝達物質です。GABAはニューロンの受容体に結合して、抑制電位を発生させて、活動電位を抑制します。したがってマウスの場合、脳室内にGABAを直接投与すると、精神の安定が得られます。

神経医学で用いられるトランキライザー（精神的興奮をしずめ不安などを緩和する薬の総称）は、このGABA受容体を活性化させるものです（ヒトの場合はGABAを直接投与することが困難なため、受容体を活性化する薬剤が使われます）。抗てんかん薬として知られるジアゼパムやクロナゼパム（トランキライザーとしても知られています）はGABA受容体の活性化剤で、てんかんに対して一定の効果があるとされています。

図57　KATPチャネル＝ニューロンの安定装置

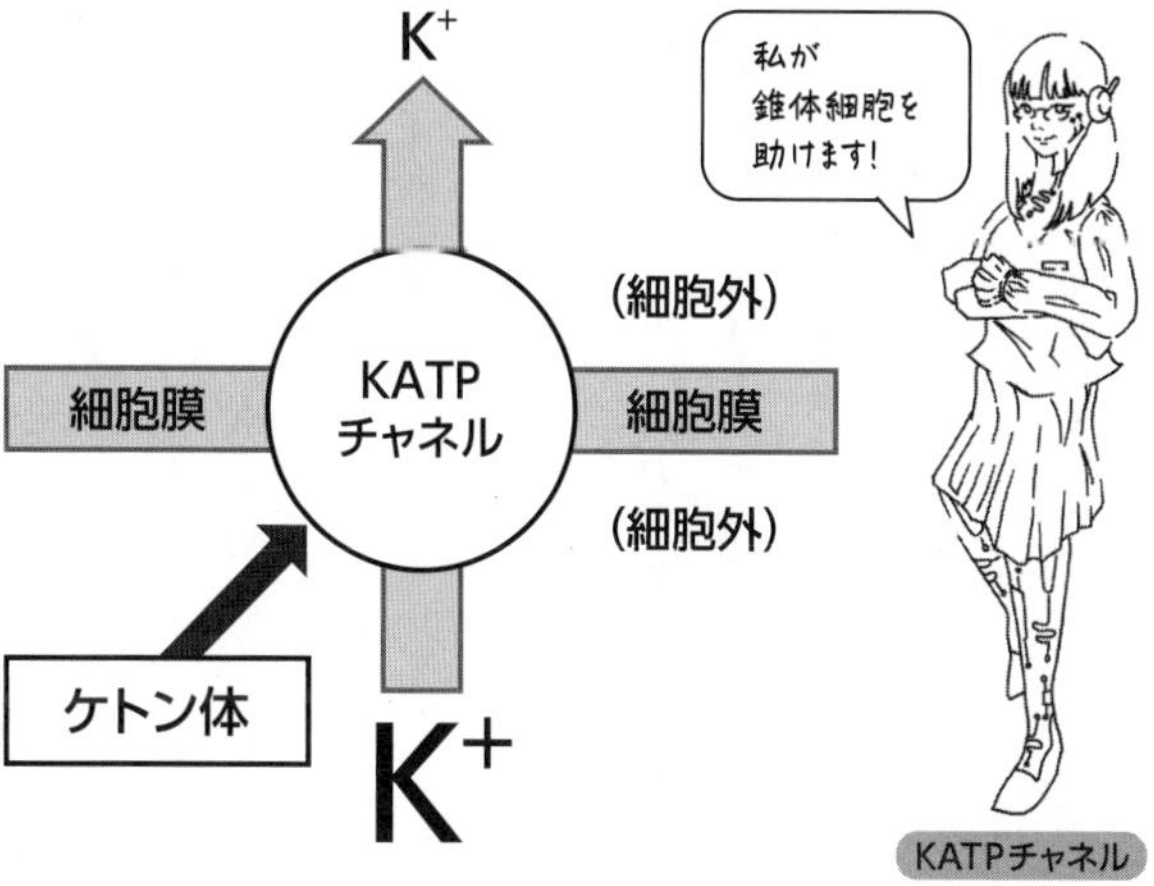

興奮性のニューロン自身の中にも、膜電位の安全装置を備えています（図57）。KATPチャネルです。KATPチャネルが活性化すると、膜電位を有意に低下させ、GABAによる抑制入力がなくとも、ニューロン自身で活動電位を抑制してしまいます。

大きな脳を持ったヒトでは、皮質のどこから異常興奮が起こるかわからない状況ですが、このKATPチャネルがあるからこそ、その周りへの神経興奮の拡散を抑制することができます。大きな脳を持つヒトにとって、KATPチャネルはひときわ大切な安全装置なのです。特に「情報のハブ」として機能する錐体細胞のKATPチャネルが鍵となります。

難治性てんかんではKATPチャネルが働かなくなる

ＧＡＢＡのような他のニューロンからの入力以上に、確実に過剰興奮を抑制するためには、錐体細胞自身のＫＡＴＰチャネルを活性化する必要があります。ＫＡＴＰチャネルを活性化するのは以下の２つの事象です。

１．ＡＴＰの低下
２．ケトン体の増加

ＫＡＴＰチャネルは強力な安全装置で、これが正常であれば異常興奮が連続することはまずありません。ＫＡＴＰチャネルは、エネルギー通貨であるＡＴＰにより特異的に抑制される、という特別な性質を持ったカリウム（K^+）チャネルです。このチャネルはエネルギー通貨で常に抑制されているので、ニューロンに特異的なエネルギー代謝とともに理解する必要があります。

ＫＡＴＰチャネルに結合し、これを常に抑制している分子が、エネルギー通貨であるＡＴＰです。膜直下のＡＴＰプールが十分な濃度存在する場合は、ＫＡＴＰチャネルは完全に抑制され、活動電位を全く抑制しません。ニューロンの膜直下にＡＴＰプールが十分に存在していれば、このチャネルは働く必要がないからです。

逆に膜直下のＡＴＰプールがある濃度以下になると抑制が解除され、チャネルが活性化され、活動電位を抑制します。このように、興奮性ニューロンの安全装置として働くタイプのカリウム（K^+）チャネルなのです（**図58**）。

このチャネルが活性化すると、カリウムイオンが細胞の外側に流出するため、膜電位は低下します。膜電位が低下すると活動電位は発生しにくくなり、ニューロンの膜は徐々に安定化に向かいます。

図58に示すように、ニューロンが活動電位を発生する時、大量のエネルギー（すなわちエネルギー通貨であるＡＴＰ）の消費がおこります。**第1章**で述べましたように、活動電位の発生そのものはエネルギーを消費しません。しかしこの時、細胞の中に流入するナトリウムイオンを細胞の外側に排出する必要があり、これをおこなっている酵素がナトリウムポンプです。ナトリウムポンプを常に稼働させるために、ニューロンは、ふだんから大量のエネルギーを費やしています。

この負担からニューロンを解放するための安全装置がＫＡＴＰチャネルなのです。ＫＡＴ

図58　過剰興奮に対する安定装置：KATPチャネル

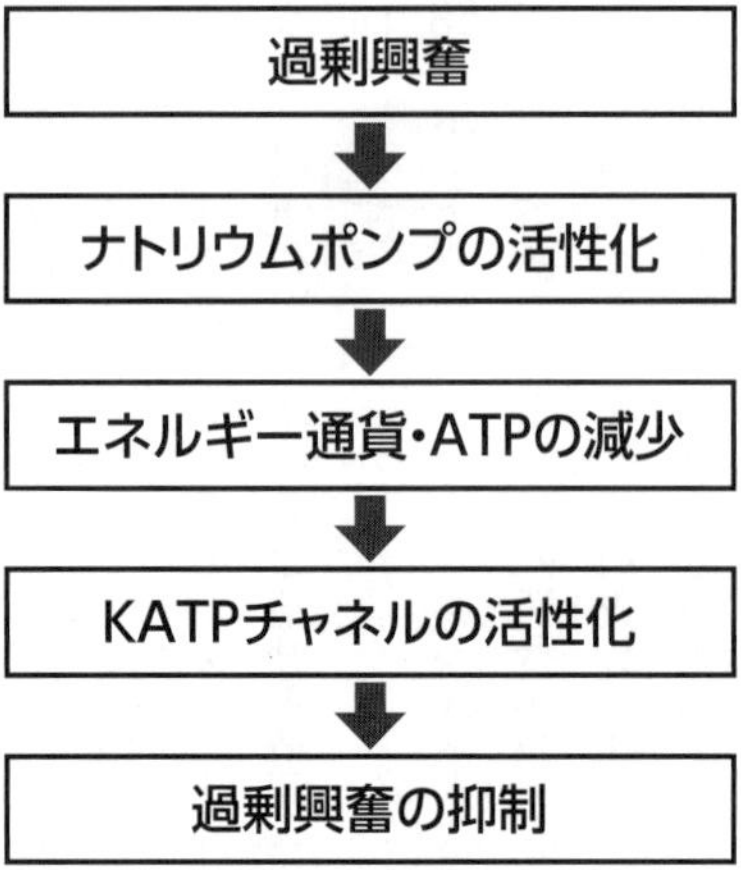

Ｐチャンネルは、ニューロンがエネルギー不足に陥りそうな時に、先手を打って活動電位を抑制してしまうという優れた性質があるのです。ＫＡＴＰチャネルは膜直下のＡＴＰプールの濃度が減少することで活性化され、膜電位を低下させ、活動電位の頻度を下げます。この作用があるために、すぐに活動電位の頻度が減り始め、ナトリウムポンプでのエネルギー消費が抑えられるため、そのおかげでニューロンは過重労働から解放され、疲弊してしまうことなく活動できるのです。

　ところが、「難治性てんかん」の患者さんの脳内では、安全装置であるＫＡＴＰチャネルの活性に多少の波があります。時に働かなくなるのです。このためニューロンにおいて活動電位が頻発し、脳全体で過剰興奮が起こることにつながります。ＡＴＰ濃度が低下してもＫＡＴＰチャネルが活性化されにくいためです。

どこかのニューロンで異常興奮があると、周りのニューロンの安全装置が作動せず、容易に異常興奮が脳全体に拡散されてしまうために、「てんかんの発作」が起きてしまうと考えられています。

（4）ＫＡＴＰチャネルを活性化する

ケトン体は2つの作用で膜電位を安定化する

ケトン体はなぜ、ニューロンの安全装置であるＫＡＴＰチャネルを活性化して、異常興奮を抑制できるのでしょう。これに関しては、確定したことはいえる状況ではありません。ただ、ケトン体の持つ２つの作用に注意を向ける必要があります。

1．膜上の受容体ＨＣＡＲ２を活性化する（＊67）。
2．ミトコンドリアのエネルギー代謝を活性化する（＊66）。

この２つです。ケトン体は膜上のＨＣＡＲ２に結合して、膜直下の解糖系を抑制する可能性があります。これにより、膜直下のＡＴＰプールはさらに減少し、ＫＡＴＰチャネルが活性化しやすくなります。

　また同時にミトコンドリアを活性化しますが、さらに加えて、ケトン体はミトコンドリアに取り込まれて、酸素を使って大量のＡＴＰを合成しますから、細胞体でのＡＴＰプールを増加させます。すなわち膜直下ではＡＴＰが減少し、細胞ではＡＴＰが増加します。これらの２つの作用は細胞内で区画化されているので、あまり混ざり合うことはありません（混ざり合うには時間が必要です）。

　このように、２つの作用によってＫＡＴＰチャネルを活性化する条件を整え、膜電位を安定化することになります。これが治療効果を確実にしてくれることにつながると考えられます。またケトン体は、ＫＡＴＰチャネルに結合して、直接活性化しているという可能性もあります。

ケトン食は大変ではあるが効果は絶大

難治性のてんかんでは、今のところ、ケトン食に切り替えてＫＡＴＰチャネルを活性化するしか方法がありません。先の章で述べたように、私は、ケトン体濃度を１mM以上にすれば、ほとんどの健康効果は得られると考えています（＊67）。

しかしＫＡＴＰチャネルの活性化は例外となります。ケトン体のＫＡＴＰチャネルの活性化は、高濃度（少なくとも２mM以上）が必要なのです。この数字は、ＫＭさん親子が経験したケトン体濃度と発作の頻度の経験によく合致します。すなわちケトン体濃度２mM以上でかなり抑制され、５mMでほとんど抑制されるということです（**図55**）（＊26）。

ここでもう一度確認すべきことは、ケトン体濃度を５mM以上に上げるための食事こそが、正しく「ケトン食」ということであり、徹底して糖質の摂取を抑えた食事であるために、非常に辛いものであるということです。しかし同時に、決して努力を裏切らない、素晴らしい効果が得られるということです（＊88）（＊89）。

てんかんの発作を完全に抑制するためには、主要なエネルギー基質をブドウ糖からケトン体に変換したほうが効果的であることが、この研究結果から見て取れます。筆者の経験からすると（私もケトン食をしてみたことがあります）、たとえば５mMのケトン体濃度（発作がほとんどなくなるレベル）というのは、途方もない濃度です。ケトン体をこのレベル（5mM）まで増加させるには、多くの脂肪を負荷しないと到達しません。5mMというのは通常の人では、努力して、そしてさらに努力して、一瞬だけ到達できるレベルのケトン体濃度であることを、付け加えておきます。

ＫＭさんは、娘さんがこのレベルを維持し、発作がなくなるようにと、毎日を試行錯誤に費やしましたが、その効果が実際にあったことで報われたのです。ＫＭさん、娘さん、そしてケトン体のチームワークによる大きな成果といえるのではないでしょうか。

きちんとやれば報われるというのは、スゴいことです。辛く厳しい日々ですら、やりがいのある毎日へと変わるのですから。とはいえ、もちろん大変な苦労であることに変わりはないですが。

（5）ケトン食の科学的背景

ケトン食のコンセプト

ケトン食についてもう少し説明しておきます。実際のメニューに関しては、ＫＭさんが手記に載せてくれましたので、参考にしてください。そのメニューは、実際に難治性のてんかん発作を癒すための試行錯誤の結果でありますから、ご教示いただいたことにまずは感謝を申し上げます。そしてここでは、ケトン食のコンセプトを中心に説明します（＊88）（＊89）。

「3大栄養素」というのを中学校の授業で習ったのをおぼえているでしょうか？　ヒトのエネルギー源（カロリー源）として重要な炭水化物、脂質、タンパク質です。

一般常識では、最もバランスのいい食事というのは次の比率になっているかと思います。

炭水化物：脂質：タンパク質＝6：2：2

多くの日本人が食べている食事はたぶん、この比率です（炭水化物の割合が多すぎますが）。ところが、ケトン食の理想は、

炭水化物：脂質：タンパク質＝0：8：2

ケトン食を用いるにあたり、重要な指標があります。それは「ケトン比」という指標です。

ケトン比＝脂肪：（炭水化物＋タンパク質）

つまり、ケトン比とは、食事の中でエネルギー源となる3大栄養素の中で、脂質とその他の栄養素の比のことです。ケトン食ではこれを「3：1」、理想的には「4：1」までもっていきます。

てんかん治療のためのケトン食は、脂質を80％以上にする

のです。そしてケトン食にはもう一つ条件があります。

炭水化物を1日5グラム以下（これはほとんどゼロに近い）にする

これが、多くの方々には継続できない理由です。ごはん、パン、麺、スイーツ、果物および大部分の野菜は糖質を含んでいますから、ほとんどを食べられないのです。

参考までに、通常食のケトン比は「１：４」です。これを「４：１」にするのですから、この食事を何カ月も何年も続けるというのは、いかに困難を伴うか、想像できると思います。

ケトン食療法の歴史

ケトン体あるいはケトン食のコンセプト自体は、１００年前から存在していたものです。端緒となったのは、20世紀になった頃、てんかんの治療に「絶食療法」が効果的であることがわかってきたことでした。興味深いことに、現在でも多くの精神科領域の疾患（うつ病や認知症）などに絶食療法が効果があることはよく知られた事実です。

絶食は長くは持続できませんから、これと同じ効果を持つ食事が考案され、「ケトン食」と呼ばれました。１９２０年頃、ラッセル・ワイルダーという人が考案し、難治性のてんかんの治療に効果があることを報告しました。

しかし、ケトン食は多くの制限と困難を伴いますから、ほんの一部でだけ、てんかんの治療食として細々とおこなわれていたというのが実態です。しかも80年前から続々と、抗てんかん薬が開発されたおかげで、難治性のてんかんの人でなければ、抗てんかん薬で発作を制御することが可能になりました。そのためケトン食はますます医療の世界から忘れられたのです。

そして30年ほど前から、さらに強い作用を持つ抗てんかん薬が続々と市場に現れて、より強力にてんかんの発作を抑えることが可能になったのです。たとえば先ほど述べた、抑制性のニューロンの神経伝達物質であるＧＡＢＡの受容体を活性化する薬剤などです。

しかしこれらの薬剤も、残念ながら難治性のてんかんには効果がありませんでした。副作用だけが大きく、ほとんど治療効果がなかったのです。これはＫＭさんの報告の通りです。

そんな中、近年になって、ケトン体の脳における生理作用が数多く報告されるにつれて、神経内科の分野でのケトン食の効用が再び注目され出しました（科学技術の進歩によって、その作用と効果を証明することが可能になったためでしょう。科学者や医師の中で地道に追求し続けた人たちがいたおかげかもしれません）。そして現在、ケトン体濃度の増加を目指すケトン食療法は、がんや認知症など他の多くの分野でも注目されるようになったのです。

ケトン食療法では、炭水化物の代わりに脂肪をエネルギー基質とし、それによって血中のケトン体のレベルを上昇させます。研究や臨床の報告から、ケトン体濃度を増加させることによって、てんかんの発作を防ぐだけでなく、同様に認知能力を回復させることがわかりました。またがんの進行を止めることなどもわかってきました。

そのため、今も着々と、ケトン体とケトン食の両方で研究が進められています。それに伴って、ケトン食による臨床試験も次々に実行されているのです。日本でも何か所かの大学病院で臨床研究が実行されています（＊90）（＊91）。

最近注目されるケトン食の神経内科分野への応用は、脳の悪性腫瘍に対する抑制効果です。**第1章**と**第2章**で登場したアストログリア細胞が、まだ未分化のうちにがん化した腫瘍をグリオーマといいますが、これの多くは悪性腫瘍で、できたところが悪ければ何も手を施すことができないことも多いのです。また血液脳関門の内側にあるため、抗がん剤はほとんど効果が期待できませんし、放射線療法は場所が良ければ可能であるという程度です。残りは外科療法ですが、「運が良ければあるいは摘出できるかもしれません」と言われることになってしまうのが現状のようです。

（6）ケトン食の抗がん作用

アジュバント効果で驚くほどの治療効果

ところが、「驚くべき」というべきか、「やはり」というべきかわかりませんが、このグリ

図59　ケトン食のアジュバンド効果（マウス）

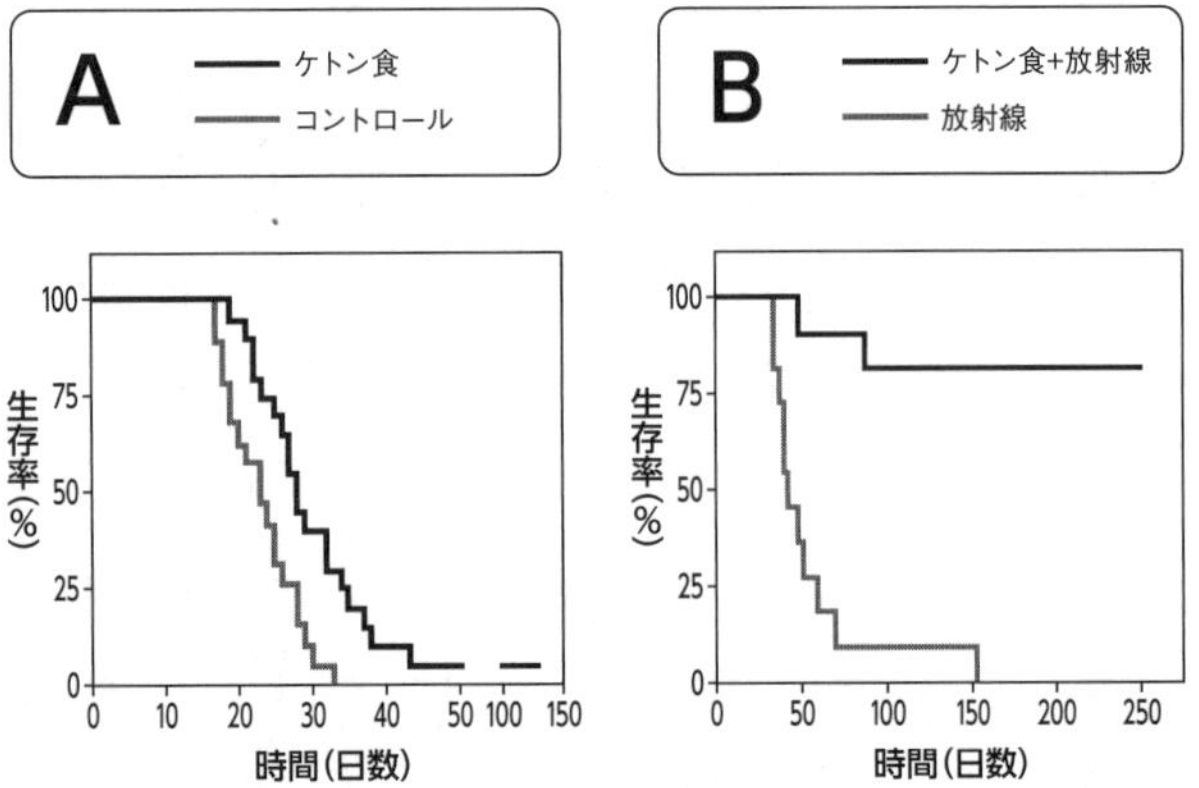

（参考文献＊28）

オーマの治療にケトン食の併用が効果があるという報告が数多く出されています（図59）（＊28）。これをケトン体の「**アジュバント効果**」と呼んでいます（アジュバントとは、主剤の有効成分が持つ作用を補助したり増強したり改良したりして助けることを意味します）。ケトン食だけでの効果は限られていますが、放射線療法や外科療法、もしくは抗がん剤と組み合わせることで、ヒトでも効果があるかもしれません。

もちろんこの場合においても、患者は炭水化物の摂取の制限を厳しく守らなければならないという最大の課題は残ったままです。しかしそれでも、本人にも家族にも明るい希望が生まれるのではないでしょうか。

ケトン体ががん細胞の増殖を抑制することを示唆する研究は、昔から存在しました。がん細胞が、他の細胞とはきわめて異なる代謝経路を使ってエネルギーを生産しているからです。１００年以上前にワールブルグというドイツの生化学者が発見した事実ですから、ワールブルグ効果として知られています（＊90）。

奇妙なことに、がん細胞ではミトコンドリアの活動はほとんど抑制されているのです。これでは効率的なエネルギー生産はできません。効率の悪い解糖系だけでエネルギーを生産しているので、がん細胞はブドウ糖をがぶ飲みするのです（＊91）。

ケトン体はミトコンドリアだけでエネルギー基質として働きますので、がん細胞にエネルギー基質としてのケトン体を添加すれば、「がん細胞の成長は抑制されるかもしれない」（だって、そのエネルギー使えないでしょう!?）というのは誰でも思いつくことです。

そして実際にケトン体は、がん細胞の成長を有意に抑制するのです。このような報告は数多くあります。ただ、現実としては、ケトン体だけではがん細胞の増殖を少し遅らせる程度の作用しか出せないということも書き添えておきます。

ヒトのグリオーマ細胞をマウスの脳に移植して比較すると、放射線だけではわずかな延命効果しかありませんでした。しかし放射線治療と同時にケトン食を摂取すると、放射線の抗がん効果が顕著に促進されたのです。驚くほどの効果だったのです。しかも、マウスは実験期間中ほとんどが生存していました（**図59B**）。それは、このがん種が悪性腫瘍が多いことで有名なグリオーマだったことから見ても、驚異的なことでした。**図59A**は100日まで、**図59B**は250日まで試験をおこなっていることに注意してください。グリオーマの実験系では、それほどケトン食のアジュバント効果は顕著だったのです。

これはケトン食の摂取によってケトン体濃度が増加し（ケトーシス）、ケトン体が放射線の効果を増強したと理解できます。

たとえば抗がん剤と抗がん剤を組み合わせれば、当然副作用も単独よりも強く現れ、患者さんへの負担は大変になります。求められているものは、副作用のないもの（食品など安全なもの）で治療効果を増強させるものです。

このような背景から、ケトン食は放射性や抗がん剤のアジュバント効果を示す、他に代えがたい食材（食事療法）として期待されているのです。

試行錯誤とケトン体の力の貴重な記録

この後に、ＫＭさんからの手記を「ケトン体の奇跡」として掲載させていただきます。この体験記は、ケトン体に対する読者の皆さんの認識を一変させるパワーを持っているかもしれません。ＫＭさんは、とにかくまずご自身が勉強することから始めて、より良い治療法を懸命に探し求め、その上で自らの信じる道を進み、試行錯誤を重ねて、結果として娘さんの脳にケトン体という素晴らしい贈り物をしました。娘さんへの無私の愛と自己犠牲の気高い精神がなければ成し得なかったことだと思います。

またＫＭさんのこの貴重な記録は、ケトン体が脳の救世主となることを明確に示す事例であると信じます。彼女がおこなったような徹底したケトン食は、誰でもおこなえるものではありませんが、ケトン体を実生活に生かすためのヒントになればと、本書に掲載させていただくことにしました。

また、うつや認知症、糖尿病やがんなどで、その解決策に悩んでおられる方々に読んでいただくことで、何か参考になることがあるかもしれないとの望みもあります。

ただしもちろん、いま挙げた病気の治療法としてケトン食を勧めるわけではありません。アジュバントのような効果があるにしても、ケトン食自体が治療の中心となり得るかは、未だはっきりわからない部分もあるからです。また、難治性のてんかんのように高濃度のケトン体を必要とする病気は、稀である可能性もあります。

じつはこの手記は、3年以上前にKMさんから直接受け取っていましたが、その内容に釣り合うだけの力量が私自身に備わっている自信がなかったため、またケトン食への理解も私の中で十分にできていなかったために、公にすることなく、ましてや本に掲載させてもらおうなどとは考えもせずに、時間を過ごしてきました。

しかし脳のエネルギーシステムを解き明かす本（この本です）を書くと決めた時に、「実生活での葛藤とその手応えの記録」であるこの手記の力を借りることを思いついた次第です。

第7章　ある母親の手記

全世界の2400万の患者さんたちへ

この章では、難治性のてんかん（すなわち薬剤の効きにくいてんかん）を持っている娘さんとその母親の貴重な記録、特別な体験を紹介させていただきます。娘さんのてんかんをケトン食で治すことを決意し、ケトン体で未来を変えようと奮闘し、そしてみごと勝利した母親から、3年前に受け取った手記です。

薬剤がわが子の脳を救えないとわかった時、ケトン体で救うしかないと決意された経緯がわかります。そして、最終的にケトン体が脳に何をできるのかということを示す尊い実例だと思いましたので、ご紹介させていただくことにしました。本章「ある母親の手記」は、全世界に２４００万人ほどいる難治性てんかんの子どもとその家族にぜひ贈りたいと思います。

てんかんは全人類の約１％のヒトが持っていて、そのうちの約30％が難治性のてんかんだといわれています。全世界でてんかんのヒトは、８０００万人程度存在しますから、

・５６００万人のてんかんの人は既存の抗てんかん薬で通常の生活を送ることができる。
・２４００万人の難治性てんかんの人は既存の抗てんかん薬ではほぼ効果が期待できない。

と推察できます。全世界で２４００万人の人がケトン食を必要としているということです。

また、現在の医学の現状を正しく伝えるため、ＫＭさんの娘さんに処方された抗てんかん薬の薬理学的な作用機序を「**付記６**（388頁）」に詳述しています。ぜひご参照ください。

まずは、この本のために、最近になって新たに追記していただいたＫＭさんからのメッセージを掲載します。

読者の皆様へのメッセージ

これはケトン食療法によって娘の発作が劇的に減った体験記です。

ケトン食療法は１００年ほど前からある治療法で、多くの人がこの食事療法によっててんかんを治してきました。薬が開発されるようになって日の目を見なくなってきた治療法ですが、近年、また注目されるようになってきています。２０１６年4月からは、厚生労働省により、てんかんなどの治療として、この食事療法に保険が使えるようにさえなりました。しかし日本ではいまだに、ケトン食療法は、薬や手術などの治療法の後の最後の選択肢となっています。薬のような副作用もなく安全におこなえるのですから、最初の選択肢として選べるようになることを願ってやみません。

（1）娘は5歳の時にてんかんと診断された

私には現在13歳の娘がいる。彼女は5歳の時、てんかんと診断された。

お腹にいる時も出産時も出産後も、健康優良児だった。１歳の誕生日まで風邪一つひかず、母乳もよく飲む子で、日光浴や散歩が大好き、外に連れていくととても喜んだ。ベビーカーはあまり好きではなく、外出時はいつも抱っこ。夜泣きをすることはあったけれど、比較的良く寝る子で、すくすく成長していた。

１歳の誕生日の前日、突然40度を超える熱を出した。でも娘は元気だった。ぐったりしたり吐いたりするでもなく、ただ熱が高かった。突然の熱にオロオロしてしまった私は、娘を病院に連れていった。様子を見ればよかったと今では思う。病院に行き、風邪でしょうと言われ、当然のごとく薬が処方され、それを飲ませた。

これを機に、娘はよく風邪をひいたり熱を出すようになった。そのたびに病院へ行き、薬を飲ませていた。急性気管支炎にもなり、数回入院もした。１年のうち半分は薬漬けだったように思う。飲ませなくてもよい薬をどれだけ飲ませていたのだろう。

３歳になり熱を出すことはなくなった。大きくなって丈夫になってきたのかとホッとした。が、安心したのも束の間、夜間寝ている時に、普通ではない動きをするようになった。突然声を出しながら手足をバタバタさせるような行動をする。最初は夜《や》驚症《きょうしょう》かと思ったが、調べてみるとなんとなく違う。

近くの病院で脳波をとってもらう。異常はないといわれた。それでは何なのだろう？　母親の愛情不足か？　当時私は、娘を幼稚園に預けフルタイムで働いていた。延長保育を利用して、迎えの時間が一番最後になることもたびたびあった。娘からのＳＯＳなのだろうか？

そんな状況がしばらく続いていた。調べてみる必要があると思ったけれど、すでに2回、脳波をとっていたし、発作がない時には全くなかったので、なんとなく時間が過ぎてしまっていた。それでも、時間を見つけては色々と調べていたが、そのうちに、あるてんかん専門医のサイトにたどり着いた。その医師が述べている症状と娘の行動が全く一緒だった。「てんかん」と書いてあった。これなのか？　信じ難かった。

　年長の夏、日中に、突然立ち上がり、声を出しながら歩き回るという行動があった。視線も普通ではないし、顔も強張《こわば》っていて、手を叩きながら声を出して歩き回る娘を見て、私でさえもびっくりした。これは絶対に異常がないわけがないと、そのてんかん専門医がいる病院に「診てほしい」と電話した。電話で看護師に症状を話すも、それはてんかんではないといわれ予約ができなかった。でも、この行動を起こす時期を逃すと脳波にも出ないだろうし、医師の目でその症状を見てほしかったので、とにかく診てほしいと粘った。しかし、インターネットサイトで見つけた医師は3カ月先まで予約があり、診ることはできないという。違う医師なら予約可能だがどうするかといわれ、予約をお願いした。自宅から1時間くらいで行ける病院だったのも助かった。

初めての検査入院

予約当日、病院に行き、短時間の脳波を取った。症状を説明すると、「たぶんてんかんでしょう」とのこと。でも詳しくは入院して色々な検査をしないと分からないとのことで、幼稚園が夏休みだったこともあり、その場で入院を決めた。

　その病院は完全看護で保護者の付き添いはなし。入院当日、血液検査でジッと耐える娘を見て辛くなった。それまでは、大人が3人がかりで抑えないと注射の類《たぐい》はできないほど嫌がる子だったのに、静かに腕を伸ばして目を閉じて我慢している。

「どうして私じゃなくて娘なのだろう」

付き添い入院ではないので毎日見舞いに行くのだが、帰る時間になると「ママ、私が寝るまでいて」と娘は寂しい様子だった。まだ5歳。慣れない病院に独りで泊まるのは不安だっただろう。

入院同意書には、入院の目的として「発作の原因を探す」と書いてあった。結局ハッキリしたことはわからなかった。24時間モニタリングと脳波、ＭＲＩ、ＳＰＥＣＴの検査をおこなった結果、「たぶん、左側頭葉てんかんでしょう」とのことだった。

「薬を服用して様子を見ましょう」とのことで、バルプロ酸ナトリウムとカルバマゼピンが処方された。以後5年間、この2種類を増減して様子を見た。日中に発作を起こすことはなくなった。でも、決して発作が0になることはなかった。夜中の発作は頻繁に続いていたから、何のために薬を飲み続けているのだろう？　と疑問に思っていた。

私が薬というものに疑問を感じたのは、娘が小学校2年生の時。またしてもなんでもない鼻水と熱で小児科に連れていった。仕事をしていたからあまり休むわけにもいかず、早く治ってほしいと考えてしまう親だった。その時に5種類の薬を処方され、さすがにおかしいと思った。

「えっ？　こんなに必要？　なぜ？」

処方された薬をネットで調べてみた。こんな薬を子どもに飲ませていたのか、私は！

その薬を娘に飲ませることはできなかった。娘は2日後、薬も飲まずに元気になった。必要なのは休養だった。

子どもの場合、緊急事態というのはあるかもしれない。その時には薬が必要なこともあるかもしれない。でも、ただの風邪や熱では、薬など使わずに自己の治癒力に任せるほうが、子どもの体に負担がないのでは？　と思う。この時以来、娘は風邪薬などはいっさい飲んでいない。ただ、当時はまだ抗てんかん薬は服用していた。

その後、漢方や、はり治療にも通い、娘はてんかん以外は本当に元気に成長していた。日中の発作がなかった時期は、何の制限もなく、生活にも何も支障はなかった。

思春期の体の変化と、栄養療法との出会い

5年生も終わりに近づいた頃、女性としての体の変化もあってか、発作が増えてきてしまった。日中に学校で発作を起こすようにもなった。小学校3年生からいじめを受けていた娘は、クラスメイトの前で発作を起こしたことによって、さらに口汚い悪口を言われるようになった。そのような精神的ストレスも、発作をさらに増やす要因になっていたと思う。

5年生から6年生にかけて、初めて他の薬を服用した。しかし発作は抑制されず、副作用が出ただけだった。全身に発疹が出たり、人が変わったように躁と鬱《うつ》のような状態を繰り返し、夜中に家を出ていったりと、やることが見境なくなってしまった。すぐに止めた。

止めてしばらくして娘は元に戻った。さぁ、もう薬じゃない。いい加減気付いた。薬ではない

方法を探しまくった。そして、栄養療法をやっている医師のブログにたどり着く。その後、栄養療法から糖質制限、そしてケトン食を知るようになる。

栄養療法を調べながら、人の体について考えていた。今まで、医師から食べるものや栄養について教えてもらったことは一度もない。食生活の改善などという言葉は、ただの一度も聞いていない。どうしてだろう。なぜ医師は、体を作る栄養に言及しないのか？

調べていくうちに、ココナッツオイルが良いということを発見した。ネットで注文し、娘に食べさせる日が続いていた頃、テレビでココナッツオイルが認知症に良いとの番組を放送したらしかった。我が家にはテレビがなく、見ていないので知らなかったのだが、お店や通販会社からココナッツオイルが消えた。どこも売り切れ。困ってしまった。また探しまくり、海外から取り寄せた。

ココナッツオイルを食べながら、糖質制限も始めた。詳しく知らなかったその頃は、とりあえず砂糖はいっさい摂らず、主食を抜いた。娘が大好きだった清涼飲料水の類もいっさい止めた。その代わり、肉や魚、野菜などはよく食べていた。そしてココナッツオイル。

ケトン食を始める前だったけれど、この時点でじつはケトン体が出ていたのだろう。主食を食べない食事に娘は文句も言わなかったし、油も進んで摂取していた。これがあったから、後日ケトン食を始めるのにも抵抗がなかったのかもしれない。実際にはケトン食は糖質制限よりも厳しいものだったのだけど、この時はまだそんなことは知る由《よし》もなかった。

（2）やっと見付けた治療法

最初に見付けたのは、当時東京の新宿にあった新宿溝口クリニックの院長のブログだった。てんかんの症状に対して、栄養面からの見解が書いてあった。それはその時からさらに10年も前の記事だったが、それまで娘の主治医から栄養に関して聞いたことがなかったので、衝撃的であると同時に、食生活を気にしていた当時の私にとってはまさに腑《ふ》に落ちる内容だった。すぐに電話をして診療予約を入れたのは言うまでもない。

時を同じくして、ある精神科の医師が書いたブログで、胸が高鳴るような記事をも探し当てていた。「日本ではあまり普及していませんが、欧米や韓国では難治性てんかんの治療法の一つとして確立している」ケトン食についての記事。この記事も2年以上前のものだった。

「ケトン食の精神疾患への効果」というその記事の中で、アメリカで21年前にケトン食治療を受けた男性のことが述べられていた。この男性はチャーリーといい、ジョンズ・ホプキンス病院でてんかんのためのケトン食療法を受けた人だった。チャーリーへのケトン食療法の劇的な効果がテレビで放送されたことが、ケトン食療法を復活させるきっかけとなったとのことだった。チャーリーの父親が設立した財団こそが、ケトン食を推奨する財団であり、息子の名前にちなんでチャーリー財団と名付けられているという。

この記事の中で、アメリカのジョンズ・ホプキンス大学てんかんセンターの小児神経科のエリック・コゾフ博士が書いたレビューが簡潔に要約されていた。ケトン体の測定の方法、有効性、また、作用のメカニズムについても書かれていて、素人には難しいながらも、とても興味深く、何よりも娘の発作がケトン食によって抑制されるかもしれないという希望を持つには十分な内容だった。

また、ケトン体は、それ自体が抗けいれん作用を持っていて、神経保護効果を発揮することも説明されていた。簡単にいえば、現在薬で摂取している抗けいれん作用を持つ物質を、私たちは体の中に初めから持っているということ。この「神経保護」については、後ほど紹介する本の中にも記されていて、これが私と娘のケトン食を続けていく上でのとてつもなく大きな心の支えになった。

今でこそ、ケトン体や糖質制限についての本はたくさんあるが、当時、書店にケトン食のレシピなどはなかった。だから、ケトン食のレシピ本や「てんかんのためのケトジェニックダイエット」といった本を海外から取り寄せ、辞書とにらめっこしながら英語を翻訳し読んでいた。

メリル・ストリープ主演の『誤診』という映画を観たことがある人もいるのではないかと思う。ケトン食療法をテーマにした映画。小さい男の子がある日、突然てんかん発作を起こす。投薬を始めるが、副作用の方が強く、男の子は苦しむ。そんな中、母親は図書館に行き、治療法を探し、そしてケトン食療法を見付ける。その母親は一縷《いちる》の望みをかけて、男の子を今いる病院からケトン食療法をおこなってくれる病院へと移送。その後、男の子は、その食事療法によって発作から解放されるという話だ。映画の内容はもちろん興味深いのだが、じつはそれ以上に感動したのが、その映画の出演者の多くが、実際にケトン食療法によっててんかんを治した人たちであるということだった。

このように、海外ではケトン食によっててんかんを治している人がたくさんいるという事実が、私の心を揺さぶった。どうしても娘を治したい！

さらに２０１５年11月には『ケトン体が人類を救う』（光文社新書）という本が出版され、私たちの気持ちと行動を後押ししてくれた（＊96）。この本は産婦人科医である宗田哲男先生の著書で、胎児がケトン体をエネルギーとして成長していることが詳しく書いてあった。胎児がケトン体で生きている！　それはすばらしく衝撃的な内容で、ケトン食を始めようとしている私たちを勇気付けてくれる一冊でもあった。

娘とも話をした。薬ではなく食事療法があること、ただ、糖質は摂れないこと、いつまで続くかわからないことなど。娘は薬を飲むのはもう嫌だと言い、ケトン食を始める決意をした。

（3）望みをかける

すぐに、ケトン食療法を取り入れている病院を探した。当時私たちは東京都に住んでいたのだが、一番近いところが静岡県にあった。予約を取れたのが、年内ぎりぎりの２０１５年12月28日。医師に何と言われようと、ケトン食療法をやっていこうと決めていたが、案の定、医師からは薬や手術を勧められた。

初診日、午前中は脳波をとり、午後は問診という1日掛かりの診察。問診ではかなりの時間をかけて、娘の病状を聞かれた。発作の形や時間はもちろんだったが、発作時に右を向くのか左を向くのか、目はどちらに向いているか、指の先は伸びているのか握っているのか、など。詳しく正確に思い出すのは大変だった。娘が2歳の頃に気付いた、何か普通ではない症状についても聞かれたが、その頃はてんかんという言葉すら頭になかったので、どのような感じだったとか、何月何日頃だったとか、そういうことは細かく記憶していなかった。

その他にも、通院履歴や使っていた薬、家族の病歴にとどまらず、親の兄弟やその子どもたち、祖父母の健康状態から国籍、もちろん本人の生活面から嗜好品《しこうひん》、食生活など、問診事項は多岐におよんだ。母子手帳に記録していたことは伝えられたが、10年以上前のお薬手帳などは残しておらず、全てを正確に伝えることはできなかった。長時間脳波とビデオ撮影は診断に欠かせないものなので、次回入院時に長時間の脳波と映像を撮影することになった。

そして年が明けた1月下旬、脳波検査、ケトン食導入のため入院。ケトン食の開始は2016年2月となった。娘は小学校6年生。小学校生活も残り2カ月ということで、4月からは中学生になる。新しい学校生活を不安なくスタートさせたいと思っていた。全ての発作はなくならなくても、せめて日中の発作がなくなればと考えていた。

ケトン食は、アメリカなどでは当たり前に導入されているものだが、日本ではてんかんの治療法としてまだまだ知名度が低く、情報もなかなか得られなかった。医師からは、娘にケトン食が効くか効かないか、どこまで効くかわからないといわれ、他の薬や手術という方法があると何度も確認された。しかしそれでも、親娘2人でケトン食療法をやっていくことの決意は変わらなかった。娘の性格が変わってしまうような薬の副作用も経験しており、「薬ではない！」と感じていたのだから。

（4）食事で治癒させると決意

ケトン食とは、体内のケトン体と呼ばれる物質を産生するために考えられた食事だ。食事は全て食材を量り、以下の Woodyatt と呼ばれる式で計算して作る。

ケトン指数＝K／AK＝0・9F＋0・46P／C＋0・1F＋0・58P

それぞれの食材に含まれるたんぱく質（P）、炭水化物（C）、脂肪（F）の量を計算し、体内でケトン体産生に働く物質を「K（向ケトン物質）」、ケトン体産生阻止に働く物質を「AK（反ケトン物質）」として計算。

これは、かなり脂っこい食事になる。使う食材によっては、油の中に食べ物が浮かんでいると表現できてしまうほどだ。この方法は、計算がとても大変で、どうしたものかと考えていたのだが、後に栄養士の方が計算式の入ったエクセルのソフトを渡してくれたので、退院後の食事の計算は比較的楽にすることができた。

ケトン食を始めて1年以上経った今では、この式に当てはめなくても、ケトン体を出せる食事を作れるようになった。この式は、ケトン体を一定に保つために用いられているのかもしれないが、個人的には、体調が変化すれば、ケトン体を一定に保つのは難しいのではないかと感じる。現在では研究も進み、ケトン体を出す方法も数多く分かってきているので、病院でもう少しやりやすい方法を導入し、多くの人が取り入れられるようになることを願っている。

しかし注意が必要なのは、肝臓などに疾患がある場合、ケトン食療法をおこなえないことがあることだ。ケトン食をしてもよいかどうかの検査はとても重要だ。

ケトン食を始める前に、看護師と栄養士から説明を受ける。ケトン比といわれる比率を1週間かけて3：1という値にもっていくとのこと。「脂質：（たんぱく質＋糖質）」がこの比率になる（脂肪の占める割合が75％になる）。要するに、ものすごく脂っこい食事になるということだ。

「徐々に糖質を減らしていきますが、万が一の低血糖に備えてジュースを用意してください」

「最初の1週間は毎朝、血糖値と尿中のケトン体を測定します」

「血糖値が70より下になり具合が悪くなったら、危険なのですぐにジュースを飲ませて、ケトン食は様子を見ます」

そんな説明を受けながら、2月、ケトン食が始まった。ケトン食を始めるまでは、普通の病院食プラス、おやつまである日々。しかしその日から、病院食以外の飲食は、水とお茶を除いてすべて禁止となった。

娘の場合、決められたカロリーが1日１８００キロカロリー。油でそのほとんどのエネルギーを補ってしまうので、食事の固形物は本当に少ない。入院中って食事の時間が楽しみだったりするけれど、茶碗のふたを開けて「え、これだけ？」と感じたこともたびたびあった。一瞬だけど、娘が悲しそうな顔をするのを何回か見た。特に病院は使える食材が決まっているから、献立を作るのが難しいのかもしれない。でも、その状況の中でも多くのメニューを考えて、娘が楽しめるように工夫してくださっていた栄養士には感謝している。

油については、ちょっと注文を出していた。

「娘は油をそのまま食べられるので、料理を油まみれにしないで別に出してもらえませんか」

「油はこれとこれを使ってほしい。自分で購入しますから」

こんなわがままな要望にも応えてくれた。ケトン食は脂質が多いのだが、多く体内に摂り入れることになるのだから、こだわりがあった。なんでも良いわけではないと思う。自分で購入すると伝えたのだが、病院で出す食事だからということで病院側で用意してくれた。

娘が入院した病院は「ケトン食療法をしています」とホームページにもしっかり出しているところ。それでも「ケトン食なんてダメ」と思っている医師がいるのにはちょっと驚いた。入院中、他のお母さんと話していて聞いた話。ケトン食に興味があり、自分の子にやってみたいと思っていたそのお母さんが、主治医に話してみたところ、「あんなのダメって言われちゃったんだよね」そう言っていた。あんなの、って……。医師の間では情報は共有されているらしいが、そういう医師がいるのも事実。なんだか悲しくなった。

保護者が情報を得て試したいというのに、医師の一言で試すことができない。それが危険極まりないものであるならまだしも、発作の抑制に効果があって、昔からの治療法として確立しているものなのに。残念でならない。

私も、病院にいてすることがないので、本を数冊持ち込んでいた。そのうちの一冊が、先にも紹介した宗田哲男氏の著書『ケトン体が人類を救う』。娘の入院前に購入した本で、ケトン食療法を始めるにあたりこの本に後押ししてもらったし、ケトン体について詳しく知ることができた。入院中何度も、「それでいいんだよ」と言ってもらっている気がした。胎児がケトン体で生きているのなら、人間を生かす方向に働いてくれる物質、そう理解した。

古典的ケトン食は厳格

古典的ケトン食は結構厳しかった。比率が厳格だったから。そしてカロリー制限があったから。お腹いっぱい食べることができないし、入院中は間食もない。娘はお金を持って売店に行き、パンやヨーグルトの前でじっと固まっていることもたびたびあった。

「買っていい？　自分のお金で買うから」

でも決して買わなかった。娘なりにケトン食を理解していたし、どうしても治したいという気持ちがあったからだと思う。私も栄養士に聞いたことがあった。

「舞茸とかカロリーがほとんどなくて、糖質がないものを使って、何か作って持ち込んでもいいですか？」

「たんぱく質との関係もあるので……」

でも、ほんの微々たる量。影響するの？　っていうくらいの微量。それでもダメと言われてしまった。そうか、と肩を落とした。

嬉しいこともあった。ケトン食を始めて数週間で体重が減った、というか元に戻った。これには娘も大喜び。

「お母さん、体重減ったよ！」

体重測定をするたびに笑顔になっていた。それより前の1年間くらいで5kgくらい増えていたから。そして基礎体温も上がった。

しかしお通じの良い娘は、1カ月くらいの間、たびたびお腹を下していた。今までにない量の油を摂るようになったからだと思う。お腹が痛いとベッドに横になることもあった。

それと、ケトン臭というのもあった。ちょっと酸っぱいような匂い。本人よりは周りの人が気付く匂いだと思う。この匂いは1カ月くらいでなくなったけれど。

最初の頃は、毎朝の検尿が苦痛だったように思う。年頃の女の子が、毎朝尿をコップに取って看護師に持っていく。いやだっただろう。これは看護師に伝えて、自分で測れるようにしてもらった。

数値に一喜一憂する日々

そして、娘より私の方が気にしていたこと。娘のケトン体の数値に一喜一憂していた。当時の私は、ケトン体が右肩上がりに増えていくような想像をしていたから、一度上がったケトン体が翌週には減ったりすることに焦りを感じていた。

尿ケトンは毎日プラスに出ているのに、毎週月曜日に測る血中ケトン体が思うように増えない。少なくとも発作抑制に効果があるという４mM以上まで、ケトン体の数値を持っていって維持したかった。

１mMや２mMという数値には難なくたどり着いたから、それ以上増やすのも難しいことではないと考えていた。大間違い。そんなに簡単ではなかった。あ、入院中は。この数値がなかなか上がらなかったのは、ストレスが関係していたのではないかと、今になって思う。退院後コツをつかんでからは、上げたい数値まで持っていくことができるようになったのだから。

病院では１mMから２mMの間を行ったり来たりしていた。もうすぐ３mMに届くかもと思うと、１mMまで下がったりしていた。発作もなくならない。減ったかな、と思うと増える、の繰り返しだった。

主治医からは、ケトン体の数値は３mMあればいいと言われていたが、海外から取り寄せた「てんかんのためのケトン食療法」の本には、４mM以上って書いてあるし、ネットで調べた論文などにも発作抑制に効果があるのは４mM以上と書かれていた。主治医がなぜ３mMで良いと言ったのかは不明だ。

ある日、主治医が血液検査の結果を持ってきて、言った。

「尿酸値が高いので薬を飲みましょう。通常６～７くらいの数値が９になっています。将来、通風になってしまうかもしれない」

また薬か。医者というのは、どうしてこう薬が好きなんだろう。

「薬ですか。少し様子を見てもいいですか？　薬以外で下げる方法も調べたいので」

扱いにくい保護者だったと思う。医師の言うことをすぐに聞かないから。それでも一応、わかりましたと言ってくれる主治医。結論から言うと、退院後、ストレスから解放されて、薬なしで尿酸の数値は元に戻った。

入院中の生活は、全て順調だったわけではない。プライバシーも何もなく、家にいるのとは全く違う生活。それに加え、食事制限や検査。ストレスも相当なものだったと思う。

体を動かすことが大好きなのに、思いっきり体を動かす機会もない。春休みに入って、同年代の子がたくさん検査入院でやってきた。同じ年頃の子たちとおしゃべりできるのは楽しい。食事の時間は学校の給食時間のようになった。でも、皆が好きなものを好きなだけ食べているのを横目で見ながら、自分ひとりケトン食。「私も食べたい」とは決して言わなかったが、心の葛藤は相当なものだったに違いない。逆に退院してしまえば、周りを気にすることはなく、家族皆で同じものを食べればいいのだから、気持ちも少しは楽だろう。そう思った。

3月下旬、小学校の卒業式の月。娘は小学校から卒業式に出ることを拒否された。普通の公立小学校。理由は「式典の最中に発作を起こすと式が止まる」から。本当にこの理由。そう言われた。「出席するなら、保護者席の一番後ろの出口に近いところに座ってください。それなら会場にいられます」

は？　と思った。なぜ卒業する子どもが保護者席？　それも一番後ろって、なぜ？

「入院していて卒業式の練習に参加していないから」

「台詞《せりふ》がわからないから。移動の時などの順番が……」

卒業式を楽しみに、式で歌う歌の練習をしていた娘は、特に悔しさや悲しさを感じていた。

「私は楽しいことが何もないね」

刺さるような言葉だった。

担任は、なんとかしようとしてくださっていたのだが、校長の判断に従うしかなかったのだろう。後に、担任の先生が、卒業証書を持って自宅まで来てくれ、授与してくれた。

退院の数日前、栄養士からエクセルでケトン比を計算できるよう作られたソフトを渡してもらった。退院したその日から、全てを計算して食材を量って作ることになる。ただ、1日のうちの多くの時間を料理のために取られるとは思っていなかった。

「やっと退院だね。美味しいもの、たくさん作ろうね」

小学6年生、12歳のケトン食療法は、このように始まった。続けられるか分からなかったけれど、止めるなんてこれっぽちも考えなかったし、実際、娘の口からも「ケトン食を止めたい」という言葉はただの一度も発されることはなかった。

(5) 4月：中学校に入学

4月。退院して1週間後が中学校の入学式だった。入院中に転居したため、退院後に中学校の制服の採寸、購入、手続きなど忙しい日が続いた。この時も、どこかで発作を起こすかもしれないという不安がいつもあった。娘の発作は、一瞬動きが止まるなどではなく、全身が強張《こわば》り痙攣《けいれん》して倒れこんでしまうので、外で発作があると支えるのが難しい。

なんとか迎えた入学式。退院する前に私一人、学校に出向き、娘の様子を伝えてあった。てんかんがあること、発作があるかもしれないこと、ケトン食という治療をしていて給食を食べられないのでお弁当を持たせること、そして、入学式当日のことも。

本当は入学式前に担任が知らされることはないらしいのだが、この日、式の前に、担任になる先生が「心配ないですよ」と声を掛けにきてくれた。事務の方からも「担架も用意してあるし、何かあった時の体制もできています」とのこと。小学校の卒業式のことがあったので、本当にありがたく思えた。

　他の子が貧血などで倒れる中、娘は発作を起こすこともなく入学式は終わった。式の後、保護者がそのまま体育館でお決まりの役員決めをしている頃、教室では娘が自ら自分のことを話していた。後に先生に聞いた話では、生徒それぞれの自己紹介が終わった後、先生に「皆に話したいことがある」と言ったそうだ。教室の前に出て娘は、自分にはてんかんという病気があること、小学生のころ発作を起こしてクラスメイトに気持ち悪いと言われたこと、いじめられていたこと、発作があったら助けて欲しいということなどを話したらしい。とてもとても勇気の要ることだったと思う。でもみんな、真剣に聞いてくれたらしい。

「大丈夫だよ、って励ましてくれた」と、帰宅後、嬉しそうに私に話してくれた。

　あらかじめ話していたからか、その後、学校で発作があった時も、皆助けてくれた。危ないものをどけてくれたり、先生を呼びにいってくれたり。

　娘の通う中学校は、校内で作る完全給食。給食は食堂に行き、全校生徒で食べる。その中、娘は１人ケトン食の弁当持参。それでも好奇の目で見る人は誰もいなかった。

　もちろん、毎日のケトン食作りは本当に大変だった。「せめて食材の重さを量らなくてよければいいのに。もう少し目分量じゃだめなのかな」そんなことを何度も思った。

　なるべく学校の献立に似たメニューにしてみよう。パスタの時には糖質０麺を使ってみたり、スープジャーでスープや味噌汁を持たせたり。それも全部、材料を量ってケトン比を３：１にして、カロリー計算もしなければいけない。なるべく色々な料理を食べさせたいと思っていたけれど、正直、楽をしたかった。一日中食事のことを考えている気がした。献立を考えて、ケトン比を計算して、材料を１g単位で量って作って……それを１日３回、家族の分は別。

もともと料理が好きではなかったから、よく続けたなと今になって思う。

娘は育ち盛り。１８００キロカロリーのケトン食では、やはりお腹が空く。それと、きっちりやっているケトン食でストレスもあったのかもしれない。食事と決められたおやつ以外のものは何も食べられない。食べられないのは分かっているのに、冷蔵庫を開けてしまう。そんな娘を見て、私も「毎日苦労して作っているのに不満なの？」と思ってしまうこともあった。その状況で自制している娘の心の内はどれほどだったのか。親でありながら理解することができていなかったのかもしれない。

ある日、娘が冷蔵庫に入っていたトマト一切れをつかんだ。それを取り上げようとして、バトルになった。たった一切れ。バカらしい。そのくらい食べさせてしまえばいいじゃないか。そう思うかもしれない。でも、そのトマト一切れの糖質が影響すると思っていたから。今になってみれば、そんなことでストレスを溜めるくらいなら食べてしまったほうが良いと思う。トマトが潰《つぶ》れてぐちゃぐちゃになった。

その時、娘が発作を起こした。私、何をやっているんだろうって涙が出てきた。なんでこんなことで必死になっているんだろう。その時はまだ、ケトン食をつかみきれていなくて、きっちりやらなきゃいけないと思っていたから辛かった。

この時期は、娘も私もお互いに相当なストレスを抱えていた時期だと思う。まだ思うようにケトン体が増えず、発作も目に見えて減ったとは言い難く、制限だけがある日々。

でも、この頃からＳＮＳなどでケトン体についての情報を得られるようになった。もしかしたらこんなに厳しくしなくてもケトン体を増やせるのでは？　１ｇという単位で量らなくてもいいのではないのだろうか？

それと同時に、栄養についてももう少し学ばなければいけないと思った。病院では全く教えられなかった栄養。どうして食事療法なのに、栄養指導がないのだろう？　それも不思議だった。病院からはビタミン剤が出されたのみ。だから自分で勉強するしかなかった。

続けていく自信をくれた１冊の本

この頃、ネット通販で１冊の本を見つけて即予約した。この本の著者である佐藤拓己先生の本『ケトン体革命』（エール出版社）（＊100）。

ケトン体というキーワードに敏感になっていたから、気になって予約。ケトン体が脳にどのように影響をおよぼすかなんて想像もついていなかった私にとって、この本に載っていた１枚の写真はとても衝撃的だった。ケトン体が脳の神経細胞を保護している写真。こんなものが見られると思っていなかったから、思わず「すごい！」と声を上げてしまった。娘や自分の親にまで見せ

図60　ケトン体は神経細胞死を抑制する

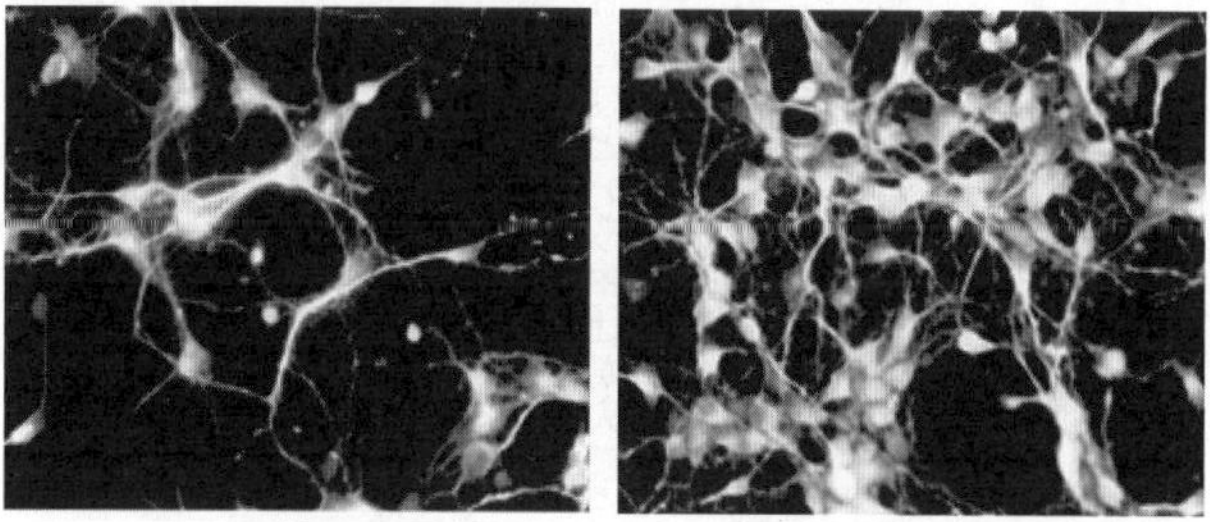

ケトン体 0mM　　ケトン体 1mM

出所：佐藤拓己『ケトン体革命』（エール出版、2016年）

てまわった。「これ、すごくない？」（図60）

ケトン食療法を続けていく自信がついたといっても過言ではない。ケトン体が娘の脳を守ってくれる！　そう確信した。そして改めて、人間の体の素晴らしさに感動した。

大丈夫。ゆっくりでいい。今までと同じ時間をかけて治していく覚悟が必要だと考え直した。入院前に観た『誤診』という映画を思い出す。その映画ではケトン食療法を始めて2～3カ月後に、てんかん発作が抑制される様子が描かれていた。けれど、その子と娘は違う。病状も、発作の回数も期間も全て違う。同じように治ると考えるほうがおかしい、医師に対してそう心の中で叫んだばかりじゃないか！

「冬までに治るかな」

「分からない。でも続けていこう」

焦るのをやめようと決意したけれど、娘の発作を見るたびに、心の中は焦っていた。中学生になって、部活に入るのを楽しみにしていた娘。バスケ、テニス、吹奏楽、どれにしようと悩んでいた娘。４月下旬の部活体験後、友達からの誘いもあり、バスケットボール部に入ることを決めた。しかし、ここでまさかの学校からの入部拒否。

「小学校と違って監督する教師がいつもいるわけではない」「何かあったとしても責任が取れない」「中学生は遠征試合などがある」

「責任はとらなくてもいいです」「遠征試合は行かないことにしたらどうですか」

でも、受け入れてもらえなかった。じゃあ、吹奏楽部は……？

「コンサートやコンクールがあるので……」「皆で演奏するので……」

　要は、迷惑がかかるから、和を乱すからと言いたいらしかった。部活は全員参加というのに、入りたいという生徒が入部を拒否される。小学校の卒業式のことを思い出し、ここもかと、がっかりした。

「部活やりたいな」友達が部活に励んでいる姿を見て娘が言う。「友達に、一緒に部活やろうよって誘われたのに」「てんかんなんかなければよかった」「自分じゃなきゃ良かった」

　娘に何を言っても慰《なぐさ》めにはならない。そんな現実もあったから、早く治りますようにと内心穏やかではいられなかった。

　とにかくケトン体を増やしたい。退院時のケトン値は、総ケトン体では４mMを超えていた。でも目標値まではたどり着いていない。どうやったらもっと増やせるのだろう。

　５月、ゴールデンウィーク中の平日、検査入院の予約を入れていた。

「脳波検査で入院ね」

「えー、またぁ」

脳波の検査は、電極を付けて頭をぐるぐる巻きにしなければいけない。頭にクリームを付けるし、かゆくてもかけない辛さがある。仕方がないと分かっていても好きな人はいないと思う。検査入院は、一晩中の脳波、血液検査、尿をチェックする。

5月の検査では脳波に変化がなく、ガッカリだった。「脳波、きれいになりましたね」という言葉を期待していた。そしてさらにショックなことに、血液検査の結果、この入院時のケトン体は1mMにまで減っていた。私のケトン食の作り方がダメなのか？　頑張っていただけに落ち込んだ。栄養士に献立を見せたところ、「これで大丈夫だと思うんですけどね。もう少し様子を見てみましょう。何か分からないことがあったらご連絡ください」と言ってくれた。じゃあ、なんでケトン体減ったんだろう。

ケトン食でアイス――色々なメニューに挑戦

3カ月に1度しかケトン体を測れないのでは、ケトン体質になっているかどうかが分からない。尿中ケトンは毎日調べてくださいと言われていたので、初回は退院後、海外のスティックをネットで購入した。

家では、多くのケトン食を作れるようになってきていた。糖質0麺というものを知り、購入。

これが役立った。０麺を使うことで、ケトン比を３：１に保ちながら、ラーメンやカルボナーラ、ミートソースなど娘の好きな麺料理を作ることができた。ただ糖質制限するだけでは、娘のケトン体は増えない。脂質を増やし、タンパク質も多すぎてはいけない。でも、美味しくしたいし、見た目も楽しみたい。食材の幅が広がったことで、色々なメニューに挑戦できた。たとえば、ベーコンや豚バラ肉を使えば、脂質が多く、なおかつ糖質のない食材なので、その分の油を減らせる。また、糖質、タンパク質がほぼ０のコンニャクやシラタキは、比率にほとんど影響することがないので、量を増やすのに重宝した（図61）。

そろそろ暑くなってきた頃、娘が言った。

「アイス食べたいな」

そうだろう。アイス大好きだったし、暑い。

「よし、じゃあスーパーに行こう」

そう言って出掛けた。スーパーに行って向かった先は、アイス売り場。だけど、買うわけではない。買っても食べさせられない。売っているアイスの原材料を見て歩く。数種類見て、いちばん添加物の少ないアイスの原材料を確認した。「作れるじゃん、これ」。食品の原材料は含有量の多い順に書いてある。それを覚えてうまくケトン食にすればいいわけだ。ありがたいことに、生クリームが使える。脂肪分が多いのでケトン比を維持できる。

「作れそうだよ」と言うと、娘は「やったね！」と喜んだ。ケトン食でアイスが食べられるなん

図61　ケトン食の例1

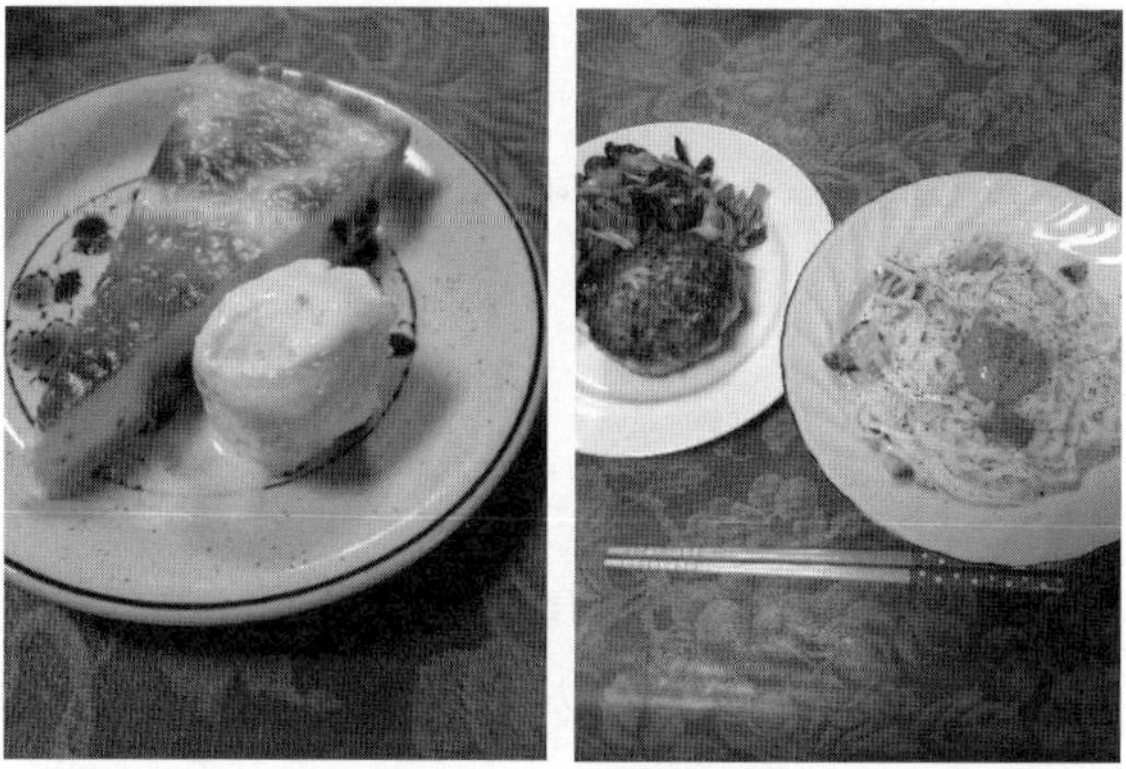

ケトン比（3：1）を保ったまま作ったタルトとバニラアイス

糖質0麺を使ったケトン食、ケトン比3：1

て思ってもいなかったから、嬉しかったのだろう。嬉しそうな娘の顔を見て、私も嬉しくなった。その後、アイスは何度も作ることになる。甘味料には糖として体に吸収されないエリスリトールを使った。

　ただ、糖質が全くの0というわけではないので、1日に食べられる量はそう多くはない。けれど、暑い夏にアイスが食べられた。

「お母さん、これ旨《うま》い！」

　余計なものが全く入っていない、まさに本物のバニラアイスだった。

　そんな風にして、食べたいものが食べられない時には自分で作った。手間はかかるけど、美味しくできて、余計なものは体に入れずに済む。いいことではないか！　糖質0麺など市販品に頼ることはあるけれど、ケトン食でもたいていのものは作れると思えるようになった。

でも、ケトン食を始めて4カ月の時点ではケトン体は多くても3mMだったし、それ以上増やすこともできていなかった。発作も、多少減った感じはあったものの、まだまだ抑制されてはいなかった。次の脳波検査までには発作がなくなっていますように！

1日、1週間、1カ月と、発作を起こさない日が続いていくのを毎日想像していた。きっと、発作はなくなる。そう信じながら1日1日が過ぎていった。

(6) 転機

転機が訪れる。7月末、ケトン体合宿なるものが金沢で開催された。この合宿に参加したことで私の中で何かが吹っ切れた。良い方向に。結論からすると、キチキチのストレスだらけのケトン食から解放されるとともに、やり方が分かった感じ。

食事のことがあり、外食や宿泊が全くできなかった私たちにとって、これは、またとないチャンスだった。今考えると笑ってしまうけど、本当に〝出掛けるチャンス〟だった。だって、宿泊時の食事が糖質制限でケトン食だというのだから。厳密に言うと、細かく計算されたケトン食ではない。それでも、娘が食べられる食事を出してくれる！

今でこそ糖質制限のお店は増えてきているが、当時はどこにも出掛けられなくて困っていたのだからありがたかった。たとえば、お弁当を作って持っていけたとしても（図62）、その日の分だけだし、そうそう遠出できるものでもない。夏休みなのに、家に2人で籠《こ》もらなければいけな

図62　ケトン食のお弁当

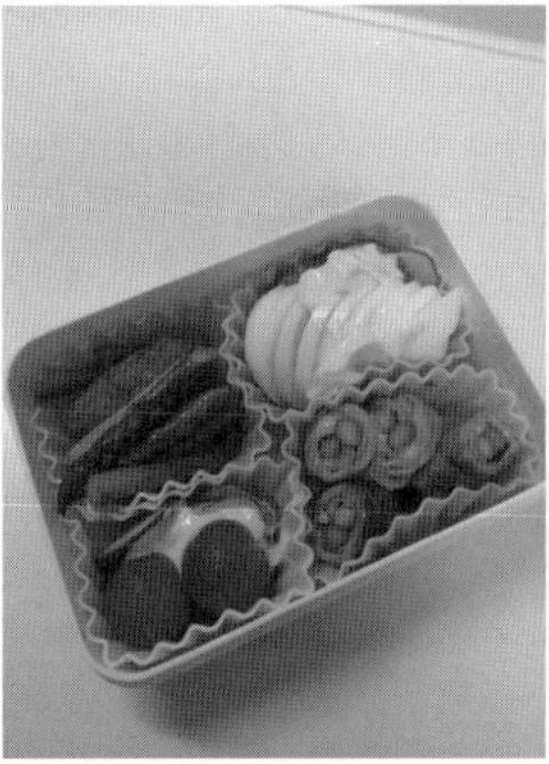

ある日のお弁当。これに油を足す

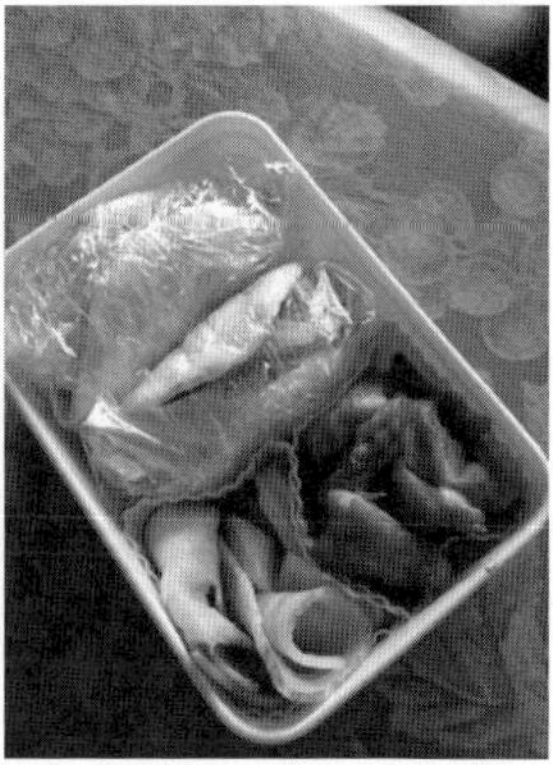

ケトン弁当。ベーコンを使うことでケトン比が保ちやすくなる。

いのかと思っていた。そんなわけで、この企画を知った時にはすぐに申し込んだ。

　神奈川県に近い静岡から金沢まで、久しぶりの2人での長距離ドライブ。

　じつは朝、家を出てから合宿所に着くまで、私は緊張しっぱなし。いつどこで、何のタイミングで娘が発作を起こすか分からないから。

　お風呂の中で発作を起こしたこともあるし、車の中でも、歩いていても、いつどこで起こるかが全く分からない発作。でもこの日は、一度も発作を起こすことなく、初めて会う人たちとの会話を楽しめた。「気が楽だなぁ」。なんとなくそう感じた。いつものケトン食の比率ではないけれど、ケトン食ディナーはとてもとても美味しかった。そしてなんと、低糖質のエクレアまでいただくことができた！　金沢で洋菓子店を開いていらっしゃる堀田洋菓子店の堀田さんが差し入れてくださった。

もう、娘と私の喜びようといったら！　だって、数カ月ぶりの、それも今後食べることなんてできないと思っていたエクレア！　本物のエクレアだったから。

そして、この合宿が大きな転機になったことは間違いないし、多くの新しい糖質制限仲間との出会いがあったことは、その後の生活の励みにもなった。

合宿から帰って、すぐに簡易のケトン体測定器を購入した。これで日々のケトン体の数値が分かる。さっそく娘のケトン体を測定してみる。数値は2・6mM。まだまだ足りない。少しずつ工夫していった。油を足してみる。ケトン比を3：1から4：1にしてみる。脂質を植物性から動物性にしてみる。

あまりきっちりやりすぎると、ストレスを感じる。これも血糖値を上げる原因になっているのでは？　体は全部つながっている、と考えたら、ケトン比だけを気にしていてはダメなのではないだろうか？　日常生活から全て見直す必要があると思った。

ストレスを溜めすぎないような生活。必要な栄養素を考え、そして、娘にはメンタル面でのフォローも重要だった。

娘とともにケトン食を続け、数カ月の間ケトン体質でいた私は、自分だけ糖質を摂る食事に戻った。そしてケトン体からグルコースに変わった時の変化を体感した。なんとなく体がだるく、重く感じる。しゃきしゃき動けない。え、自分ってこんなに怠惰《たいだ》だっけ？　と思うほど。書いたり読んだりしていても、何かが今までと違う。

極めつけは、それまで数カ月の間、昼寝とは無縁だったのに、眠気に襲われるようになった。はっと気付くと、いつの間にか眠っていた、ということがたびたびあった。そういえば昔は、昼食後、必ず眠かった。この数カ月、それが全くなかったから忘れていたのだけれど、いつの間にか、昼寝の要らない、眠気に襲われない体質になっていたらしい。ケトン体がエネルギーの時は、本当に日中眠くなることがないのだ。

実際にケトン体質とグルコース体質を何度か経験すると、脳の働き、物の考え方、体の動き方が違うのが分かる。糖質から抜け出すのは大変かもしれない。我が家は娘の治療のためのケトン食だから、家にはお米や小麦粉、麺類、砂糖などがなく、パンも買うことがなかったため、必然的に制限することができた。ケトン体質からグルコース体質に体を持っていくのは大変だったけれど（ウロペーパー〔※尿検査用試験紙〕の色を０か１にしなければいけなかった）、ケトン体質に戻すのは簡単だった。娘と一緒にケトン食を食べるだけ。ケトン体質に戻ると同時に、あの体のなんとなく重い感じや眠気がなくなったのだから面白い。

娘のケトン体の数値は８月になっても相変わらず３mMか４mMの間をうろうろしている。

「あがれー。あがれー。ケトン体増えろー」

声に出して呪文のように唱えていた。

食事も見直してみる。病院からの指導はケトン比3：1。でも、海外では4：1が主流。というわけで、4：1の食事で作り直してみた。8月下旬、ケトン体の数値が4・7mMになった。なにか分かった気がした。

当時はケトン食レシピの本がまだなく、海外から購入していた。それを見て思った。「日本人に合うケトン比4：1以上のレシピ本を作ってしまおうか」。海外のものにはグラム単位で材料が載っていて、ケトン比まで書いてある。でも日本にはそんな本はなかった。

4：1で料理をし始めて、娘のケトン体は増えていった気がする。9月上旬には6・4mMという数値まで増やすことができた。ケトン体の数値と発作の関係は、まだ手探り状態だったけれど、それを知ることができれば助けになる人がいるかもしれないと考えていた。

数値の上昇とともに起きた娘の変化

ケトン体の数値が増えてきてからのこの数カ月の間に気付いたことがある。だいたい3〜4mMを超えたあたりからだろうか、娘の様子が変化した。発作が減るとか健康になるというかそういうことではなく、性格というか考え方や行動に、あれ？　と感じるようになった。

「最近笑顔が増えたよね」「ありがとうってよく言うようになったよね」

気分が落ち込むと、2日も3日も口をきかなくなってしまうこともあったのに、物事を前向きに考え、立ち直るのも早くなった。読書をしても飽きてしまう子だったのに、集中して読むようになっていた。

え、ケトン体すごくない？

ケトン体の影響だけではないのかもしれない。栄養も考えたし、環境も変えたから。でも、栄養と環境を考えたからケトン体が増えるようになった、というふうにも考えられるのではないかな？　その結果、ケトンが良い方向に働いてくれた、と。

とにかく、ケトン体の増加とともに娘が変化したのは紛れもない事実だった。

決して何もかもが上手くいったというわけではない。ただ、てんかんの発作がなくなれば良いと思って始めたケトン食の効果が、まさかの想像もしなかった部分に表れたということなんだと思う。ケトン食を続けていくのはそう簡単なことではない。でもこれだけプラスの変化があった。これは、思考を司る脳に何らかの変化があったから、なんじゃないのかな。素人ながらにそう思った。

娘は2学期から学校に行かない選択をした。自分の存在を否定され続けた数年は、娘の心に深い傷を残していた。少し休もうと話した。

「行きたいと思うようになったら、行けばいいよ」

ホッとしたからか、束の間ストレスから解放されたからか、ケトン体を4mM以上に持っていくことは難しいことではなくなった。でも、だからといって、てんかん発作がゼロになったわけではなかった。

ある日の朝、まだ起床する前、発作があったので、ケトン体を測ってみた。血糖値１００、ケトン体１mM。こういうのがよく分からない。ケトン体が少なかったから発作があったのか、発作を起こしたからケトン体が減ったのか。ケトン体が多く出ているとされる朝方なのに。こうなんです！　とハッキリ分かればいいのに。

体は正直だと思う。脳も体も全部つながっている。どこか調子が悪い時は、必ずどこかに原因がある。その原因をすぐに突き止められれば良いのだけど、それが分かるのに時間が掛かることも多い。毎日同じ比率を保って作るケトン食。同じ環境、風邪を引くわけでもない。それなのに、ケトン体が２mMや３mMも当たり前のように上下するのはなぜ？

それを考えた時に、唯一変化しているのが娘の思考だった。これが直接関係するのか分からないけれど、無関係ではないと思う。それこそ、こんなことを医師に言ったところで「関係ない」と言われてしまうのだろうけど。

自作のケトン食レシピ集

私は料理が好きでないことは前にも書いたのだけど、ケトン食は作らなければいけない。だから、できるだけ簡単に美味しく作れたら、と考えていた。糖質制限レシピではなく、ケトン比の書いてあるレシピが欲しかった。でもない。それならば、と簡易なレシピ小冊子を作ってみた（図63）。

図63　ケトン食のレシピ集

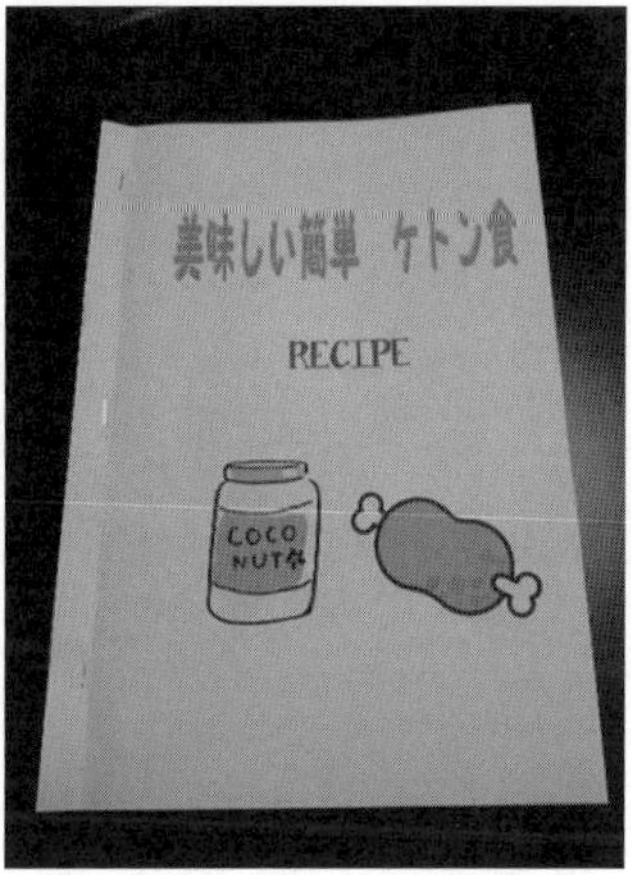

KMさん手作りのケトン食レシピ集

ケトン比3：1〜4：1のレシピを15くらい載せた

世に広く出ることはなかったけれど、数名のSNSの友人が欲しいといってくれた。彼らはてんかん治療でケトン療法を実践しているわけではないけれど、日常的に糖質制限をしている人たち。ケトン比に則って作るケトン食は、こんな感じの配分になるということは知ってもらえただろう。

　試行錯誤しながらも慣れてきたからなのか、娘の体質がケトン体質になってきたからなのか、10月中旬には7・4mMという数値まで行き着いた。その時の血糖値は69（**図64**）。普通の基準値からすれば危険といわれている数値だろうか？　娘はケトン体がしっかり回っているためか、すこぶる調子が良い。

　ちなみにこれは全ての人に当てはまるわけではないし、低血糖が大丈夫なわけでもない。事実、ケトン食療法をおこなえない体質や疾患を

図64　ある日のケトン体濃度と血糖値

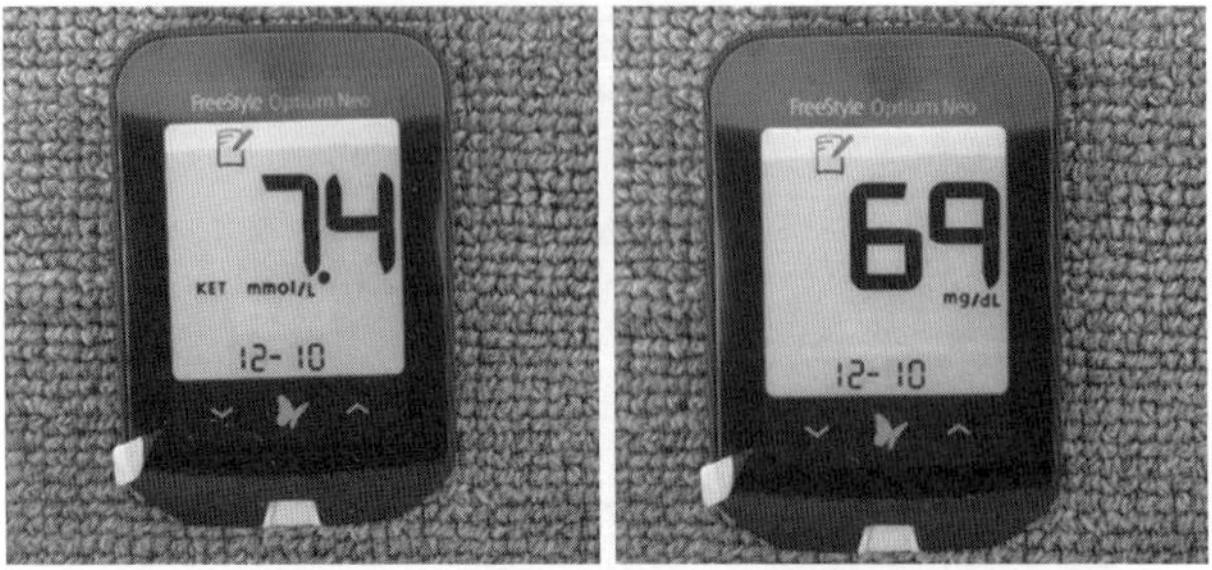

ケトン体濃度7.4mM　　血糖値69mg/dL

持っている人もいるので、ケトン食をおこないたい人は、ケトン食を良く知っている医師（頭から否定しない医師）に相談してから始めてほしい。

ケトン体を増やせるようになってからも難しいと思っていたのが、6mM以上を維持すること。食事は比率が変わらぬように作るが、やはりその日その日の生活によって数値は上下する。毎日1時間ごとに測るわけにもいかない。食事に気を付けつつ生活を安定させることも必要だった。

7・4mMまで増えた数日後、娘は再び検査入院。入院にはストレスが付き物。好きではない脳波の検査が待っているのだから、ため息も出る。それでも定期的に脳波がどうなっているのかを知りたい気持ちもある。病院に行くたびに「脳波、きれいになりましたね」の言葉を期待するのだが、そう簡単にはいかない。

医師の中では、ケトン食療法を続けるにあたり2〜3カ月が一つの区切りであるらしく、検査入院するたびに、他の治療法も……と言われる。発作が0になっていないからだろうか。薬は数種類試して効かなかったし、副作用で怖い思いもしているから使いたくない、という話をしてあるのに、違う薬があるから、と言う。ため息。

病院のケトン食は美味しいらしい。娘曰《いわ》く「毎日食べたい」。ケトン比を保ちつつ、これだけバリエーションに富んだ味付けや料理を考えてくれる栄養士ってすごいと思う。うちにも欲しい。ちょっと愚痴ってしまう。

入院時と退院時のケトン体の数値の変化を書いてみる。

入院前、10月12日………7・4mM
入院時、10月14日………4・2mM
退院後、10月18日………5・7mM

この後も3mM台から6mM台をうろうろする毎日だった。それでもやり方が分かって慣れてきたし、ケトン体も確実に増やすことができるようになった。まだまだこれから。

(7) ケトン食は楽ではない

ケトン食を続けるのは決して楽ではないと思う。始めてすぐに発作が0になるなど、効果が目に見えてすぐに分かるわけではないし、何カ月も、場合によっては何年も続ける必要がある。脂質を大量に摂取しなければいけないけれど、その油も選ぶ必要があると思うし、その分お金もかかる。

添加物が入っていたり、油を作る過程で溶剤を使っているような油は、続けて大量に摂取してよいとは到底思えない。病院でマーガリンが出てきたのには正直驚いた。トランス脂肪酸は避けるべきだと思っているし、トクホと言われている物も本当に良いものか自分で調べて納得した方がよいと思う。

「ちょっとやってみよう」とか「できなかったらやめればいい」では、本当の結果が出るまで続けることは難しいのかなと思う。ケトン食は「糖質を制限すればいい」だけではないから。脂質との割合があるし、そもそも一般的に主食といわれている物を食べることができない。慣れてしまえばなんてこともないけれど、本人や支える家族にとって、初めは負担に感じるかもしれない。

中途半端に止めてしまって「結局ダメだったね、辛かったね」という気持ちしか残らないかもしれない。私と娘は、信念と執念を持ってやっているといっても言い過ぎではないと思っている。

効果が目に見える形ですぐに表れるなら、続けることもそう難しくはないと思うのだけれど、時間がかかる場合、「本当にこれでいいのかな?」という不安や焦りが出てくるもの。そこを乗り越えるためにはそれなりの覚悟が必要で、本人の強い意志と周りの協力と理解が不可欠になってくる。

赤ん坊でもなく大人でもない10代の若者にとっては、それこそ食べ盛りだったり運動量が多かったり、また、友達などからのお誘いがあったりして、大変な治療法かもしれない。ケトン体の数値を維持するためにパンの１つも食べられないし、暑いとか喉《のど》が渇いたからといってジュースを買って飲むこともできない。お友達とワイワイおしゃべりしながらファストフードの店に入って飲み食いすることもできない。でも脂肪はたくさん摂る必要がある。

２０１７年になって糖質制限がかなり広まってきていて、その波に乗ろうという企業努力もあってか、色々な場所で糖質制限食が食べられるようになってきている。治療としておこなう人にもだいぶやりやすくなったのではないかなと思う。

ケトン食を続けていくことで、良いこともたくさんあることが分かった。砂糖を減らしていくことで、性格が穏やかになる。糖質を減らしてケトン体をエネルギーにすると、思考や体がシャキっとする。自炊をして惣菜などを買わなくなるので添加物の摂取をとことん減らせる。薬を減らす、もしくは無くせれば、副作用に苦しまなくてすむ。副作用によくある眠気や頭痛、だるさに悩まされるようなこともないから、生活の質が向上するともいえる。

世の中にはケトン体を悪者にする人がたくさんいる。危険だという。それではなぜ、１００年近く前から疾病の治療法として世界中でケトジェニックダイエットが用いられてきたのだろう？２０１６年４月からは、厚生労働省により、てんかんなどの治療法としてこの食事療法にも保険が使えるようになった。いわば、国としてもケトン体を認めざるを得ない、ということだろう。それでも危険と言い続けるお医者様方……。

薬だけが治療法ではないと思うのだけれど、今の日本では薬や手術がまず勧められる。どうして人の体を作り上げている食に目を向けないのだろう。食事療法があるのならそれも提示してほしいと思うのは私だけではないと思う。娘がてんかんと診断されて5年以上の間、医師からケトン食療法について一度も聞いたことがなかった。

まだまだケトン体の脳に対する作用や効果は解明されていないかもしれない。けれども、多くの人がケトジェニックダイエットによって発作をなくしたり減らすことができている。

これから先、さらにケトン体についての研究がなされていくだろう。そして多くの疾病に対してケトン体が有効であることが明らかになっていくものと思われるが、医師にはそうした情報を患者に提供してほしいし、患者も医師任せではなく、自ら調べることをしてほしいと思う。病気を治せるのは医師でもなく他人でもなく、患者本人なのだから。

薬の副作用に悩まなくてよくなるならば、やってみる価値はあるのではないか。てんかんの治療法として、薬と手術のほかにケトン食療法も選べるよう、最初に医師の口から説明するような時代が来ればよいのに。そうなることを願ってやまない。

ケトン食を始めて1年半ほど経った頃、娘の日中の発作がないことに気付いた。

「そういえば、最近起きている時に発作がないよね?」

今まで昼夜問わず発作があったから、日中発作がないということはこんなにも気が楽なのかと嬉しかった。不安が全くないわけではない。発作が0になったのではないし、いつあるかドキドキしている。ドキドキしているけど、以前に比べたら確実に心配が減っているのだから、万歳だ。

1年や2年という月日が長いか短いかの感じ方は人それぞれだと思う。続ける期間は、医師にもよるのだろう。娘は1年半かけてやっと手応えを感じた。その期間を待てるかどうかが重要かもしれない。

(8) レシピの実例

参考までに、ケトン食を作るのに重宝した食材たちを紹介しようと思う。かなり細かいので「えー、そこまで?」と思うようなこともあるかもしれないけど、古典的ケトン食は0コンマgまで計算している。

まず、絶対に必要なのは脂質。我が家でよく使っているのは、オリーブオイル、ココナッツオイル、バター、亜麻仁油、えごま油、MCTオイル、それとスーパーなどで無料で置いてある牛脂。たまにごま油も使う。

サラダ油やマーガリンはいっさい使わない。

最初の頃はココナッツオイルが多かったけれど、バターをたくさん食べるようになってからケトン体が増えてきた気がする。気のせいかもしれないが、植物性より動物性ということだろうか?

豚バラやベーコン、アボカドは、脂質が多く、ケトン食には使いやすい食材。ケトン比を下げたくないがたくさん食べたい時にはもってこいの食材だと思う。それとマヨネーズ。知らない人もいると思うけれど、マヨネーズは全卵タイプより卵黄タイプのほうが糖質が少ない。といっても１００ｇ中３ｇほどの差。１回の食事で１人に１００ｇ使うことはなかなかないから気にしなくても良いのかも知れないが、１日の糖質を10ｇほどにしているから、１つの食材で摂る糖質量は少ないほうがいい。

かさ増しに使ったのは、糖質がほぼ０のしらたきやこんにゃく、そして舞茸。舞茸はきのこの中でも一番使う。

きのこ類もじつは少しではあるけど糖質があって、量が増えれば糖質量も増えてしまう。でも舞茸は０なのでたくさん使えるし、美味しい。

豆製品では、豆腐。豆腐の中でも絹豆腐より木綿豆腐、木綿豆腐より焼き豆腐のほうが糖質が少ない。

缶詰もよく使う。サバ缶とかツナ缶。もともと面倒臭がりなので、料理は簡単にできるほうがいい。魚介類や肉類はほぼすべてよいのだけれど、練り製品や加工してあるものはアウト。また、タンパク質が多すぎるとケトン比が下がるので、あまり一度にたくさんは食べられない。

葉野菜はよく使う。ほうれん草、モロヘイヤ、小松菜など。そしてレタスよりサラダ菜。じつはサラダ菜のほうが糖質が少ないうえ栄養が多い。

れなりに摂れる食材はないものかと探していた。おかげで普段使うものについては、だいたいどのくらいの糖質があるかが分かるようになったし、毎日秤で量って調理するから、見た目でだいたいの重さも分かるようになった。外食する時に役立つ。外食時は油が足りなくなるので、ココナッツオイルなどを持っていって、食事の量に合わせて食べさせたりもしていた。

少しでもどなたかの役に立てば幸いだと思う。私たちと同じように悩んでいる方々の未来が明るくなるようにと心から願っている。

第8章

エネルギーシステムから見る鳥類と獣脚類

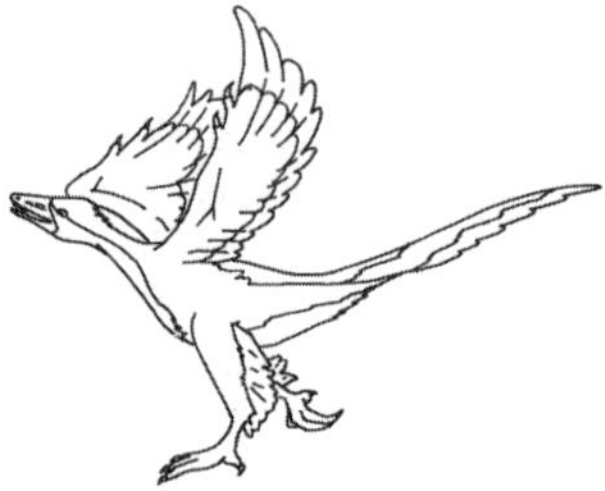

鳥の高い代謝効率の理由

最後に少し、この本のテーマ「ヒトの脳」からは道を一本逸《そ》れて、道草をさせてください。鳥の話、そして恐竜の話へと続きます。それでもやはり、ブドウ糖やケトン体が関わってきます。そして「インスリン学説」もたびたび登場します。

すでに述べましたように「インスリン学説」はあくまで学説ですが、ここでは肯定的に捉えて話を進めます。その方が説明がうまくできそうなのと、その方が面白いからです。

では始めます。鳥は哺乳類よりも健康長寿ですが、鳥の高い代謝効率の基盤は以下の３つの指標にあることを提案します。

・高血糖
・高ケトン体
・インスリン耐性

（１）鳥は長寿

小さな脳なのに高い知能、また哺乳類よりも長生き

筆者はサザナミインコという鳥を飼っています。体重50g程度の小さな体で脳の重量は数グラム程度なのに、その高い知性に目を見張ります。人間の言葉を覚えますし、どのような状況でその言葉を使うかを理解しているように思えます。何種類もの感情表現があり、同じ程度の体重のマウスなどのげっ歯目と比べても、はるかに感情表現が豊かなように感じるのです。鳥の小さな脳の高い能力には、全く驚くばかりです（＊101）。

鳥の知能の研究で有名だったオウムのアレックスは、人間でいえば5歳か6歳程度の知能を持ち、場面ごとで使う言葉を適切に選択して用いることができましたし、足し算および引き算もできたといいます。

また、鳥は哺乳類よりも長生きです。たとえばオウムは40〜60年生きると聞きますが、同じぐらいの体重のウサギは10年くらいしか生きないそうです。このように鳥が哺乳類よりも一般に長寿であるのはなぜなのでしょう？

（2）鳥は高血糖

鳥は超高血糖、かつ超高ケトン体である

図66を見てください。これは猛禽類とワニの、血糖値とケトン体濃度を調べた論文です。

まずこの論文からわかることは、ヒトの血糖値はワニと同程度ということです。驚くべきことは、ワシ、タカ、およびフクロウの血糖値は、ヒトの3〜4倍程度です。

またケトン体の濃度は、ワニでも3倍程度、ワシ、タカ、フクロウでは10〜30倍程度もあ

図66　鳥は高血糖・高ケトン体

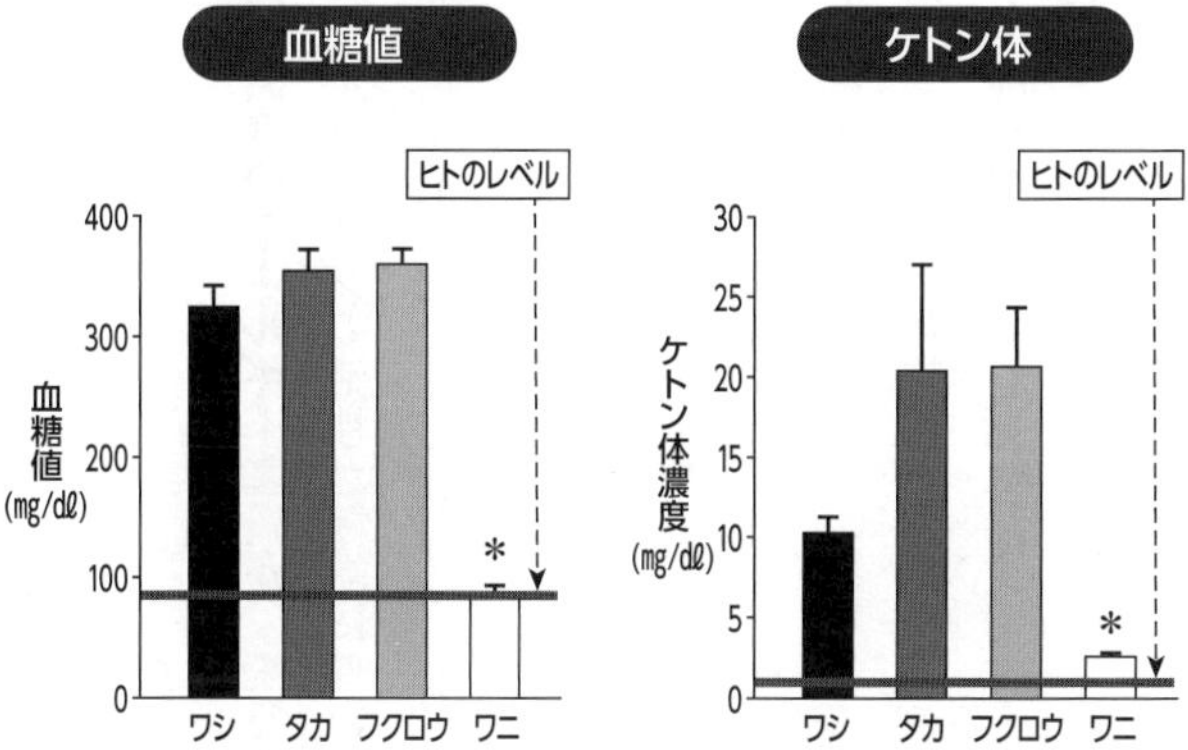

（参考文献*29）

るという事実です。

これらの指標を、もしヒトの臨床の現場に当てはめれば、確実に糖尿病と言い渡されるレベルの高さです。

図66からわかることは、

1．鳥は高血糖である。
2．鳥は高ケトン体である。

ということです。

この高血糖と高ケトン体濃度を可能にしているのはいったい何なのでしょう？

（3）鳥はインスリン耐性

高い濃度のエネルギー基質が、飛行を可能にする

鳥はインスリンの活性が極端に低いのではないか（臨床の世界では、これを「インスリン抵抗性」もしくは「インスリン耐性」といいます）と、すぐに思いついた人はいましたでしょうか？

インスリンの活性が低ければ、ＧＬＵＴ４を活性化しないために血糖値が高いままになります。またケトン体の合成（ＨＭＧＣＳ２）がインスリンによって抑制されないために、ケトン体値が高いままであることも納得できます。その実験をおこなったのが**図67**です。

鳥は哺乳類に比べるとインスリンが効きにくいのです。**図67**では、ラットとニワトリにインスリンを注射した時、脂肪組織でのインスリンのシグナル分子（ＩＲＳ‐１といいます）のリン酸化のレベルを見た論文です。ラットでは強いリン酸化が観察されるのに対して、ニワトリではほとんどリン酸化が起こりません。

これを生化学者が見れば、このように結論づけるのです。

図67　鳥はインスリン耐性

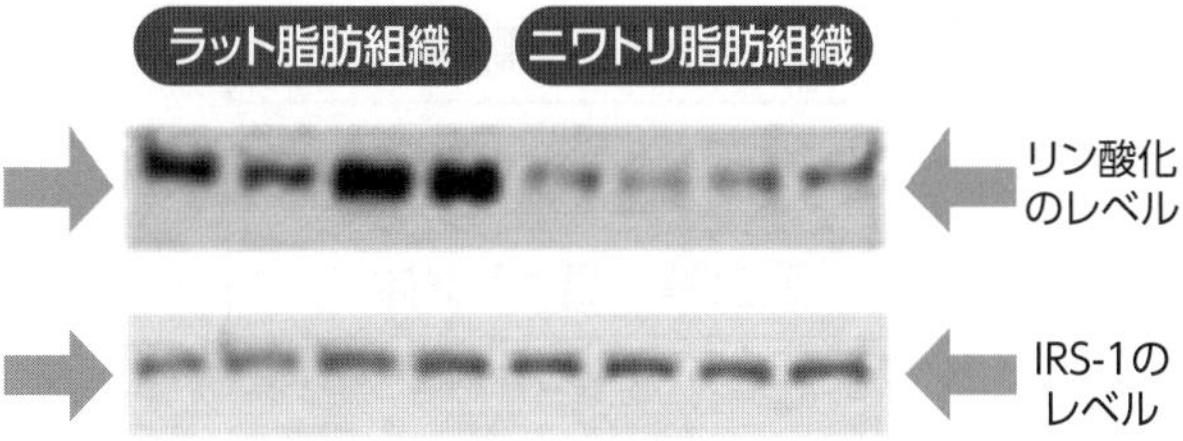

インスリン添加後のIRS-1のリン酸化のレベル

（参考文献＊30）

1. ニワトリではインスリンが効きにくい
（インスリン耐性）
2. ラットではインスリンが効きやすい
（インスリン感受性）

ということです。

これらの結果もやはり、鳥が「1. 高血糖、2. 高ケトン体、3. インスリン耐性」という特性を持っていることを示しています。

この3つの性質が鳥の共通する性質だとしたら、インスリン学説からどのような推察ができるのでしょうか？

インスリン学説では、「インスリンは老化を促進する」とみなしていますから、インスリン学説から鳥の長寿のメカニズムを述べるとすれば、**図68**のようになります。

図68　インスリン学説からみた鳥の長寿のメカニズム

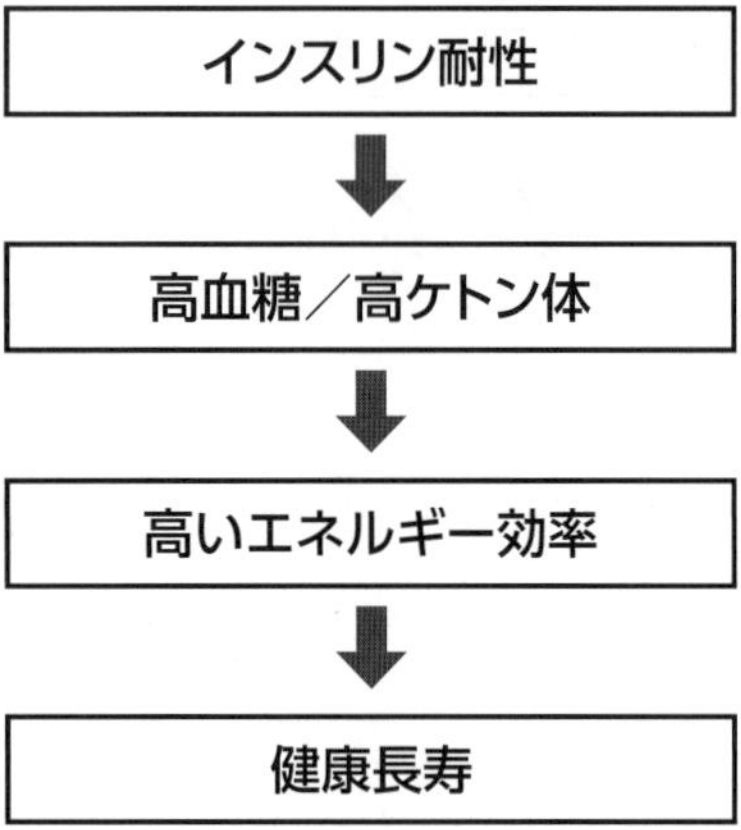

「鳥はインスリンが効きにくいために、老化が進行しにくい」という結論です。

しかし、これもまだ答えが出ていないことでもあります。だからこそ鳥はミステリアスな存在なのですが。

ここで私が言いたかったことは、鳥の飛行を可能にする高いエネルギー効率は、高血糖と高ケトン体であればこそ可能であったということが考えられるということです。血管の中に高い濃度のエネルギー基質、すなわちブドウ糖とケトン体があるからこそ、鳥は飛べるのであり、言葉を覚え、モノマネをし、時にはヒトに甘えたりスネたりしながら、長い年月を生きられる（長寿である）のではないかということです。

（4）鳥が鳥になった生理学的根拠

獣脚類や鳥類の圧倒的な運動能力

これから少し、爬虫類から鳥へと向かう進化の考察をしてみます。

石炭紀（3億年前）に爬虫類には3つのグループが存在していたとされます。**無弓類**、**単弓類**、そして**双弓類**です。これは眼窩《がんか》の後ろにある頭蓋骨の穴（側頭窓《そくとうそう》）の数で、この穴がないものを無弓類、ひとつのものを単弓類、ふたつのものを双弓類といいます。

現在の大部分の爬虫類、鳥類、そして獣脚類などに向かうのは、双弓類のグループです。また、哺乳類型爬虫類を経て哺乳類に向かうのが、単弓類のグループです。**図69**を参考にしてください。

爬虫類の先祖である無弓類が双弓類と単弓類に分かれた約3億年前と、原始的な獣脚類が出現する約2億3千万年前の間で、インスリンのシグナル伝達に必須ないずれかのタンパク質に突然変異、あるいはゲノムの組み換え、あるいはゲノムの失活が起こったのではないでしょうか。これらの変異が、高血糖と高ケトン体というエネルギー基質を大量に組織に供給

図69　インスリン仮説から見た哺乳類と鳥類への進化

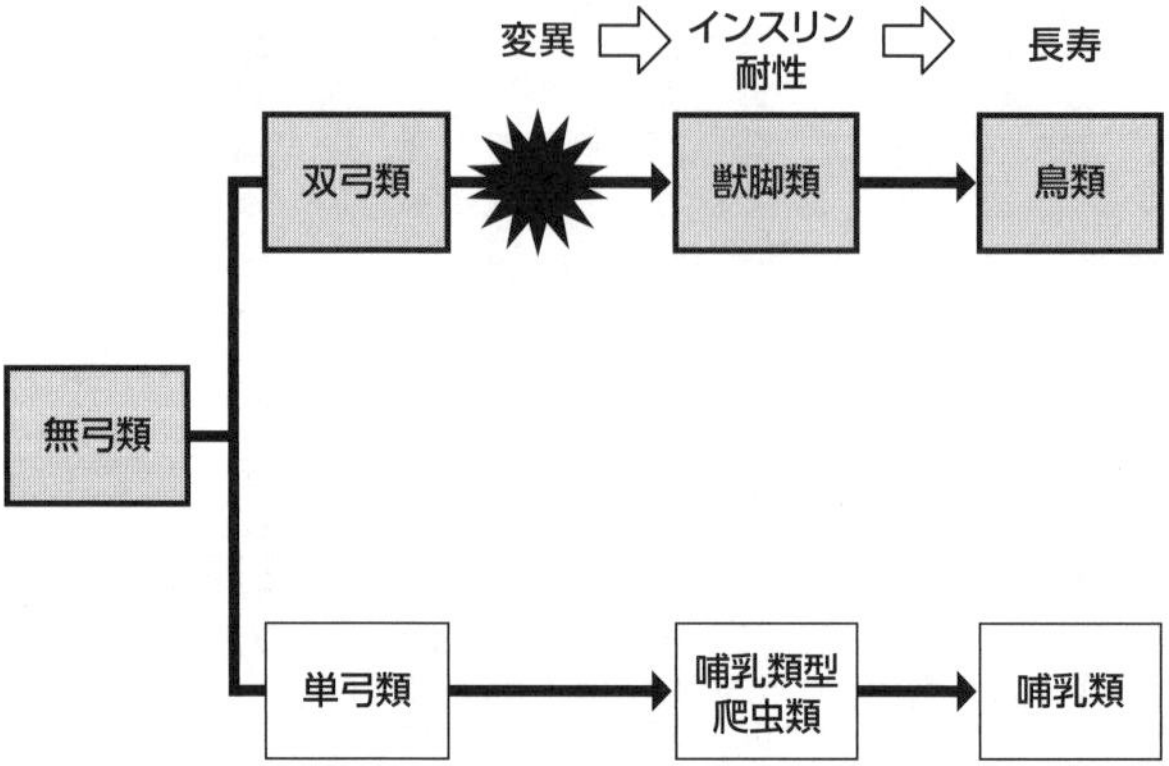

することを可能にし、気嚢《きのう》から大量に供給される酸素を消費する能力を与え、獣脚類や鳥類などの圧倒的な運動能力を生み出した可能性があります。

この変異を受け継いだ集団は、他の双弓類や単弓類よりもエネルギー代謝の点で圧倒的な容量を持つようになり、双弓類から獣脚類／鳥／翼竜へと向かいながら、その子孫のグループはインスリン耐性（インスリンの効果が低いこと）がエネルギー代謝の機能の基本となったのではないでしょうか。

このためインスリンが老化ホルモンとして機能しないので、結果として（意図せず）健康長寿が可能になったのではないでしょうか。

またそのインスリン耐性のために、高血糖・

高ケトン体という、組織に最も高濃度でエネルギー基質を供給できるシステムを備えたのではないでしょうか。これほど高いエネルギー基質の供給が可能になったからこそ、気嚢システムと骨盤の構造を基本とした高い運動能力を維持できたと考えられます。

これが「鳥が鳥である生理学的な根拠」であると私は提案します。

インスリンの作用による哺乳類と鳥類の4つの違い

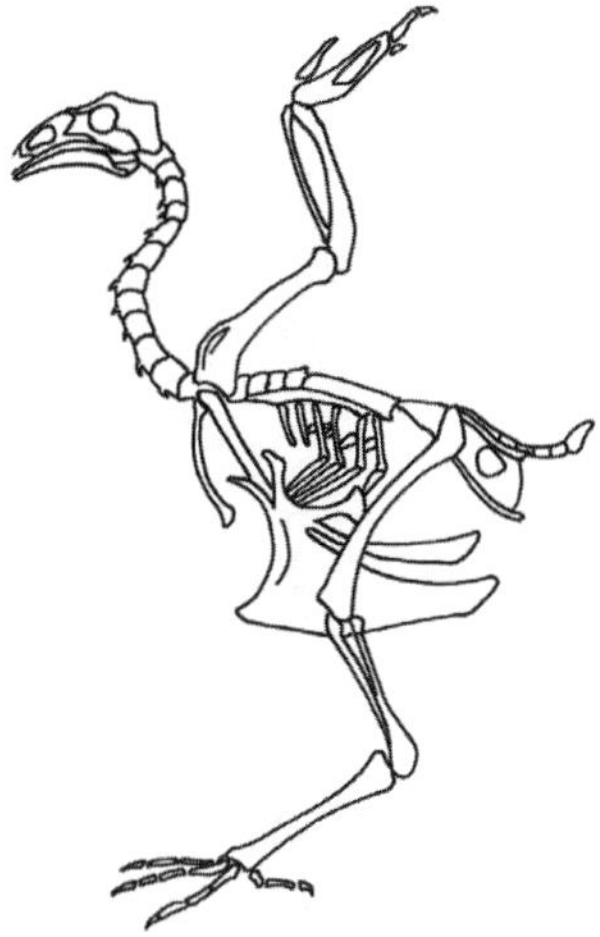

インスリンの機能はまた、「鳥が鳥になった生理学な根拠」でもあるかもしれません。

約2億年前（三畳紀末頃）までに、単弓類である哺乳類型爬虫類は、双弓類である獣脚類に駆逐され、地球上から姿を消してしまいます。哺乳類型爬虫類は骨盤を獣脚類ほど高く持ち上げていなかったために、運動能力が獣脚類よりもはるかに低いので、地球上から駆逐されてしまったといわれています。哺乳類が骨盤を獣脚類と同じように高く持ち上げるのはジュラ紀以降で、はるかに獣脚類より遅かったことがわかっています。

インスリンを中心にして哺乳類と鳥類を比較することが可能です。インスリンの生理作用は次の4つにまとめることができます。この4つの作用の違いが哺乳類と鳥類の最も基本的な差異である可能性があります。哺乳類と鳥類の比較のための4つの指標とは次のものです。

1. 血糖値
2. ケトン体濃度
3. 肥満
4. 寿命

哺乳類はインスリンの作用が強いまま残ったので、低血糖・低ケトン体であり、肥満が多く短命です。また鳥類は高血糖・高ケトン体であり、肥満が皆無で長寿です。「バードパラドックス」と歴史的にいわれてきたものがあります。簡単に述べると、「鳥は酸素消費が哺乳類より多いのに、哺乳類よりも長寿である」ということです。バードパラドックスはインスリン学説から明確に説明できる可能性があります。

気嚢による高いガス交換能力――鳥類、獣脚類の特徴

ここで、鳥の生理学的な特長とされる、気嚢について考えてみましょう。鳥類が飛行という特殊能力を身につけることができたのは、気嚢によって高いガス交換の能力を持つことができたからだといえます。

陸上にいる哺乳動物では、チーターが時速１２０キロ以上で走行できますが、この状態を10秒継続できればよい方でしょう。最大速度での走行距離はせいぜい数百メートルです。この状態を維持するだけの肺のガス交換の能力を哺乳類は持ち合わせていないためです。

これに対してダチョウは、時速60キロ以上で最低でも何十分も持続して走行することが可能です。この時、走行距離は数十キロにおよびます。このダチョウの卓越した長時間にわたる走行能力は、哺乳類では到底到達できないレベルのガス交換の能力を持ち合わせているからこそ可能なのです。

鳥類と哺乳類の、ガス交換能力における決定的な差を生み出しているのは、呼吸器の構造の大きな違いです。それこそが気嚢の存在なのです。鳥類の肺では気嚢があることによって、

図70　気嚢システム：鳥と獣脚類の高い運動性能の秘密

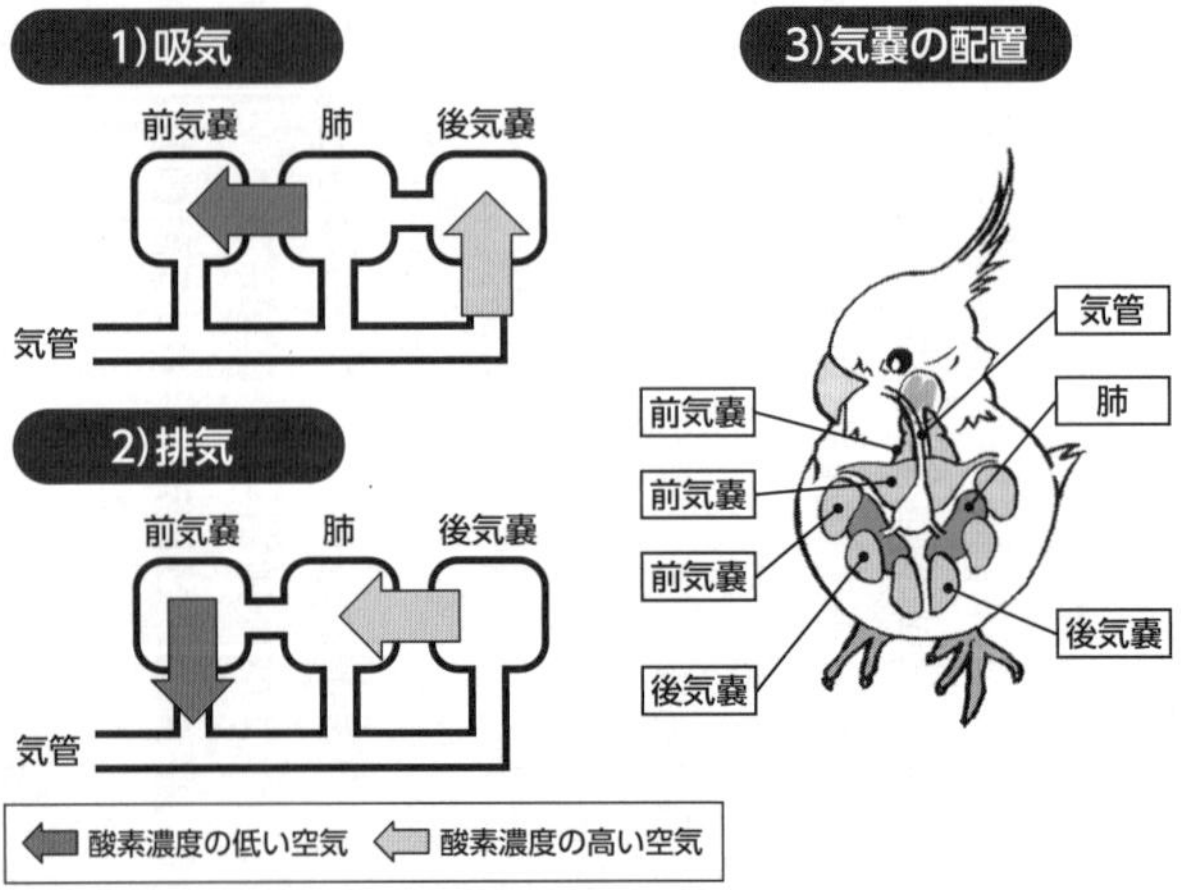

常に酸素濃度の高い（新鮮な）空気が満たされます。

　ではなぜ鳥の肺は常に新鮮な空気に満たされるのでしょうか？　それは鳥では気嚢があることによって空気が一方向に流れ、吸気と呼気が混ざり合わないからです。

　これに対して哺乳類の肺は行き止まりの構造（単なる袋状の構造）なので、新鮮な空気と酸素濃度の低い空気が混ざり合ってしまうので、鳥ほどガス交換能力が高くありません。

　鳥類では肺の前と後ろに二つの気嚢、前気嚢と後気嚢があり、それぞれが肺と気管につながっています（**図70**）。空気を吸うと（吸気）、新鮮な空気はまず後気嚢と肺に入り、これに押し出される形で、ガス交換が完了した空気が肺から前気嚢に移動することになります。さらに空気を吐くと（排気）、後気嚢に充填された新鮮な空気が肺に流れ込み、これに押し出される形で、ガス交換の完了した前気嚢にある空気は、気管へと移動します。

このシステムの優れたところは、肺の中が常に新鮮な（酸素濃度の高い）空気で満たされることにあります。

鳥類では大きな骨（たとえば脊椎、頸椎、胸骨、上腕骨など）の多くは、中が空洞になっています。もちろん一つには体を軽くするという目的もあります。さらに重要なのは、気嚢がこの空洞に入り込んでいることにより、体を大きくせずに高いガス交換能力を可能にしていることです。これが、ダチョウが哺乳類では到達し得ない走行能力を持っていることの生理学的な根拠です。

大きな骨の中空構造に納められた気嚢は、肺と管構造で連結されているため、脊椎のような大きな骨には、必ず中空の構造と、この管の通り道があります。もし脊椎の化石に、この中空構造と、肺と気嚢を連結する管の通り道が存在すれば、その生物は気嚢を持っていた大きな証拠になります。

鳥類の先祖と近い関係にある獣脚類の脊椎には、この構造が存在することが、多くの化石から明らかにされています。特に約2億3千万年前（三畳紀中期）に存在していたとされる、最も原始的な獣脚類であるヘレラサウルスの骨が中空構造であったのは注目に値します。これは、ヘレラサウルスが気嚢を持っていた可能性を示唆し、獣脚類が初めて地球上に現れた時にはすでに、気嚢を備えていたと考えられるからです。

現在では、気嚢は鳥類だけでなく、獣脚類全般、あるいは翼竜などに存在していた可能性が高いとされています。これらのことは、鳥類の持つ高いガス交換能力は鳥類だけのものではなく、獣脚類を始めとした双弓類の多くのグループで共有されていたことになります。したがって獣脚類は、鳥類と同じように高い運動性能を有していた可能性が非常に高いと思います。

最近30年間で獣脚類の研究において多くのことが明らかになりました。これは中国で続々と新種の獣脚類の化石が発見されたからです。その中でも重要なことは、鳥類だけが持つとされていた「気嚢」と「羽毛」という構造が、獣脚類にもあることがわかったことです。気嚢というシステムは、肺におけるガス交換の効率を2倍から3倍に上げるためのもので、車でいえばターボエンジンみたいなものです。

気嚢システムによる高いガス交換能力、および組織に循環する酸素量の増大は、ミトコンドリアで効率的に消費される必要があります。ミトコンドリアの特異的なエネルギー基質であるケトン体濃度が高いことは、この高い酸素消費を支える細胞レベルのシステムです。この高い酸素消費はブドウ糖だけではおそらく不可能で、鳥が高ケトン体であることが、鳥の運動能力とアンチエイジングを支える生理的な基盤となっていることは間違いないでしょう。

また高いケトン体濃度は、インスリンの活性が低く抑えられているからであると、インスリン学説に従えば推察できます。これはこの書籍で提唱している「ブドウ糖とケトン体のハイブリッド」というシステムそのものです。鳥類が飛行という特殊能力を身につけることができたのは、気嚢によって高いガス交換の能力を持つことができたからだといえます。

(5) 獣脚類が獣脚類になった生理学的根拠

獣脚類の運動能力を支えた3つの特性

少し角度を変えて考察します。鳥や獣脚類や翼竜がこのような生理学的な変貌（すなわち生物史上初めて「ブドウ糖＋ケトン体のハイブリッド」を完成した）を遂げた最も基本的な理由は、地球上の酸素濃度の低下であるかもしれません。石炭紀末期（約3億年前）からペルム紀を経て三畳紀中頃（約2億2千万年前）までの間、分かれていた大陸が一つの超大陸パンゲアになった時期にあたり、これは酸素濃度が3分の1程度（30％が10％）に激減している時期にあたります。

石炭紀（約3億年前）から三畳紀の終わり（約2億年前）は、パンゲアが誕生して、また分裂を開始する時期にあたり、火山活動が最も盛んな時期にあたります。この火山活動のため、大気中の酸素は消費されて高濃度の炭酸ガスが充満していました。たとえば三畳紀初期（約2億5千万年前）の頃は、炭酸ガス濃度は０・５％程度（現在は０・０３％）で、現在の15倍ほどもあります。また酸素濃度は10％程度（現在は20％）で、現在の半分しかありません。この酸素濃度は高度６０００メートルに相当し、酸素マスクが必要な濃度の低さです。

今もし私たちが三畳紀初期の地球に降り立ったとしたら、大変な蒸し暑さと強い息苦しさを感じ、たちまち運動できなくなり、うずくまってしまうでしょう。私たちの先祖である哺乳類型爬虫類も同じような対応をしたのではと思われます。なぜなら彼らの呼吸能力は私たち哺乳類と同程度か、それ以下の能力しかなかったからです。

これに対して獣脚類は、このような条件下でも持続的に運動することができたようです。これにより哺乳類型爬虫類を短い期間に駆逐することが可能だったのではないでしょうか。

この圧倒的な運動能力は以下の3つの性質によると思われます。

1. 骨盤を高く持ち上げていた。これにより背骨が水平に固定され、歩幅を大きくして高速での移動が可能になった。
2. 気嚢を持っていた。これにより高いガス交換能力を持つことになった。
3. 高血糖・高ケトンであった。これにより血中に高い濃度のエネルギー基質を循環させることが可能になった。

1と2の性質は骨格に残るため、化石を見れば証明できます（すでに定説といっていいと思います）。これに対して、3の性質は化石を見て想像することは可能ですが、証明はできません。これは筆者による鳥の性質からの想像であることを述べておきます。

低酸素に対する鳥類と哺乳類の異なる選択

低酸素に対しても、2つの生存戦略が可能でした。

1. 酸素消費を下げて低い酸素濃度に適応する。
2. 多量の酸素の取り込みと効率的な代謝で低い酸素濃度に適応する。

哺乳類につながる単弓類は1の選択肢、鳥類につながる双弓類の一部は2の選択肢を採用して体制を作り替えたのではないかということです。

1の選択肢を採用した単弓類（哺乳類につながる）は、低いミトコンドリア密度と低い酸素消費に進みました。簡単にいえば、哺乳類は酸素消費と運動量を下げて、低酸素をやり過ごすという生存戦略を選択したということです。酸素濃度が低い時代が数千万年も続いたために、やり過ごす生存戦略を採用した哺乳類の先祖でしたが、結果としては獣脚類との競争に敗れ、ことごとく絶滅に向かったのではないかと考えられます。わずかに生き延びた子孫が今の私たちにつながったのです。

これに対して、2の選択肢を採用した獣脚類と鳥類につながる双弓類は、高い酸素摂取能力と酸素消費能力を身につけ、低い酸素濃度でも生き残るシステムを作ることで、大胆に体制を刷新したのだと思います。このため、その後1億数千万年の間、地球の生態系の頂点に立ち続けたと考えられます。

インスリンへの感受性を失った獣脚類と、保持した哺乳類

ところで、ミトコンドリアの活性を決めているものはインスリンらしいことが、最近の実験からわかっています。インスリンを培養細胞に添加すると、ミトコンドリアの活性が抑制されました（＊92）。また、インスリン受容体のノックアウトマウスでは、ミトコンドリアの活性が高く、運動性能も高く維持したまま長寿になることが報告されています（＊93）。

すなわちインスリンが働くとミトコンドリア活性は低く抑えられ、インスリンが働かなければミトコンドリアの活性は高くなるのです。またインスリンが働けば働くほど短命になり、インスリンが働かないほど長寿になるということです。

獣脚類と鳥類はインスリンに対する感受性を失ったため（これは低酸素への適応であると考えられます）に、ミトコンドリアの活性（酸素消費能力）が高く、寿命も長い性質を持つに至った可能性があります。獣脚類と鳥類は低酸素に適応してインスリンに対する感受性を捨てたのに対し、哺乳類は低酸素での生存能力には問題があるにもかかわらず、インスリンに対する感受性を保持し続けたのだと思います。

獣脚類がインスリンに対する感受性を失って高い運動性能を獲得したのは、約2億5千万

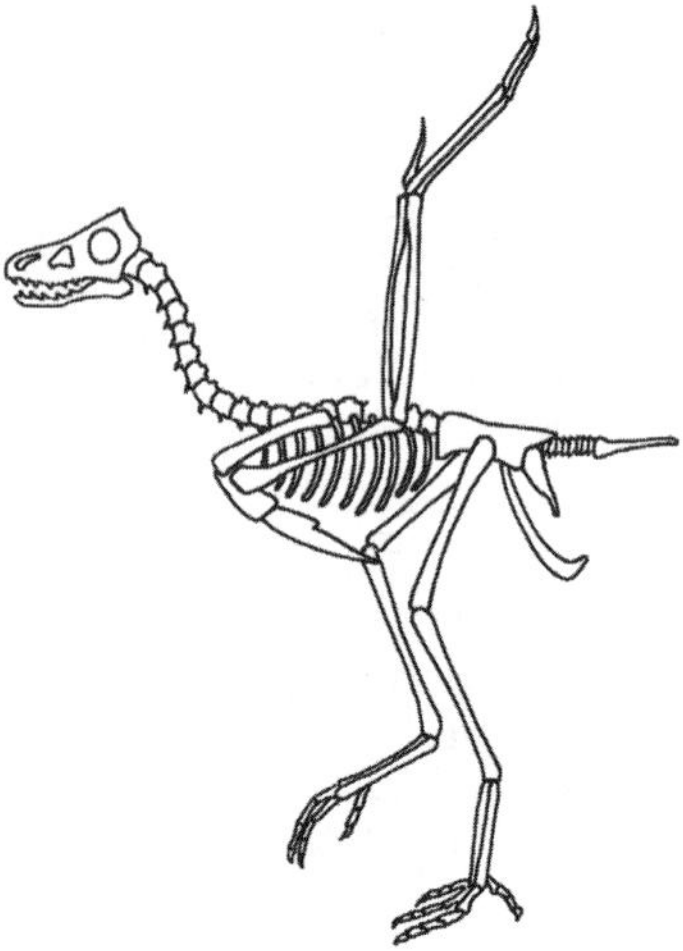

年前のペルム紀と三畳紀との間で起こった、カンブリア紀以降では最大の大絶滅（95％以上の種が絶滅したといわれています）の直後ではないかと思います。これは最も原始的な獣脚類といわれるヘレラサウルス（約2億3千万年前に出現）がすでに気嚢を有していて、高い運動能力があったとされることからも推察されます。

その後、三畳紀末期から白亜紀初頭頃（約2億年前から1億2千万年前）に酸素濃度が逆に20％まで高騰しましたが、酸素濃度が高い環境は、さらに高い運動能力を鳥類、獣脚類、翼竜に与えました。これによりかれらの地球上での地位は確実なものとなり、巨大化が始まったのではないでしょうか。このような低酸素下での生存能力と、高酸素下での運動能力とで、他の脊椎動物、特に競争相手の単弓類である哺乳類の先祖を圧倒したのでしょう。

一方、哺乳類は、インスリンの活性を維持したために、短命であることを受け入れるシステムを発達させました。すなわち、げっ歯目の特長とされる、短期間で多くの妊娠をし、そして多くの子孫を親が面倒を見るという生存戦略です。ネズミのような小さな夜行性の動物は、ジュラ紀と白亜紀を生き延びて、恐竜が絶滅した後に大繁栄を迎えることになります。

さらに、ヒトは例外的にケトン体とブドウ糖のハイブリッド（すなわち食物の種類によってすみやかにエネルギー基質を柔軟に切り替える能力）を身につけたおかげで、東アフリカのサバンナで何度も起こった食料不足を耐え抜いた、という結末です。

進化した獣脚類ドロマエオサウルスの際立った特徴

壮大な歴史を一瞬で振り返ってみましたが、いかがでしたでしょう。ここからは我らが獣脚類の話が始まります。

鳥は小型獣脚類のドロマエオサウルス科（別名：ラプトル）から、ジュラ紀の前期に分かれて進化した可能性が高いと考えられています。なぜかというと、ドロマエオサウルスは獣脚類の中でも際立った特徴を持っているからです。

1．鳥と骨格がそっくりです。１９６０年代にオストロム教授がデイノニクスというドロマエオサウルス科の小型獣脚類の骨を見つけた時、初めは鳥を発見したと誤解するほどそっくりだったのです。

2. 両眼視をしていました。頭蓋骨のＣＴスキャンをして、眼球がどのように付いていたかを予測することができ、それによると眼球は明らかに前を向いていて、現在の猛禽類と同じように両眼視していたに違いありません。また眼球は他の獣脚類よりも際立って大きく、フクロウと同じように夜間でも高速で移動できたといわれます。

3. 視覚野が高度に発達していました。頭蓋骨をＣＴスキャンして、脳がどのような形なのかを予測できます。それによると大きな視覚野があり、両眼視をする猛禽類と同じ形をしています。

4. ＣＴスキャンから三半規管が発達していたことがわかっています。これによりドロマエオサウルスが高速で移動した時、視点を一点（獲物）に集中して頭部を固定できたと思われます。これは猛禽類が飛んでいる時、頭が全く動かないのとそっくりです。

5. 羽毛がありました。体温の維持のために羽毛があり、北極圏でも高速に移動して狩りができました。

6. 気嚢がありました。背骨や骨盤をＣＴスキャンすると気嚢の跡があり、鳥と同じように哺乳類の2倍以上のガス交換能力がありました。これにより持続して高速で移動することが可能です。

このような性質は、現在の猛禽類とそっくりです。このようなドロマエオサウルス科の獣脚類が「1．インスリン耐性、2．高血糖、3．高ケトン体」の性質を持っていなかったはずがないと私は考えています。鳥と同じような運動能力を持った捕食動物が、ヒトと同じくらいの体重があって地上に生活していたとしたら、その捕食動物としての能力はいかほどのものだったろうと、そら恐ろしく感じます。

1993年に発表された『ジュラシック・パーク』というスピルバーグ監督のヒット映画をご覧になった方も多いと思います。当時は獣脚類が生きているように動く特殊撮影が話題になったものです。最も私の興味をそそったのは、ラプトルが高い運動能力のある動物として描かれている点です。時速60キロ以上で長時間走行し続け、10メートル以上のジャンプをする姿は刺激的で、それまで多くの人々が恐竜に対して持っていたイメージ「恐竜は愚鈍な生物」を一変させるのに十分でした。

獣脚類が高速で移動できた理由——骨盤を持ち上げ、背骨を水平に走る

もう一つ興味をそそったのは、獣脚類のあの姿勢です。頭から背骨、そして尾まで、一直線になっていて、骨盤を中心として背骨が腱でつながれている構造を基にしていました。私が小学校の頃は、背骨はもっと立っていて、ゴジラと同じような姿勢の動物として描かれていました。このゴジラ型の姿勢では、がに股のような歩き方になり、高速の移動は不可能です。

獣脚類が生物進化において成し遂げた最も大きな貢献は、骨盤を高く持ち上げ、大腿骨を体軸の真下の方向に付けたということでしょう。三畳紀の初め頃（今から約2億5000万年前）には原始的な哺乳類が出現し、温血性をすでに獲得していたとされていますが、三畳紀の終わり頃（今から約2億年前）には、ほとんどの哺乳類は絶滅したことがわかっています。現在の生物では骨盤を高く持ち上げている生物は、哺乳類と鳥類だけです。ただ、哺乳類が骨盤を脚の真上に持ち上げるのは、ジュラ紀から白亜紀にかけてで、その頃にはすでに、獣脚類の天下だったのです。

獣脚類や鳥類において、この姿勢から運動性能を最大限に引き出すためには、背骨をほとんど水平にして、頭から尾まで一直線にする構造が必要です。爬虫類や両生類では、骨盤か

ら大腿骨が斜め方向に出ているために、体重を骨盤と大腿骨で支えることができません。このため哺乳類・鳥類と、爬虫類・両生類では、運動性能に決定的な断絶があります。哺乳類・鳥類は、頭を下げ、背骨を一直線にすれば、膝を高く上げ、大きな歩幅ですばやく走ることが可能になります。さらにこれらの骨格上の構造的な要件のほかに、獣脚類の高い運動性能には、２つの生理学的な条件が必要であったはずです。

1．体温を高く保つこと（恒温性）
2．高いガス交換能力（気嚢）

この２つの生理的な条件を可能にする基本的な性質が、

1．インスリン耐性
2．高血糖
3．高ケトン体

であったというのが私の考えでもあります。

この理由は、すでに鳥の部分で述べさせていただきました。

では、獣脚類がこれらの能力を備えると研究者が考えるようになったのはいつからなのでしょうか？

次に恐竜研究の歴史に触れてみます。道草からさらに寄り道といったところです。

（6）オストロムとバッカー

衝撃の新説――恐竜は高い運動能力を持ち、温血動物である

恐竜、特にラプトルやチラノサウルスなどの獣脚類が高い運動能力を持っていたという仮説は、古くは19世紀から存在しましたが、最も大きな契機は、１９６０年代のエール大学のジョン・オストロム教授のドロマエオサウルス科のデイノニクスの研究です（**図71**）。

デイノニクスは、白亜紀前期にいた小型獣脚類で、最初は、専門家であるオストロム教授でさえ鳥類と間違えるほど、基本的な骨格が鳥と類似していました。特に骨盤や下肢の骨格は、デイノニクスが現在の鳥類と同じ程度、あるいはそれ以上に高い運動能力がある可能性

図71　老化研究を変えた二人

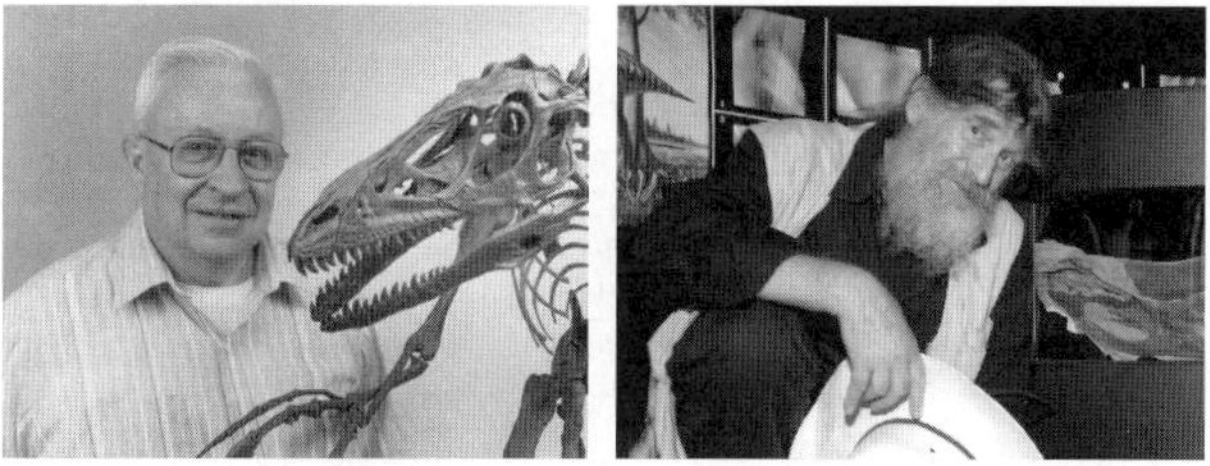

ジョン＝オストロム氏　　ロバート＝バッカー氏

を示唆していました。

デイノニクスにもしそのような高い運動能力があると仮定すれば、普通の状態でも体温は高く維持されていたはずだと、オストロム教授は考えたのです。しかしながら当時の大多数の専門家は、恐竜は現在の爬虫類に近く、体温を高く維持する能力がなかったと考えていました。このためオストロム教授は、周囲との摩擦を避けるために、控えめに、小型獣脚類の一部が温血性を獲得していた可能性があると指摘したのです。

デイノニクスは骨格から見て、高い運動能力があった可能性が高く、もしこれが正しいとすると、この小型の獣脚類は温血性を獲得していた可能性がある、と控えめに主張しました。これらの背景から、オストロム教授の研究は恐竜や鳥類を対象とした専門家に高く評価されつつも、一般の人々の「恐竜は運動能力の低い冷血動物である」という常識に大きな衝撃を与えるほどのインパクトは持ちませんでした。もし思ったまま発表していれば、今なら世界中の新聞のトップに載り、ツイッターやインスタで何日もトレンド扱いされたことでしょう。

当時（１９６０年代末）の常識では、恐竜は哺乳類や鳥類よりも爬虫類に近く、知能は低く動きの鈍い動物とされていました。もちろん変温動物と信じられていました。オストロム教授は、自分が「小型獣脚類は温血動物だった」と主張すれば、大きな反論が起こることを承知していました。ですので、これを一般化して述べることは、彼の慎重な性格が許さなかったのでしょう（＊94）。

この状況に変化が起こり始めたのは、１９７０年代にエール大学のオストロム教授の研究室に、ロバート・バッカーが大学院生として現れてからです。オストロム教授が、恐竜の温血性の可能性の議論を、小型の獣脚類に限定していたのに対して、バッカーは、獣脚類はもちろんのこと、竜脚類や翼竜までも温血性を持つと考えたのです（＊95）。

バッカーは、北米古生物学会においてこの学説を発表し、賛成と反対入り混じる大きな議論を引き起こしました。さらに『恐竜異説』（平凡社）という書籍を発表し、学会の外にいる一般の人々にも「恐竜温血動物説」を訴えかけたのです（＊102）。

最終的に、この書籍の発売によって、専門家以外の恐竜に興味のある一般の人々に、強い衝撃を与えることとなりました。常に理知的で証拠を積み上げるタイプの研究者であるオストロム教授と、新しい仮説を提示し、シンプルなモデルを提示するロバート・バッカーのコンビは、それまでの学会と社会の常識に強い衝撃を与えるのに十分な影響力を持っていました。「恐竜温血動物説」は、学会だけでなく、一般の人々をも巻き込んで大きな議論となったのです。トレンドを突き抜けバズっている、炎上している状態（この辺の言葉はよくわからず使っています）でしょうか。

現在では、少なくとも獣脚類や翼竜は温血動物であるとする専門家が多く、１９９０年代以降、中国において獣脚類に羽毛の痕跡があることが発表され、今やほとんど定説になりつつあります。

恐竜に気嚢という構造のあることの意味

獣脚類の高い運動性能は、先ほど「鳥が鳥になった生理学的根拠」の項で述べたように、骨盤の構造と気嚢システムにあったに違いありませんが、生物進化のためには、細胞レベルでのエネルギー代謝の進化が必要です。このことが触れられてこなかったのは、化石では証明できず、推察の域を出ない事象であったからです。

ただ、鳥と小型獣脚類の骨格の類似性や、獣脚類も羽毛があって、恒温動物であった可能性が高いことなどから、獣脚類も、「1．インスリン耐性、2．高血糖、3．高ケトン体」であったことはほとんど確実ではないでしょうか。

また獣脚類とは全く異なる系統で、骨盤は獣脚類や鳥類とは違うが高い運動性能があったとされる翼竜は、鳥類と同じように体毛があり、恒温動物であったとされます。翼竜は鳥類とは異なり、グライダーのように飛行するため、鳥類のような高いエネルギー効率が必要でなかったという意見もあります。ただ姿勢を一定に保つためだけでも高いエネルギーを必要とし、翼竜も獣脚類や鳥類と同じような生理学的な特徴、すなわち右記の3項目の性質があったのではないかとの考えに私は賛成です。

多くの専門家がバッカーの「恐竜温血動物説」に同意するにいたる最も大きな契機は、鳥類だけが持つとされる「気嚢」という構造が恐竜にもあることがわかったことです。気嚢というシステムは肺におけるガス交換の効率を2倍から3倍に上げるためのものであり、車でいえばターボエンジンのようなものだとは前にも述べました。鳥類が飛行という特殊能力を身につけることができたのは、気嚢によって高いガス交換の能力を持つことができたからだといえます。気嚢があるということは、高い酸素消費があったことを示しており、酸素消費は、高い体温と高い運動能力があったことの有力な証拠と考えられます。

じつは、現在のダチョウは、この高い運動性能を100％活かしていません。それはダチョウが頭を背骨の上に立てたまま走行するからです。もちろんこれは、見通しが効く草原の中で生きるために、肉食動物を警戒するためであるに違いありませんが、この姿勢はかえって運動性能を犠牲にしています。

その運動性能を100％活かすためには、頭を下げ、尾まで一直線にすることが必要なのです。この理想的な走行姿勢こそが、映画『ジュラシック・パーク』で見たラプトルの走行姿勢なのです。筆者が想像するに、ラプトルは時速80キロ程度のスピードで、数時間くらいは走行し、ジャンプは10メートルよりもっと高くできた可能性があります。

この高い運動能力は、気嚢があることを前提にしています。ラプトルは、他の恐竜を何時間も追跡して、獲物が疲労したところでジャンプをして仕留めるという狩りの方法を採用していたと考えられます。もし約6500万年前の大絶滅において陸上の小型の肉食獣脚類が1種でも生き残ったら、哺乳類のイヌ属やネコ属は生存競争に勝てたかどうかはわかりません。それ以降の生物進化が大きく異なるものになっていたに間違いないでしょう。

恐竜類の生き残りとしての鳥類

日本の中学校の生物（第2分野）では「脊椎動物には魚類、両生類、爬虫類、鳥類、および哺乳類があり、恐竜は爬虫類に分類される」のように教えられていますが、じつはこの決まりきった常識を変えるような提案がすでになされています。この提案の基盤になった研究もあのオストロム教授の研究であり、一部の小型獣脚類は骨格が高い類似性を有していて、「鳥類はこのような高い運動能力を持ったデイノニクス（ドロマエオサウルス科の小型獣脚類）と似た恐竜から進化したのではないか」という仮説なのです。

現在では、鳥類はじつは獣脚類の一部のグループと見たほうがいいのではないか、と述べる鳥類の専門家も多いのです。すなわち、鳥類はドロマエオサウルス科の小型獣脚類の生き残りということです。

この考えに忠実に従うと、「脊椎動物には魚類、両生類、爬虫類、恐竜類、および哺乳類があり、**鳥類は恐竜類の唯一の生き残り**」としたほうがより正確かもしれません。

なんだかワクワクする気分になるのは私だけでしょうか？

筆者は、１９７４年に公立の中学校に通う普通の中学生でありましたが、たしか新書で、恐竜研究者であるロバート・バッカーの著作『恐竜異説』（当時の書名は『恐竜温血動物説』

という名前であったと記憶しています）を読んで、バッカーの歯切れのいい主張に感動し、生物学に興味を持ったのです。私が今、神経科学を専門にしているのは、あの時の食い入るように見た書籍の恐竜の骨の写真にキッカケがあったのです。

大学で生物学を専門としてからも、恐竜研究に対して高い関心を持ってきました。その間、大学院生にすぎないバッカーが、今までの常識に挑戦し、その常識をバッサリと切り捨て、新たな仮説を提示していく姿にカッコ良さを感じたものです。片田舎の小さな書店にも並んだのですから、バッカーの『恐竜異説』の影響の大きさがわかります。

また、その本の中のある一つの図説に目を見張ったのを覚えています。ドロマエオサウルス科の小型獣脚類が頭を下げて、骨盤を支点にして、尾をぴんと張った姿勢で高速で走行している姿です。「恐竜は愚鈍な爬虫類」という田舎の中学生が持っていた常識にとても強い衝撃が走ったのを覚えています。そして同時にバッカーの主張の明快さに感動したものです。このようにして、バッカーの本から私の生物学への興味が始まっているのです（＊102）。

さて、道草とさらにその寄り道はここまでです。この最後の壮大な寄り道のおかげで、すっかり楽しい気分になりました。しかしながら、この本の記述もほぼここまでで終わりです。

その前に、今さらですが、鳥類と獣脚類の進化に関する記述には、じつは筆者自身の仮説が少なからず混ざっていることを白状しておきます（失礼しました）。

正直申し上げて、この本を書き綴ることは、第1章からずっと、多少どころか結構な辛さを伴うものでした。読者により良く伝えるための言葉選びとともに、情報の正確さを維持し、公に認められた事項と自分の考えを区別して表すことに追われたからです。

その辺りに関しては、今も心配が残っていますので、読者のあたたかな眼差しを期待するしかありません。また、時々差し込んだあまり上手くない「たとえ話」もいかほどのものだったかと心配ですが、そこもお許しくださいますように。

では、先ほどまでの楽しい気分のまま、本文を終え、残された「あとがき」の作文を楽しむこととします。

皆様お疲れ様でした。最後まで付き合ってくださってありがとうございます。

おわりに

ケトン体という青い鳥

ある探検家が、その鳴き声で老化を食い止めるという伝説の青い鳥を探し求めて世界中を旅した、と想像してみる。海を渡り、山をいくつも越えて、砂漠では死にそうになる。とうとうあきらめて東京の自宅に帰り着いたその時、レースのカーテン越しに、窓辺に置かれた鳥かごの中でじっとたたずむ世にも美しい青い鳥を目にする。

「ああ、前からここに居たんじゃないか」とへらへら笑いながら膝を床につけ、涙をぽろぽろと流す。窓辺からの美しい鳴き声に心と体を癒されながら。

私たちにとってのケトン体はもしかすると、その青い鳥であるのかもしれない。とは言いすぎだろうか。

ここ数年、ケトン体という古くて新しい言葉が、一部の人々の話題に上り出すと同時に、様々な良くないウワサがケトン体を再び片隅へと追いやってきた。危険なもの、はたまた臭いものだと称された。

たしかにケトン体値が上がってきた時、一時的にはケトン臭（実体はアセトン）を発することにより、体から甘酸っぱい匂いを出すことがあるのだから仕方がないのだが。

しかし、ケトアシドーシスという危険な状態においては、体の危機を何とかしようとして懸命に這《は》い上がってきたケトン体値自体が逆に忌《い》み嫌われるという、悲しいストーリーの可能性が示唆され始めている。「危険な状態に陥った原因は、ケトン体ではなく何か他にあるはずなのだ！（真犯人は他にいる！）」と、ケトン体を無罪放免にしてくれる日も案外近いのかもしれない。少なくとも脳に関しては、私が自信を持ってきっぱりとこの場で無罪を言い渡したいと思うのだが、どうだろうか。

そんなケトン体への不支持がある一方で、日々のケトン体値アップを追い求めて、健康体ではあるが糖質を断つ人々も近年多く現れた。

様々な理由――ダイエットや筋力アップ、そして病気治療のため（これには医学的根拠がある）ということで、欧米諸国はもとより日本でも、急激に多くの人々に厳しい糖質制限食も広がったのだ。そのために、寿司屋でネタだけ食べてシャリを残して帰るというような奇妙な事例がテレビやネットで取り沙汰されたりもした。ものごとの変革時には特異的な事例がつきものではあるから、仕方のないことではあったのかもしれない。

「ハイブリッド」という和解の道

このように、アメリカ大統領選挙前のバイデン派とトランプ派のごとく、というのは言いすぎかもしれないが、ささやかながらも厳しい対立の様相を見せながら、一部の家庭では食卓のカラーやデザインが以前とはすっかり様変わりしたのである。そのため夫婦の間で小さな溝が生まれることさえ、よくある話として話題にのぼった。

しかしここでもし、「ハイブリッド」という中道を選ぶことができ、そしてそれが最も理想的な食事なのだと、特に脳に関しては絶対的にそうなのだと、科学的にもきっちりと示すことができれば、皆が一息つき、安心し和解できるのではないだろうか。そうすれば、思い切り良く、ヒトが食すべき本来の正しい食事スタイルを取り戻せると断言したいところなのだが、あとはこの本を読んでくれた皆さんの選択肢として残しておくことにする。本文中で紹介した手記に出てくる娘さんのように、病気の治療のためには片寄った食事が必要になるのだから。

いずれにせよ全てのヒトにとって、ケトン体は母親の体にいる時からたっぷりと体内に蓄えられ、成長する間も、そして成人してからもずっと、量の多少はあれど、自らの体内で自ら作り続けているものである。ブドウ糖はというと、日本人なら朝に夕に白米として口から取り入れてきたし、グリコーゲンとして蓄えもし、脳の働きを常に助けてきた。

どちらも常に私たちとともにあったし、どちらも複雑神秘極まりないヒトの体を支えるために、必要不可欠なものとして働いてくれている、というのが事実である。その事実だけはここで声を大にして叫んでおこうと思う。

ＫＭさんには貴重な体験談を提供していただき、感謝に堪えないということを伝えたい。

お子さんの病気に確固たる態度で立ち向かって戦い続け、見事に快方に向かわせた記録は、きっと多くの人々の希望となるに違いないと信じている。

また、貴重な画像を多数提供していただき、神経解剖学的な観点から率直なコメントをくださった前岩手医大教授の遠山《とおやま》稿《こう》二郎《じろう》氏には尊敬と感謝の念を抱かずにはいられない。神経解剖学の世界でハイレベルな仕事を続けられた氏の膨大な専門的知識をお借りすることができたことは、大変に幸運なことであったし、ある意味、奇跡でもある。特に第1章は、遠山氏によるきめ細かな助言がなければ仕上がらなかったのであるから。

妻は常に私に寄り添ってくれ、今回の原稿に対しても有益なコメントを多数くれた。断固として言い切りたい私を諫《いさ》め、程よい口調に変更させてくれることもたびたびあった。加えて、これで良しとした説明文に、読者代表として彼女から細かな質問を投げ込まれ、（面倒だと思いつつ）それにいちいち答えることで、結果としては読者の理解を深めうる内容に仕上がった箇所も少なくない（ので感謝している）。

このように、共同作業の末、仕上がった料理に、パンチの効いたスパイスとして加わったのが、個性あふれるキャラクターたちのイラストであった。私の一番のお気に入りはベッツさんだが、全てのキャラクターが不可欠であった。この場を借りて全員に、そして作者の見《み》波《なみ》ふみ雪《ゆき》氏に、心からお礼を言いたい。

そしてもちろん、編集者の方々にも言い尽くせない感謝がある。優秀な編集者（草薙麻友子氏）との出会いによってこそ、この本はできたのだ。脳とケトン体の関係という一見マニアックにも思えるテーマを本にして世の中に送り出すことの必要性を、その鋭い感性でアンテナの先にとらえてくれたのであるから。

最後に、やはり感謝を述べたい人物がアメリカに一人いる。スチュアート・リプトンだ。カルフォルニアのサンディエゴという、サーフィンの名所であり、愛想の良い人々が多く住む素晴らしい街に彼はいる。

バーナム研究所という、アメリカで十本の指に必ず入るであろう権威ある研究所で大きなラボ（デル・Ｅ・ウエッブ神経科学研究センター）を持っていた（今はすぐそばのスクリップスのトランスレーショナル医学の研究所で、より実用的な研究をおこなっている）。

18年前、ＮＥＰＰ11という神経栄養因子様低分子プローブの受容体を明らかにすることを目指していた私は、スチュアート・リプトンにメールを書いた。彼は当時、Ｓ‐ニトロシル化という一酸化窒素のタンパク質修飾を主題に研究をおこなっていた。また彼は、抗認知症薬として現在世界中で使われているメマンチンという薬物の発見者の一人として知られている人物でもあった。

そんなノーベル賞にも手が届くほどの有名人であった彼に、あまり深く考えないで連絡を取ってみたのだ。５分後に彼自身から返信があり、６日後、私は面談のために、成田空港に一人でにやけながら立っていた。

結局２年以上を、彼のラボで過ごすことになった。相当な早口の英語に困惑し、厳しい実験スケジュールに耐え続ける羽目になったのだが。

彼、スチュアートは豪邸に住み、そこで家族との時間を大切にする人であった。夕方の決まった時間にいつも帰途についていた。私は時折、研究のアイデアを告げに、彼の部屋を訪ねたが、不確かな推測にはほとんど耳を貸さず、いかにも興味のない顔をされた。自らも希望的観測やあやふやな予測を口にすることはなく、今もそれは変わらない。それだけに、話をしながら彼の目に光が射し、口元が緩んだ瞬間を見逃すことはしなかった。その数カ月後には彼との共著で、ＰＮＡＳ（プロナス：学術誌『米国科学アカデミー紀要』）に論文を出せたのだから。

仕事中には超多忙で、常に渋い顔で考えごとをしていた彼だが、私が家族を連れていった時にはまるで別人のようににこやかで陽気にしてくれたのを、今でも時々思い出してはクスッと笑ってしまう。

そんなスチュアートから私は、研究への熱い情熱を授かった。今の私が脳の驚くべき機能について人一倍熱く語れるのも彼のおかげである。

そして何より、サンディエゴでの忘れがたい日常を彼から授けてもらった。美しいビーチのこの上なく魅力的な夕焼け、日曜日のカフェのテラスで過ごしたのん気な時間、朝市でいつも安く買えたあまりにもビビッドな色の花束は、私と私の家族の大脳皮質にある数えきれない錐体細胞に今も刻まれたままである。

その記憶を死ぬ瞬間まで守るためにも、私はブドウ糖とケトン体のハイブリッドを実践し続けたいと願う。美しいデルマービーチで見つめたあの七色の空と海、その時、頬張ったカルフォルニアロールの味、そしてその醤油の香りのうつろな記憶までもを、私の頭の中で脳細胞たちがいつまでもしっかりと守り続けてくれるようにと。

このようなわけで、

①肝細胞にいるミトコンドリア
（脂肪酸を分解してアセチルCoAを生産し、それを使ってケトン体を合成する）

②ニューロンにいるミトコンドリア
（ケトン体を使ってアセチルCoAを生産し、TCA回路で完全酸化してエネルギーを作る）

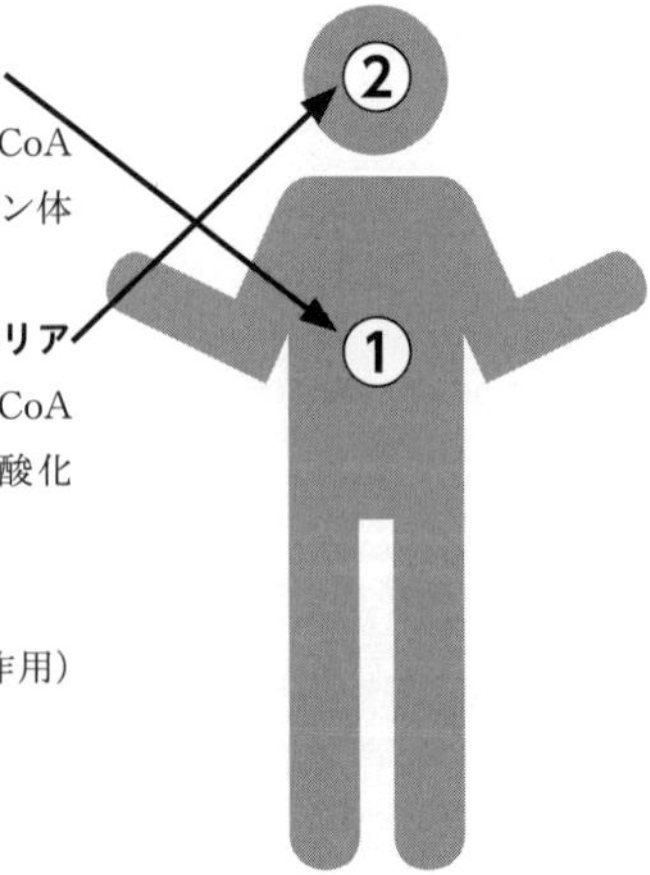

と、場所によって仕事内容（作用）が変わってくるのです。

【付記】

以上のように、いくつかの抗てんかん薬について触れてみましたが、実際に利用を考えている、もしくは利用されている場合は、きちんと専門書を読んで勉強されることをお勧めします。また副作用についてもよく調べてみましょう。

付記7 ミトコンドリアとケトン体の関係

まず、全てのミトコンドリアが同じだけのあらゆる能力を持ち合わせているはずですが、その配置された場所（臓器）によって、そこで発揮する能力を変えていると思われます。

さて、本書本文中で何度か、ケトン体はミトコンドリアで合成されると説明しました。ミトコンドリアで完全酸化される（エネルギーになる）とも述べました。言うことが変わるのは、じつはミトコンドリアのいる細胞（存在している臓器）が異なるからなのです。

ケトン体を合成するのは肝細胞、またはアストログリア細胞であり、ケトン体を完全酸化するのがニューロンなのです。ミトコンドリアの役割は臓器や組織によって決まっています。

肝細胞は、（インスリンスパイクが弱くなると）ケトン体を合成する酵素（HMGCS2）を誘導し、ケトン体合成を始めます。このとき脂肪酸がミトコンドリアで分解されて、何個かの部品（アセチルCoA）になります。肝細胞のミトコンドリアはこのアセチルCoAを用いて、ケトン体を合成します。こうして肝細胞がケトン体の生産工場として働き、血液中にケトン体を大量に放出することによって、血中のケトン体濃度が増加し始めます。

このケトン体は血液を回り脳に行き、毛細血管に到達します。ケトン体はモノカルボン酸トランスポーター（MCT）を通過して、血管に巻き付いているアストログリア細胞の中に入ります。ほとんどのケトン体はそこでは消費されずに、再びMCTを通過してニューロンに到達します。

そしてニューロンのミトコンドリアで今度はアセチルCoAに分解され、そこでTCA回路（酵素が高濃度に整然と詰まっている場所）に入り、完全酸化されてエネルギー通貨を産生します。

付記6 抗てんかん薬

抗てんかん薬を用いてニューロンの過剰興奮を抑制するために、２つの戦略があることがわかります。**表13**に概要をまとめました。

1. **グルタミン酸（興奮性）ニューロンを抑制する。**
   カルバマゼピン、レベチラセタム及びケトン体はこの範疇に入ります。
2. **GABA（抑制性）ニューロンを活性化する。**
   ジアゼパム、クロナゼパム及びバルプロ酸ナトリウムはこの範疇に入ります。

表13 抗てんかん薬の作用機序の比較

	作用するニューロン	作用機序
(1) カルバマゼピン	グルタミン酸ニューロン	グルタミン酸の放出抑制
(2) レベチラセタム	グルタミン酸ニューロン	グルタミン酸の放出抑制
(3) バルプロ酸ナトリウム	GABAニューロン	GABAを壊す酵素の不活性化
(4) ジアゼパム	GABAニューロン	GABA受容体の活性化
(5) クロナゼパム	GABAニューロン	GABA受容体の活性化

それぞれの薬剤について、ごく簡単な説明を添えてみます。

（1）カルバマゼピンは、Caチャネルの阻害剤なのです。Ca電流を抑制することによって、グルタミン酸の放出を抑制します。

（2）レベチラセタムは、グルタミン酸のシナプス小胞と細胞膜の融合を抑制してグルタミン酸ニューロンを抑制します。

（3）バルプロ酸ナトリウムは、GABAを不活性化する酵素を抑制します。結果としてGABAニューロンを活性化します。

（4）ジアゼパム、（5）クロナゼパムは、GABA受容体に直接作用して、GABAニューロンを活性化します。直接作用なので、特異性が高く、薬理効果も高いです。

付記5　乳酸とケトン体

乳酸とケトン体の比較をしてみましょう。**図84**からわかるようにケトン体と乳酸は双子のように構造がよく似ています。どちらも１番目の炭素の存在様式はカルボン酸（－COOH）であるし、どちらも水酸基（－OH）を持っています。

図84　乳酸とケトン体の科学的類似性

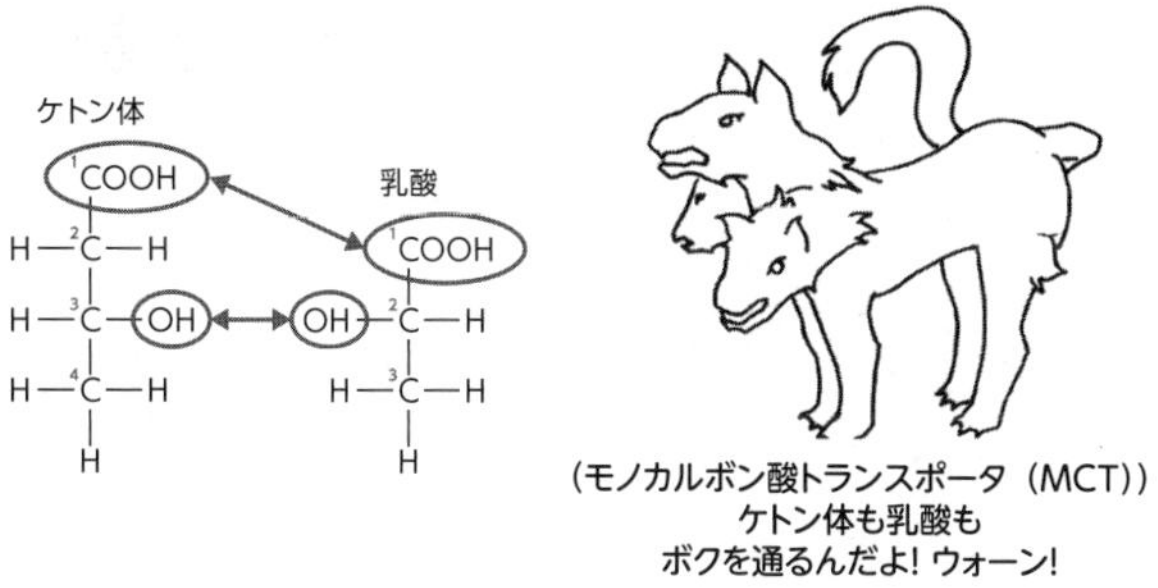

脳がシャトルに使うための最も基本的な要件は、

1）効率のよいエネルギー基質であること

2）効率の高いトランスポーターが存在すること

であり、乳酸とケトン体はどちらも条件を満たします。

また、乳酸もケトン体もアストログリア細胞で産生できるという点でも共通です。それぞれがニューロンにトランスポーターを通じて供給されることによってシャトルが形成されます。

では、乳酸とケトン体の大きな違いはなんでしょうか？

それはミトコンドリアの膜の透過性です。どちらもMCTというトランスポーターを通過するエネルギー基質であることは共通していますが、乳酸は直接ミトコンドリアには入れません。ニューロンの中でピルビン酸に変化してからミトコンドリアに移動します。

を作りやすいのです。

この反応によって、ブドウ糖はタンパク質を劣化させやすいといえます。これを生化学の用語で「糖化」といいます。特に血管壁を糖化すれば老化を進行させます。

これに対して、ケトン体はカルボン酸であり、糖化が起こることはありません。

表12　ブドウ糖とケトン体と乳酸の比較

	ブドウ糖	ケトン体	乳酸
還元性の水素（A）	6	6	4
酸化された水素	6	2	2
炭素の数（B）	6	4	3
エネルギー価（=A/B）	1	1.5	1.3
1位の炭素の様式	アルデヒド基	カルボン酸	カルボン酸
糖化	起こる	起こらない	起こらない

なお共通点として、どちらも親水性が高く、血液に溶けて全身を容易に循環できるというメリットを持ちます。

たとえば脂肪は、炭素１に対して２の還元性の水素を持っていますが、疎水性が高いため、血液中を循環するときはタンパク質に結合する必要がありますので、使い勝手がよいとはいえません。これに比べてブドウ糖やケトン体ははるかに使い勝手が良いのです。水によく溶け、タンパク質に結合などしなくても組織に移動できます。

付記4 ブドウ糖とケトン体

ブドウ糖は糖に分類され、炭素（C）の数は6です。またケトン体は低級脂肪酸、または有機酸に分類され、炭素の数は4です。炭素数6個と4個、これをまず覚えておいてください。

ブドウ糖とケトン体は、どちらも還元性の水素（H）は6個です。細胞は、還元性の水素が酸素で酸化されて水になるという反応（酸化的リン酸化）で、エネルギー通貨ATPを合成しています。ケトン体は炭素数4個しかないのに、ブドウ糖（炭素数6個）と同じ数だけの還元性の水素があるということになります。

要するに、炭素1個あたりの還元性の水素の数はブドウ糖は1.0であり、ケトン体は1.5です。ケトン体のほうが、炭素1個あたり約50%ほど、ブドウ糖よりも水素エネルギーを保持しているのです。これはエネルギー代謝として注目すべき指標です。このようにエネルギー効率は、化学式を見ただけでわかるのです（図83）。

図83 ブドウ糖とケトン体の化学

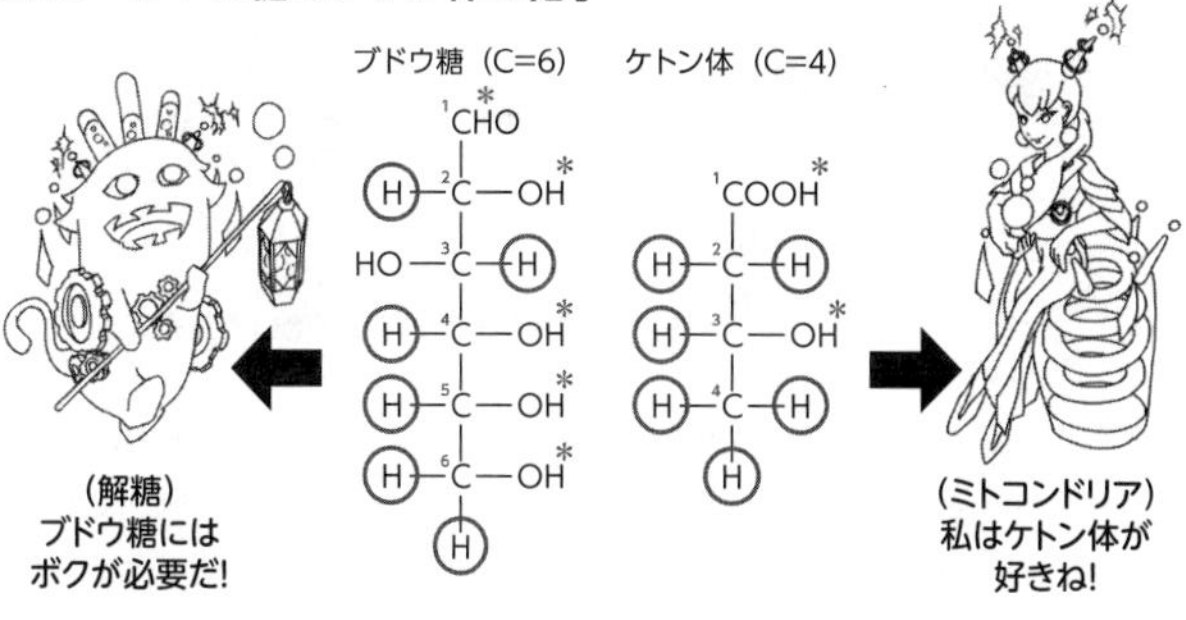

もう一つの比較の観点は、1番目の炭素の存在様式です。ブドウ糖ではアルデヒド基（−CHO）ですが、ケトン体はカルボン酸（−COOH）です。アルデヒド基をもつホルマリンが生物材料の固定液として使われていることからわかるように、アルデヒド基はアミノ酸のアミノ基と共有結合

図81　A相で起こっていること ～電位の急激な上昇～

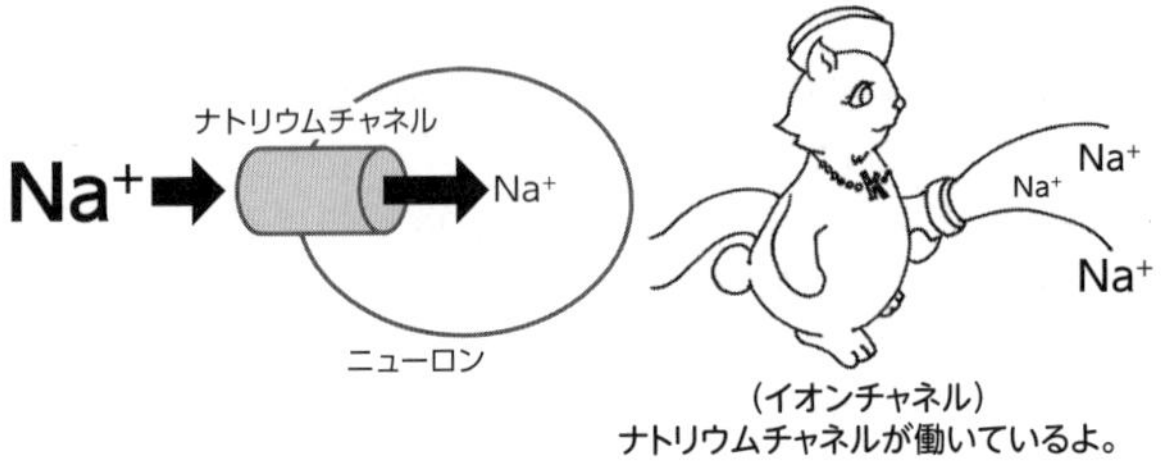

B相（**図82**）：活動電位はその後すぐに低下に向かうのがわかります。これはカリウムチャネルが開いて、細胞外にカリウムイオンが急激に流出するために起こるのです。こうしてまた静止電位に戻ります。

図82　B相で起こっていること ～電位の急激な下降～

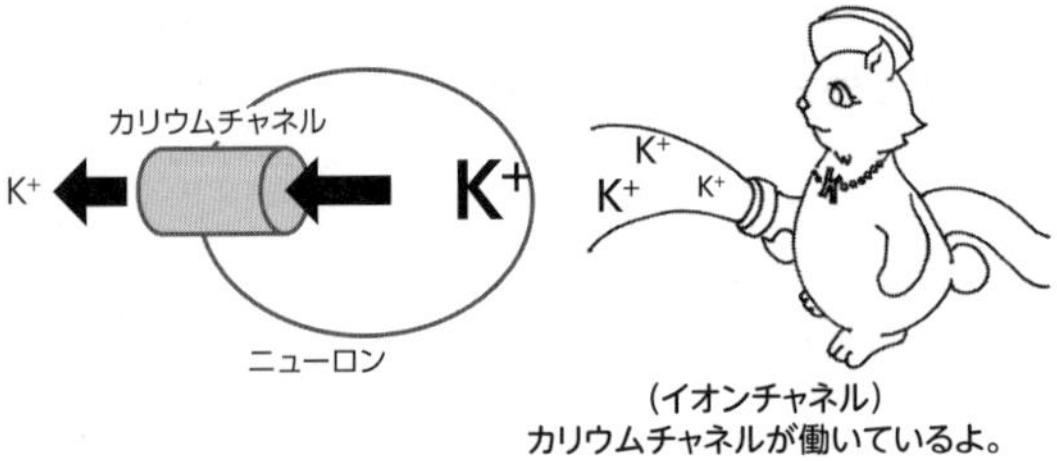

これが神経の活動電位１回で起こることです。これらのことが3～4ミリ秒（1000分の1秒）の間に起こります。ですから、最大1秒間に200～300回も活動電位を発生させることが可能なのです。繰り返すうちに細胞内のナトリウムイオンが貯まってしまいますから、ナトリウムポンプの活動が必須となります。

付記3　静止電位と活動電位

興奮をしてないニューロンの細胞内は−80mV程度の電位です。これを静止電位といいます。ニューロンが静止電位にある時、他のニューロンへは情報伝達をしません。またこの時、細胞膜の内外でイオン組成は大きく異なります。ナトリウムイオンは細胞外に多く、細胞内ではわずかです。逆にカリウムイオンは細胞内に多く、細胞外ではわずかしかありません（**図80**）。

このようなイオン組成は、数回活動電位が発生したぐらいではほとんど変化はありませんが、活動電位が何百回何千回と連続すると、イオン組成が変化してきます。とりわけ問題となるのはナトリウムイオンで、これを細胞外に吐き出すために細胞はナトリウムポンプを備えています。特にニューロンにおいては、平素から大量のエネルギー（ATP）を使って、この組成が変わらないようにしています。

図80　ニューロンの活動電位とイオン組成

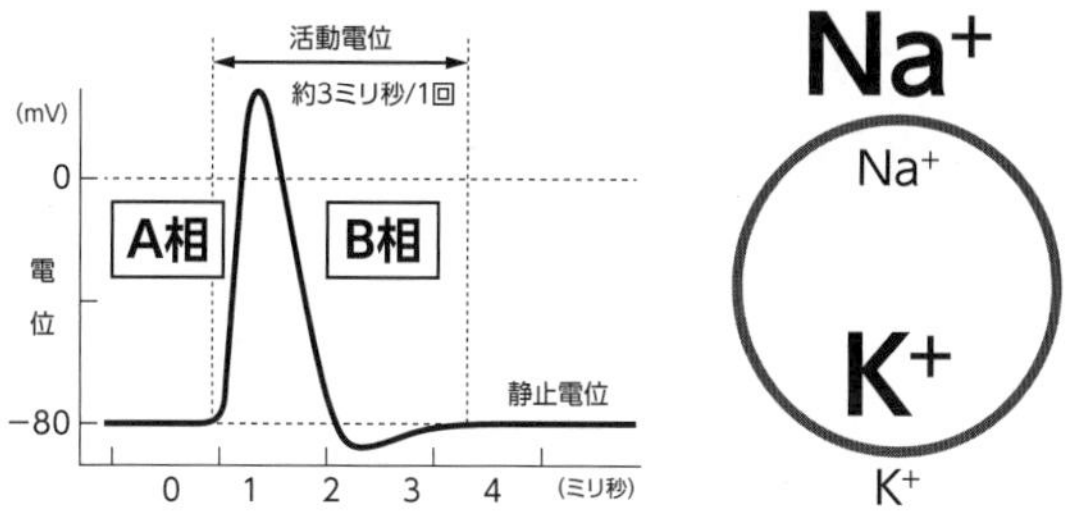

活動電位で起こっていることを説明するために、電位が上昇する局面（A相）と電位が下降する局面（B相）の２つにわけて説明いたしましょう。まずA相からです。

A相（**図81**）：ニューロンで膜興奮が起こると、活動電位と呼ばれる電位の急上昇が起こります。これはナトリウムチャネルが開いて、細胞内にナトリウムイオンが急激に流入するために起こります。次にB相です。

図79　シナプス伝達のエネルギー変換

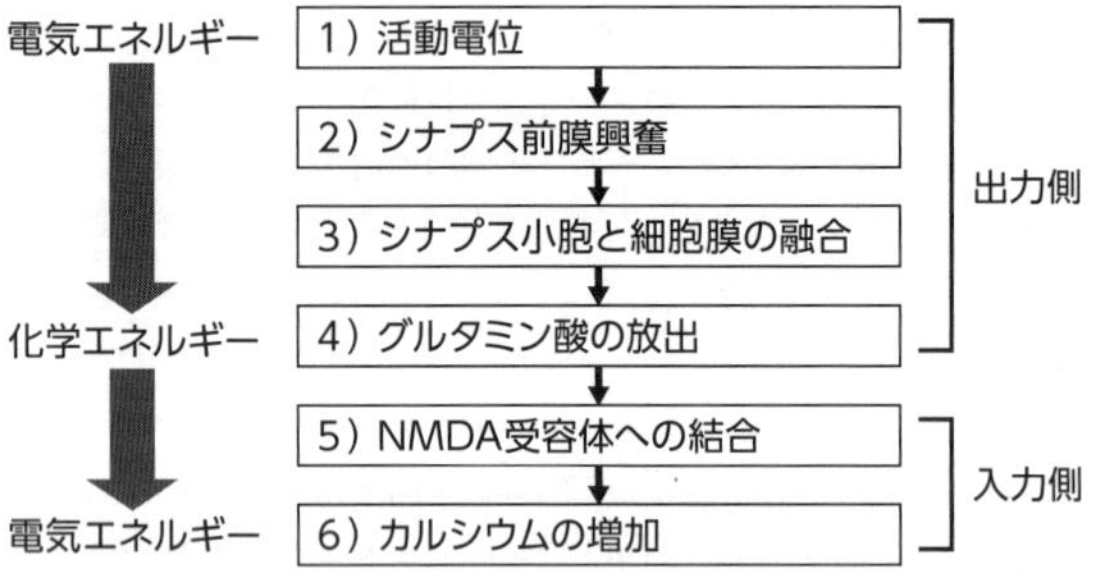

（参考文献*31）

ん化学エネルギーに変換される必要があります。

この橋渡し役の化学エネルギーが神経伝達物質にほかならず、たとえばグルタミン酸が神経伝達物質として使われます。

シナプスで実際におこなわれるのは、ハイレベルな技術を駆使したエネルギー変換です（**図78**）。「活動電位（電気エネルギー）⇒グルタミン酸（化学エネルギー）⇒カルシウムの増加（電気エネルギー）」という形に表すことができます。この高い性能を維持するために、エネルギー生産工場であるミトコンドリアが集積しています。シナプスの周囲は全て、アストログリア細胞でぐるりと囲まれているのです（**図78**）。ミトコンドリアから供給されるエネルギーが豊富にあって初めて、高い性能のシナプス伝達が可能になります。脳は全体でエネルギー需要が高い器官でありますが、その中でもさらにエネルギー需要が高いのがこの、ニューロンのシナプスなのです。

シナプスのシステムについて、もう少し説明を続けておきましょう。

活動電位は出力側の軸索を通ってシナプス前終末に到達すると、シナプス前膜の興奮が起こります。シナプス前膜のカルシウム濃度が増加すると、グルタミン酸が詰まったシナプス小胞が細胞膜と融合することにより、神経伝達物質（グルタミン酸）がシナプス間隙に放出されます。シナプス間隙に放出されたグルタミン酸は、入力側のシナプス後膜のグルタミン酸受容体（NMDA受容体）に結合します。その刺激でカルシウムチャネルを解放させ、カルシウム濃度の増加を誘導します（**図79**）。カルシウム濃度の増加により海馬の錐体細胞であれば短期記憶が成立することになります。

要するにシナプスとは、ニューロンが発した電流をいったん預かって、融合や放出や結合などを順次おこない次のニューロンに渡すという複雑なシステムを、瞬時にやってのけるシステムの「場」なのです。この場があるおかげで、ニューロンの発する電流は、詰まったり、止まったりせず、その都度加減されながら次のニューロンへ、また次のニューロンへとどんどん渡っていけるのです。情報である電流が自由に、そして正しく、届くべきニューロンへと一気に流れて行くのは、この実に面倒なシステムを持つシナプスのおかげともいえます。

付記2 シナプス伝達

脳では最もメジャーな興奮性の伝達物質としてグルタミン酸という物質があり、これが短期記憶において中心的な役割を果たすと**第3章**で説明いたしました。

ここではグルタミン酸の伝達機構を説明しながら、シナプスとは基本的には何なのかという話をしましょう（**図78**）。

図78 グルタミン酸（興奮性）シナプスの伝達

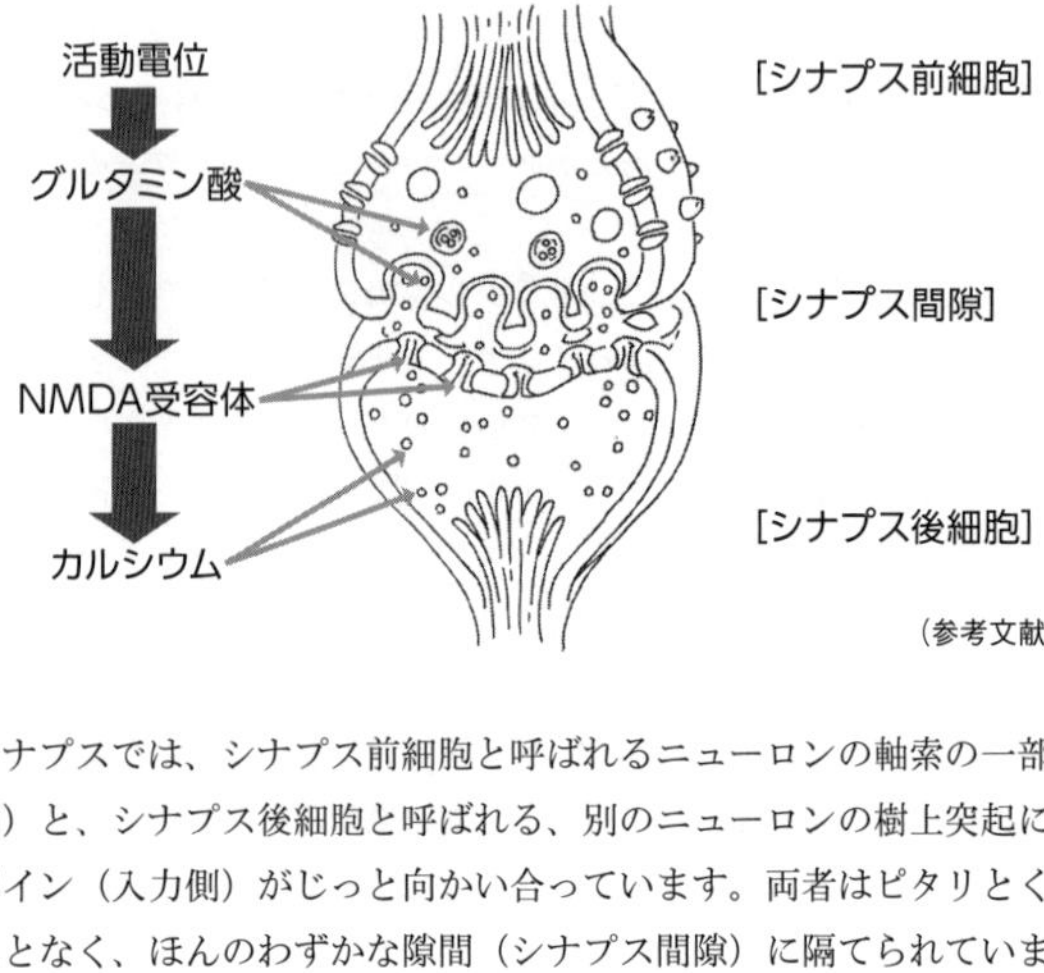

（参考文献*31）

シナプスでは、シナプス前細胞と呼ばれるニューロンの軸索の一部（出力側）と、シナプス後細胞と呼ばれる、別のニューロンの樹上突起にあるスパイン（入力側）がじっと向かい合っています。両者はピタリとくっつくことなく、ほんのわずかな隙間（シナプス間隙）に隔てられています。

そのシナプスの基本的な機能は、シナプス前細胞の活動電位をシナプス後細胞の細胞機能（この場合はカルシウム濃度の増加）に変換することです。伝導というのは電気信号の伝わりをいい、これはほとんどナトリウム電流で伝わります。

しかしながら電気信号は直接次のニューロンに伝導できません。先ほども言いましたが、シナプスはシナプス間隙という隙間で絶縁されているからです。この隙間を電気信号は通過できません。通過するためにはいったで使うことのできる基軸通貨アメリカドルのようなものです。たとえばナトリウムポンプはこのエネルギー通貨・ATPを加水分解して発生するエネルギーを使ってナトリウムを細胞外に汲みだします。

図77　ATPがエネルギー通貨として働く仕組み

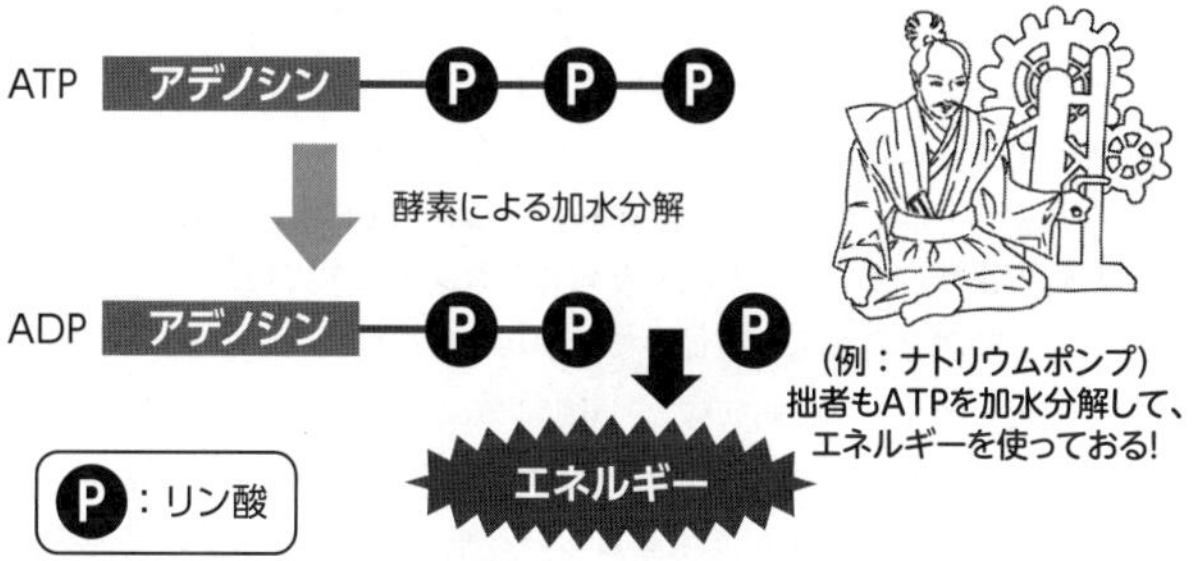

少なくとも真核生物においては、全ての生き物が、このATPなしには生存できませんから、「種を越えて共有するエネルギー」ともいえるのです。

細胞が酸化的リン酸化をおこなうことができるようになったのは、20億年前にミトコンドリアが細胞内共生（古細菌の細胞膜を破って侵入し棲みついて共生を始めたのです）をしてからで、そのおかげで細胞は大型化することができ、ついには多細胞生物を生み出し、結果として大きな脳を持つヒトを出現させるに至ったといえます（本書は、この「ヒト」が大きな脳を持つという、地球の歴史と共に生命が歩んだ複雑な過程の結果を、「ケトン体」という大変にシンプルな分子に注目して検証してみることを主なテーマとしたことは、もうご存じの通りです）。

ところでヒトは、何種類かのエネルギーを作るもとになる物質（エネルギー基質）を持っています。そのうちミトコンドリアで使えるエネルギー基質は、脂肪酸と乳酸（細胞質中でピルビン酸に変換されます）とケトン体です。言い換えれば、脂肪酸とピルビン酸とケトン体はミトコンドリアに直接入れるということです。ヒトにおいて、ミトコンドリアがエネルギー通貨（ATP）を最も多く生産している組織（酸素要求性の高い組織）は心臓と脳ですが、心臓のミトコンドリアは脂肪酸を要求するのに対し、脳のミトコンドリアは乳酸とケトン体を要求します（**図76**）。

図76　心筋とニューロンのエネルギー基質

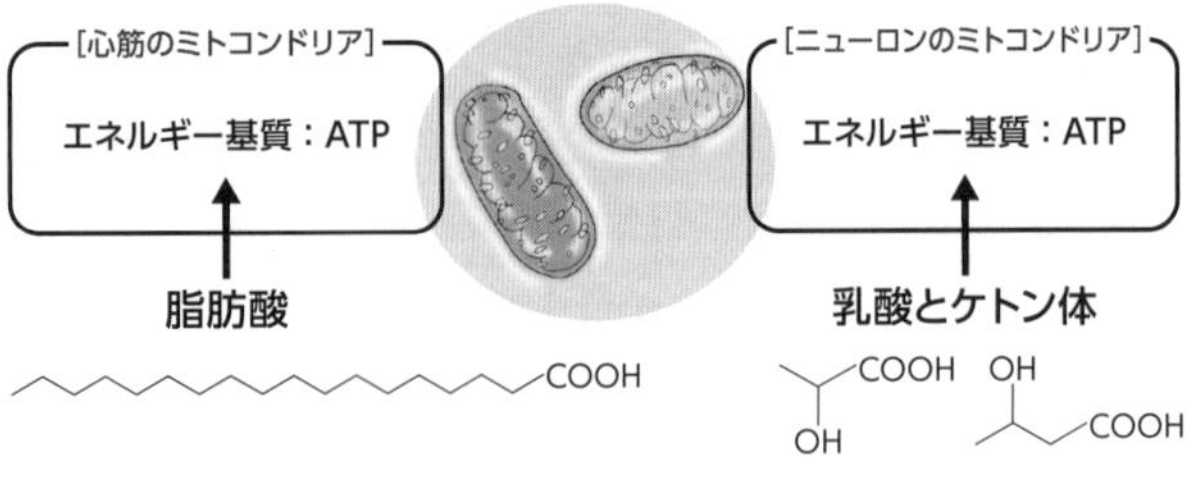

なおATPは、ADPとリン酸に再び加水分解される時に実際に使えるエネルギーを放出します（**図77**）。生物内のほとんどの酵素は、このATPの加水分解という形でしかエネルギーをとり出すことができないことをぜひ覚えておいてください。

ATPはほとんどの生物でエネルギー通貨として使われるので、世界中子も含めて取り出せるのです（電子をまとった水素はパワーに満ちているため、エネルギー源として使えるからです）。この水素を、酸素により電子を奪われていないという意味で、「還元性の水素」と呼びます。

6個の水素原子なので、水素分子（H_2）として3個取り出すことができ、これが酸素と結合することにより発生したエネルギーを用いて、エネルギー通貨ATPを合成することになります。

さあ、ここから少しややこしくなります（**図75**）。還元性の水素が酸素と結合して水になるときに放出されるエネルギーを使って、ADPをリン酸化してATPを作ります。このATPこそが「エネルギー通貨」です。ミトコンドリアは、還元性の水素を取り出して、酸素と反応させるときに発生するエネルギーを使ってADPをリン酸化するのです。

図75　酸化的リン酸化
—ミトコンドリアがエネルギー通貨・ATPを生産する仕組み—

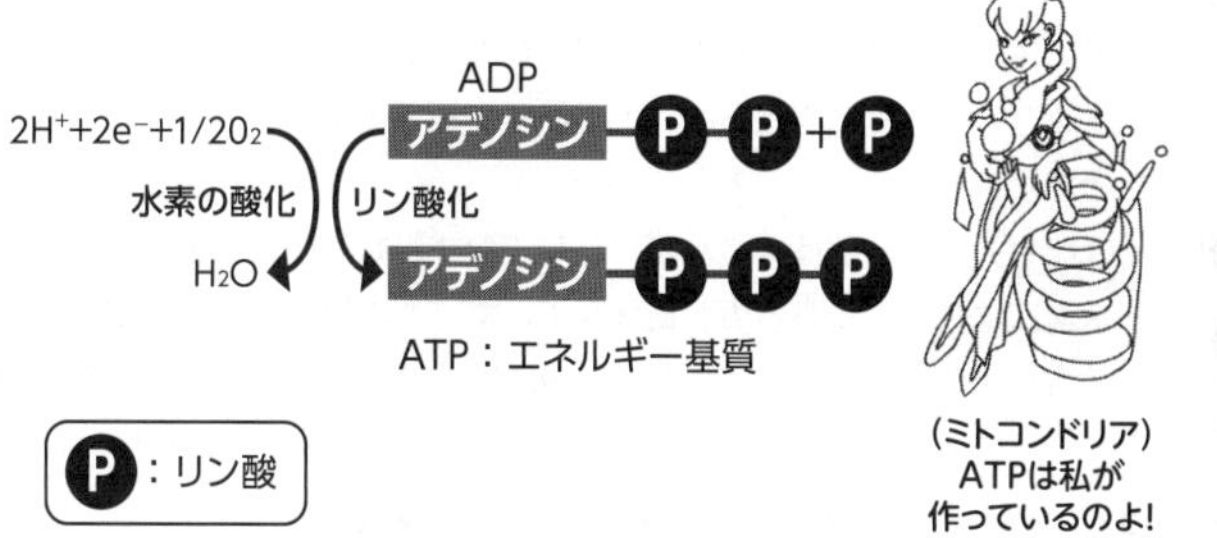

リン酸化とは、ADPとリン酸が脱水縮合してATP（アデノシン3リン酸＝エネルギー通貨）が産生されることです。この反応はミトコンドリアでしかできない反応で、「酸化的リン酸化」（水素の酸化とADPのリン酸化が共役している機構）といいます。酸化的リン酸化は非常にエネルギー効率が高く、水素1分子あたり、3分子のATPを合成することができます。この酸化的リン酸化のエネルギー効率は約40%です。これは最新式の火力発電所と同じ程度です。ミトコンドリアの仕事ぶりがいかに優秀かということがわかってもらえるでしょう。

のものにしてしまいます。事実上、生物はこの電子を取り出すことはできないのです（電子のつかない陽子〔プロトン〕のみになった水素は、エネルギー源としては使えないからです）。

図73　OH結合の「水素」

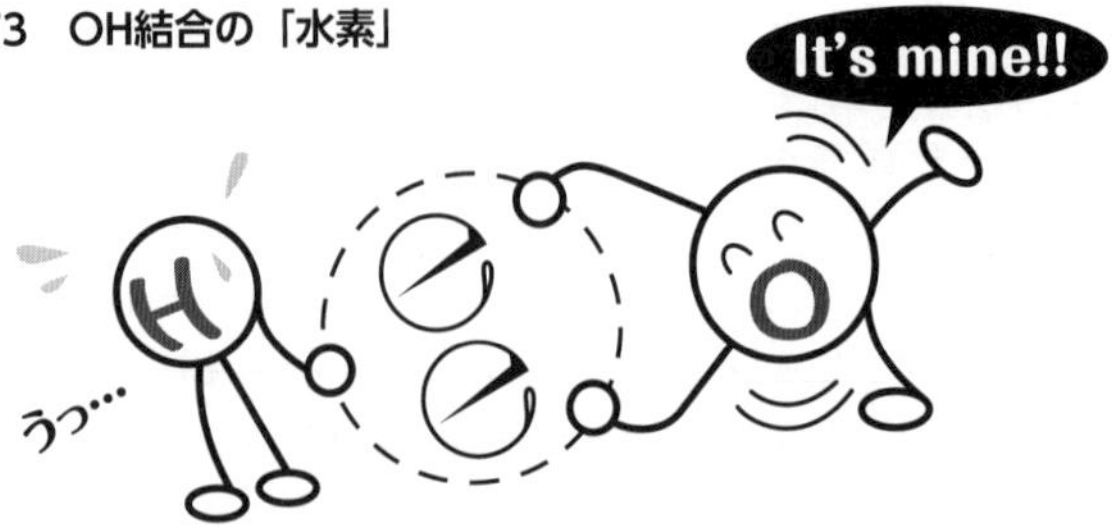

OH結合の場合、電子は酸素（O）に偏る

ケトン体の中には8個の水素原子がありますが、生物がエネルギーを取り出すことのできる水素は、そのような理由から炭素と結合した6個の水素だけです。

ではなぜ、この6個はエネルギーとして取り出せるのでしょうか？　炭素と水素は電子を引っ張る力が拮抗していて、この原子の間では電子を対等に共有することが可能になります（**図74**）。だからこそ水素原子を、電

図74　還元性の水素＝CH結合の「水素」

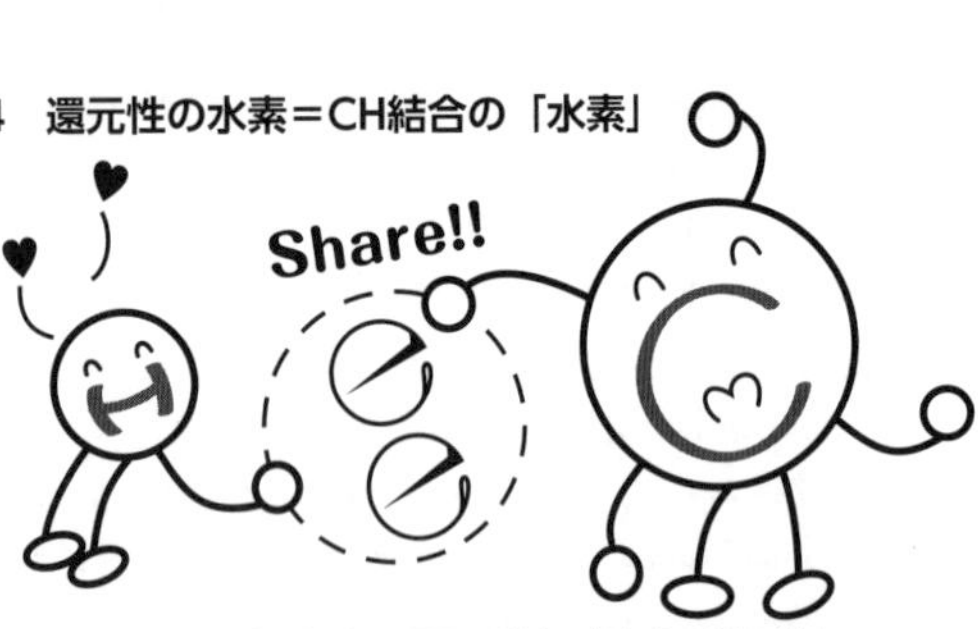

CH結合の場合、電子は炭素（C）と平等に共有

【付記】

付記1　エネルギー通貨（ATP）産生の仕組み

まずはケトン体の化学式を見て下さい（**図72**）。炭素（C）や酸素（O）に水素（H）がくっついて、1つの分子になっています。この1組のチームを「ケトン体」と呼んでいます。

図72　ケトン体（3-ヒドロキシ酪酸）

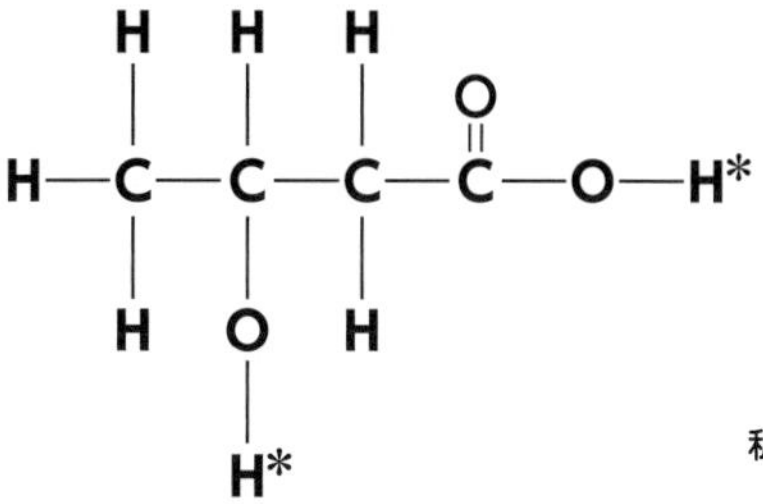

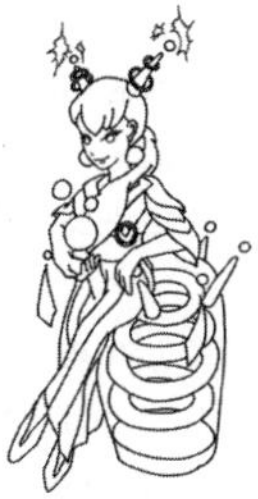

細胞は水素をエネルギー源として働きますので、エネルギ―を産生できるのは水素ということになります。水素はこの分子の中に2種類あります。スター（✱）のついた水素は酸素と結合しています。またスターのついていない水素は炭素原子と結合しています。細胞の中では、酸素と結合した水素と炭素と結合した水素は全く意味が違うのです。生物がエネルギー源として使えるのは、炭素と結合した水素だけです。

ケトン体で述べると、6個の還元性の水素（−CH）だけがエネルギー産生に関与し、スターのついた2個の酸化された水素（−OH）はエネルギー産生に関与しないということです。

なぜ酸素と結合した水素はエネルギー源として使えないのでしょうか？水素は電子を与える性質が強い、また酸素は電子を奪う性質が強いことに注目する必要があります（**図73**）。水素と酸素が結合するとき、1つずつ電子を出し合い、この2つを共有することになります。これは建て前で、実際は酸素が電子を奪う性質が強いために、水素の持ち分の電子まで自分

（＊93） Katic, M. et al. (2007) Mitochondrial gene expression and increased oxidative metabolism: role in increased lifespan of fat-specific insulin receptor knock-out mice. Aging Cell 2007 6:827-839.

オストロム：トリとドロマエオサウルス科の獣脚類

（＊94） Ostrom JH. Archaeopteryx: notice of a "new" specimen. Science. 1970 Oct 30;170(3957):537-8.

バッカー：獣脚類だけでなく竜脚類も温血動物

（＊95） Bakker RT. Ecology of the brontosaurs. Nature. 1971 Jan 15;229(5281):172-4.

4．書籍（＊96－102）

（＊96） 宗田哲男『ケトン体が人類を救う』光文社新書、2015年

（＊97） メアリー･ニューポート『アルツハイマー病が劇的に改善した！』SBクリエイティブ、2013年

（＊98） ダン・ビュイトナー『ブルーゾーン――世界の100歳人に学ぶ健康と長寿のルール』ディスカヴァー・トゥエンティワン、2010年

（＊99） 近藤正二『日本の長寿村・短命村』サンロード出版、1991年

（＊100） 佐藤拓己『ケトン体革命』エール出版、2016年

（＊101） ジェニファー・アッカーマン『鳥！ 驚異の知能』講談社ブルーバックス、2018年

（＊102） ロバート・T. バッカー『恐竜異説』平凡社、1989年

Biogerontology. 2013 Feb;14(1):21-45.

セロトニン学説とうつ病

（＊85）Dell'Osso L, Carmassi C, Mucci F, Marazziti D. Depression, Serotonin and Tryptophan. Curr Pharm Des. 2016;22(8):949-54.

酪酸菌と長寿（京丹後の長寿老人）

（＊86）Naito Y, Takagi T, Inoue R, Kashiwagi S, Mizushima K, Tsuchiya S, Itoh Y, Okuda K, Tsujimoto Y, Adachi A, Maruyama N, Oda Y, Matoba S. Gut microbiota differences in elderly subjects between rural city Kyotango and urban city Kyoto: an age-gender-matched study. J Clin Biochem Nutr. 2019 Sep;65(2):125-131.

酪酸菌と老化

（＊87）Zheng X, Wang S, Jia W. Calorie restriction and its impact on gut microbial composition and global metabolism. Front Med. 2018 Dec;12(6):634-644.

ケトン食とてんかん

（＊88）Perucca P, Scheffer IE, Kiley M. The management of epilepsy in children and adults. Med J Aust. 2018 Mar 19;208(5):226-233.

（＊89）Sampaio LP. Ketogenic diet for epilepsy treatment. Arq Neuropsiquiatr. 2016 Oct;74(10):842-848.

ケトン体と腫瘍

（＊90）Puchalska P, Crawford PA. Multi-dimensional Roles of Ketone Bodies in Fuel Metabolism, Signaling, and Therapeutics. Cell Metab. 2017 Feb 7;25(2):262-284.

（＊91）Grabacka M, Pierzchalska M, Dean M, Reiss K. Regulation of Ketone Body Metabolism and the Role of PPARα. Int J Mol Sci. 2016 Dec 13;17(12):2093.

インスリンはミトコンドリアを抑制する

（＊92）Liu, H.Y. et al. Prolonged exposure to insulin suppresses mitochondrial production in primary hepatocytes. J. Biol. Chem. 2009 284:14087-14095.

K. Nutritional Ketosis Alters Fuel Preference and Thereby Endurance Performance in Athletes. Cell Metab. 2016 Aug 9;24(2):256-68.

ケトアシドーシス

（＊77） Cashen K, Petersen T. Diabetic Ketoacidosis. Pediatr Rev. 2019 Aug;40(8):412-420.

FOXO3と長寿

（＊78） Hsu AL, Murphy CT, Kenyon C. Regulation of aging and age-related disease by DAF-16 and heat-shock factor. Science. 2003 May 16;300(5622):1142-5.

（＊79） Dillin A, Crawford DK, Kenyon C. Timing requirements for insulin/IGF-1 signaling in C. elegans. Science. 2002 Oct 25;298(5594):830-4.

メチオニン制限とガン

（＊80） Wanders D, Hobson K, Ji X. Methionine Restriction and Cancer Biology. Nutrients. 2020 Mar 3;12(3):684.

（＊81） Gao X, Sanderson SM, Dai Z, Reid MA, Cooper DE, Lu M, Richie JP Jr, Ciccarella A, Calcagnotto A, Mikhael PG, Mentch SJ, Liu J, Ables G, Kirsch DG, Hsu DS, Nichenametla SN, Locasale JW. Dietary methionine influences therapy in mouse cancer models and alters human metabolism. Nature. 2019 Aug;572(7769):397-401.

メチオニン学説

（＊82） Lee BC, Kaya A, Gladyshev VN. Methionine restriction and life-span control. Ann N Y Acad Sci. 2016 Jan;1363:116-24.

ホモシステインと心筋梗塞

（＊83） Martí-Carvajal AJ, Solà I, Lathyris D, Dayer M. Homocysteine-lowering interventions for preventing cardiovascular events. Cochrane Database Syst Rev. 2017 Aug 17;8(8):CD006612.

セロトニン全般

（＊84） Fidalgo S, Ivanov DK, Wood SH. Serotonin: from top to bottom.

Nishikawa M, Kashima H, Matsuda H. Changes in regional cerebral blood flow during acute electroconvulsive therapy in patients with depression: positron emission tomographic study. Br J Psychiatry. 2007 Jan;190:63-8.

脂肪酸とケトン体合成

（＊70）Nakamura MT, Yudell BE, Loor JJ. Regulation of energy metabolism by long-chain fatty acids. Prog Lipid Res. 2014 Jan;53:124-44.

インスリンとHMGCS2

（＊71）Rescigno T, Capasso A, Tecce MF. Involvement of nutrients and nutritional mediators in mitochondrial 3-hydroxy-3-methylglutaryl-CoA synthase gene expression. J Cell Physiol. 2018 Apr;233(4):3306-3314.

インスリン受容体

（＊72）Banks WA, Owen JB, Erickson MA. Insulin in the brain: there and back again. Pharmacol Ther. 2012 Oct;136(1):82-93.

インスリンシグナリング

（＊73）Cheng Z, Tseng Y, White MF. Insulin signaling meets mitochondria in metabolism. Trends Endocrinol Metab. 2010 Oct;21(10):589-98.

肥満の生理学

（＊74）Rattigan S, Bussey CT, Ross RM, Richards SM. Obesity, insulin resistance, and capillary recruitment. Microcirculation. 2007 Jun-Jul;14(4-5):299-309.

インスリンと肥満

（＊75）Kolb H, Kempf K, Röhling M, Martin S. Insulin: too much of a good thing is bad. BMC Med. 2020 Aug 21;18(1):224.

★生理的ケトーシス

（＊76）Cox PJ, Kirk T, Ashmore T, Willerton K, Evans R, Smith A, Murray AJ, Stubbs B, West J, McLure SW, King MT, Dodd MS, Holloway C, Neubauer S, Drawer S, Veech RL, Griffin JL, Clarke

（＊61） Leto D, Saltiel AR. Regulation of glucose transport by insulin: traffic control of GLUT4. Nat Rev Mol Cell Biol. 2012 May 23;13(6):383-96.

脳の GLUT

（＊62） Szablewski L. Glucose Transporters in Brain: In Health and in Alzheimer's Disease. J Alzheimers Dis. 2017;55(4):1307-1320.

（＊63） López-Gambero AJ, Martínez F, Salazar K, Cifuentes M, Nualart F. Brain Glucose-Sensing Mechanism and Energy Homeostasis. Mol Neurobiol. 2019 Feb;56(2):769-796.

メマンチンの分子機構

（＊64） Lipton SA. Pathologically activated therapeutics for neuroprotection. Nat Rev Neurosci. 2007 Oct;8(10):803-8.

メマンチンの臨床応用

（＊65） Zhao Y, Navia BA, Marra CM, Singer EJ, Chang L, Berger J, Ellis RJ, Kolson DL, Simpson D, Miller EN, Lipton SA, Evans SR, Schifitto G; Adult Aids Clinical Trial Group (ACTG) 301 Team. Memantine for AIDS dementia complex: open-label report of ACTG 301. HIV Clin Trials. 2010 Jan-Feb;11(1):59-67.

ケトン体とアルツハイマー病・てんかん

（＊66） Hertz L, Chen Y, Waagepetersen HS. Effects of ketone bodies in Alzheimer's disease in relation to neural hypometabolism, β-amyloid toxicity, and astrocyte function. J Neurochem. 2015 Jul;134(1):7-20.

（＊67） Veech RL, Chance B, Kashiwaya Y, Lardy HA, Cahill GF Jr. Ketone bodies, potential therapeutic uses. IUBMB Life. 2001 Apr;51(4):241-7.

脳血流量とアルツハイマー病

（＊68） Nordberg A, Rinne JO, Kadir A. *et al.* The use of PET in Alzheimer disease. *Nat Rev Neurol* 2010 Feb;6(2):78–87.

脳血流量とうつ病

（＊69） Takano H, Motohashi N, Uema T, Ogawa K, Ohnishi T,

【参考文献】

絶食とケトン体

(＊54) Geisler CE, Ghimire S, Bogan RL, Renquist BJ. Role of ketone signaling in the hepatic response to fasting. Am J Physiol Gastrointest Liver Physiol. 2019 May 1;316(5):G623-G631.

HMGCS2 欠損症とケトン体

(＊55) Fukao T, Mitchell G, Sass JO, Hori T, Orii K, Aoyama Y. Ketone body metabolism and its defects. J Inherit Metab Dis. 2014 Jul;37(4):541-51.

アストログリア細胞とケトン体

(＊56) Takahashi S, Iizumi T, Mashima K, Abe T, Suzuki N. Roles and regulation of ketogenesis in cultured astroglia and neurons under hypoxia and hypoglycemia. ASN Neuro. 2014 Sep 11;6(5):1759091414550997.

脳発生とケトン体

(＊57) Edmond J. Energy metabolism in developing brain cells. Can J Physiol Pharmacol. 1992;70 Suppl:S118-29.

GLUT1 欠損症

(＊58) Sandu C, Burloiu CM, Barca DG, Magureanu SA, Craiu DC. Ketogenic Diet in Patients with GLUT1 Deficiency Syndrome. Maedica (Bucur). 2019 Jun;14(2):93-97.

HMGCS2 欠損症

(＊59) Ago Y, Otsuka H, Sasai H, Abdelkreem E, Nakama M, Aoyama Y, Matsumoto H, Fujiki R, Ohara O, Akiyama K, Fukui K, Watanabe Y, Nakajima Y, Ohnishi H, Ito T, Fukao T. Japanese patients with mitochondrial 3-hydroxy-3-methylglutaryl-CoA synthase deficiency: *In vitro* functional analysis of five novel *HMGCS2* mutations. Exp Ther Med. 2020 Nov;20(5):39.

インスリンと GLUT4

(＊60) Jaldin-Fincati JR, Pavarotti M, Frendo-Cumbo S, Bilan PJ, Klip A. Update on GLUT4 Vesicle Traffic: A Cornerstone of Insulin Action. Trends Endocrinol Metab. 2017 Aug;28(8):597-611.

（＊47） Blanco-Suárez E, Caldwell ALM, Allen NJ. Role of astrocyte-synapse interactions in CNS disorders. J Physiol. 2017 Mar 15;595(6):1903-1916.

錐体細胞の構造と機能

（＊48） English DF, McKenzie S, Evans T, Kim K, Yoon E, Buzsáki G. Pyramidal Cell-Interneuron Circuit Architecture and Dynamics in Hippocampal Networks. Neuron. 2017 Oct 11;96(2):505-520.e7.

（＊49） Soltesz I, Losonczy A. CA1 pyramidal cell diversity enabling parallel information processing in the hippocampus. Nat Neurosci. 2018 Apr;21(4):484-493.

ケトン体＝脳のエネルギー基質

（＊50） Cunnane SC, Trushina E, Morland C, Prigione A, Casadesus G, Andrews ZB, Beal MF, Bergersen LH, Brinton RD, de la Monte S, Eckert A, Harvey J, Jeggo R, Jhamandas JH, Kann O, la Cour CM, Martin WF, Mithieux G, Moreira PI, Murphy MP, Nave KA, Nuriel T, Oliet SHR, Saudou F, Mattson MP, Swerdlow RH, Millan MJ. Brain energy rescue: an emerging therapeutic concept for neurodegenerative disorders of ageing. Nat Rev Drug Discov. 2020 Sep;19(9):609-633.

海馬の構造

（＊51） El Falougy H, Kubikova E, Benuska J. The microscopical structure of the hippocampus in the rat. Bratisl Lek Listy. 2008;109(3):106-10.

ナトリウムポンプ

（＊52） Bystriansky JS, Kaplan JH. Sodium pump localization in epithelia. J Bioenerg Biomembr. 2007 Dec;39(5-6):373-8.

ナトリウム／プロトン交換体

（＊53） Okazaki KI, Wöhlert D, Warnau J, Jung H, Yildiz Ö, Kühlbrandt W, Hummer G. Mechanism of the electroneutral sodium/proton antiporter PaNhaP from transition-path shooting. Nat Commun. 2019 Apr 15;10(1):1742.

【参考文献】

Human brain beta-hydroxybutyrate and lactate increase in fasting-induced ketosis. J Cereb Blood Flow Metab. 2000 Oct;20(10):1502-7.

３．本文中の原著論文（＊ 40 − 95）

エネルギー代謝とグリア細胞

（＊40） Magistretti PJ, Allaman I. A cellular perspective on brain energy metabolism and functional imaging. Neuron. 2015 May 20;86(4):883-901.

オリゴデンドログリア細胞

（＊41） Elbaz B, Popko B. Molecular Control of Oligodendrocyte Development. Trends Neurosci. 2019 Apr;42(4):263-277.

アストログリア細胞

（＊42） Ferguson BS, Rogatzki MJ, Goodwin ML, Kane DA, Rightmire Z, Gladden LB. Lactate metabolism: historical context, prior misinterpretations, and current understanding. Eur J Appl Physiol. 2018 Apr;118(4):691-728.

ミクログリア細胞

（＊43） Wolf SA, Boddeke HWGM, Kettenmann H. Microglia in Physiology and Disease. Annu Rev Physiol. 2017 Feb 10;79:619-643.

血液脳関門全般

（＊44） Alexander JJ. Blood-brain barrier (BBB) and the complement landscape. Mol Immunol. 2018 Oct;102:26-31.

血液脳関門とアストログリア細胞

（＊45） Abbott NJ, Rönnbäck L, Hansson E. Astrocyte-endothelial interactions at the blood-brain barrier. Nat Rev Neurosci. 2006 Jan;7(1):41-53.

シナプスとアストログリア細胞

（＊46） Allen NJ, Eroglu C. Cell Biology of Astrocyte-Synapse Interactions. Neuron. 2017 Nov 1;96(3):697-708.

Blood Flow Metab. 1982 Dec;2(4):394-407.

ラット新生仔のケトン体濃度（表３）

（＊34） Lockwood EA, Bailey E. The course of ketosis and the activity of key enzymes of ketogenesis and ketone-body utilization during development of the postnatal rat. Biochem J. 1971 Aug;124(1):249-54.

ラットのHMGCS ２の発現（表４と表５）

（＊35） Cullingford TE, Dolphin CT, Bhakoo KK, Peuchen S, Canevari L, Clark JB. Molecular cloning of rat mitochondrial 3-hydroxy-3-methylglutaryl-CoA lyase and detection of the corresponding mRNA and of those encoding the remaining enzymes comprising the ketogenic 3-hydroxy-3-methylglutaryl-CoA cycle in central nervous system of suckling rat. Biochem J. 1998 Jan 15;329:373-81.

★ヒト胎児のエネルギー基質（表６）

（＊36） Adam PA, Räihä N, Rahiala EL, Kekomäki M. Oxidation of glucose and D-B-OH-butyrate by the early human fetal brain. Acta Paediatr Scand. 1975 Jan;64(1):17-24.

人は血管とともに老いる（表８と表９）

（＊37） Brugts MP, van den Beld AW, Hofland LJ, van der Wansem K, van Koetsveld PM, Frystyk J, Lamberts SWJ, Janssen JAMJL. Low circulating insulin-like growth factor I bioactivity in elderly men is associated with increased mortality. J Clin Endocrinol Metab. 2008 Jul;93(7):2515-22.

IGF-1 はヒトの老化マーカー（表８と表９）

（＊38） Brugts MP, van Duijn CM, Hofland LJ, Witteman JC, Lamberts SWJ, Janssen JAMJL. Igf-I bioactivity in an elderly population: relation to insulin sensitivity, insulin levels, and the metabolic syndrome. Diabetes. 2010 Feb;59(2):505-8.

絶食中の脳エネルギー基質（表10）

（＊39） Pan JW, Rothman TL, Behar KL, Stein DT, Hetherington HP.

Targeting LDH enzymes with a stiripentol analog to treat epilepsy. Science. 2015 Mar 20;347(6228):1362-7.

KATP チャネルと ATP（図 56）

（＊27）Olson TM, Terzic A. Human K(ATP) channelopathies: diseases of metabolic homeostasis. Pflugers Arch. 2010 Jul;460(2):295-306.

ケトン体のアジュバンド効果（図 59）

（＊28）Abdelwahab MG, Fenton KE, Preul MC, et al. The ketogenic diet is an effective adjuvant to radiation therapy for the treatment of malignant glioma. *PLoS One*. ;7(5):e36197.

鳥は高血糖（図 66）

（＊29）Sweazea KL, McMurtry JP, Elsey RM, Redig P, Braun EJ. Comparison of metabolic substrates in alligators and several birds of prey. Zoology (Jena). 2014 Aug;117(4):253-60.

鳥はインスリン耐性（図 67）

（＊30）Dupont J, Métayer-Coustard S, Ji B, Ramé C, Gespach C, Voy B, Simon J. Characterization of major elements of insulin signaling cascade in chicken adipose tissue: apparent insulin refractoriness. Gen Comp Endocrinol. 2012 Mar 1;176(1):86-93.

シナプスのメカニズム（図 79）

（＊31）Barnes JR, Mukherjee B, Rogers BC, Nafar F, Gosse M, Parsons MP. The Relationship Between Glutamate Dynamics and Activity-Dependent Synaptic Plasticity. J Neurosci. 2020 Apr 1;40(14):2793-2807.

2．表中での原著論文（＊ 32 － 39）

ヒト脳のエネルギー消費（表 1 ）

（＊32）Cunnane SC, Crawford MA. Survival of the fattest: fat babies were the key to evolution of the large human brain. Comp Biochem Physiol A Mol Integr Physiol. 2003 Sep;136(1):17-26.

ラット脳の発達段階でのエネルギー基質（表２）

（＊33）Cremer JE. Substrate utilization and brain development. J Cereb

-hydroxybutyrate, an endogenous histone deacetylase inhibitor. Science. 2013 Jan 11;339(6116):211-4.

インスリンスパイク（図 47）

（＊20）Polonsky KS, Sturis J, Van Cauter E. Temporal profiles and clinical significance of pulsatile insulin secretion. Horm Res. 1998;49(3-4):178-84.

★ Daf2 変異：２倍の寿命（図 50 と図 52）

（＊21）Kenyon C, Chang J, Gensch E, Rudner A, Tabtiang R. A C. elegans mutant that lives twice as long as wild type. Nature. 1993 Dec 2;366(6454):461-4.

Daf2 遺伝子はインスリン受容体（図 52）

（＊22）Kimura KD, Tissenbaum HA, Liu Y, Ruvkun G. daf-2, an insulin receptor-like gene that regulates longevity and diapause in Caenorhabditis elegans. Science. 1997 Aug 15;277(5328):942-6.

Daf16 遺伝子は FOXO3（図 52）

（＊23）Ogg S, Paradis S, Gottlieb S, Patterson GI, Lee L, Tissenbaum HA, Ruvkun G. The Fork head transcription factor DAF-16 transduces insulin-like metabolic and longevity signals in C. elegans. Nature. 1997 Oct 30;389(6654):994-9.

メチオニン仮説（図 53）

（＊24）Bárcena C, Quirós PM, Durand S, Mayoral P, Rodríguez F, Caravia XM, Mariño G, Garabaya C, Fernández-García MT, Kroemer G, Freije JMP, López-Otín C. Methionine Restriction Extends Lifespan in Progeroid Mice and Alters Lipid and Bile Acid Metabolism. Cell Rep. 2018 Aug 28;24(9):2392-2403.

セロトニンと脳腸相関（図 54）

（＊25）O'Mahony SM, Clarke G, Borre YE, Dinan TG, Cryan JF. Serotonin, tryptophan metabolism and the brain-gut-microbiome axis. Behav Brain Res. 2015 Jan 15;277:32-48.

KATP チャネルとケトン体（図 55）

（＊26）Sada N, Lee S, Katsu T, Otsuki T, Inoue T. Epilepsy treatment.

performance. FASEB J. 2016 Dec;30(12):4021-4032.

ケトン体と脳血流量（図 41）

（＊14） Svart M, Gormsen LC, Hansen J, Zeidler D, Gejl M, et al. (2018) Regional cerebral effects of ketone body infusion with 3-hydroxybutyrate in humans: Reduced glucose uptake, unchanged oxygen consumption and increased blood flow by positron emission tomography. A randomized, controlled trial. PLOS ONE 13(2): e0190556.

ケトン体の合成経路（図 42）

（＊15） Sikder K, Shukla SK, Patel N, Singh H, Rafiq K. High Fat Diet Upregulates Fatty Acid Oxidation and Ketogenesis via Intervention of PPAR-γ. Cell Physiol Biochem. 2018;48(3):1317-1331.

★ケトン体の受容体（図 43）

（＊16） Newman JC, Verdin E. Ketone bodies as signaling metabolites. Trends Endocrinol Metab. 2014 Jan;25(1):42-52.

ケトン体と HCAR2（図 44）

（＊17） Graff EC, Fang H, Wanders D, Judd RL. Anti-inflammatory effects of the hydroxycarboxylic acid receptor 2. Metabolism. 2016 Feb;65(2):102-13.

ケトン体と GPR43（図 45）

（＊18） Miyamoto J, Ohue-Kitano R, Mukouyama H, Nishida A, Watanabe K, Igarashi M, Irie J, Tsujimoto G, Satoh-Asahara N, Itoh H, Kimura I. Ketone body receptor GPR43 regulates lipid metabolism under ketogenic conditions. Proc Natl Acad Sci U S A. 2019 Nov 19;116(47):23813-23821.

ケトン体と HDAC（図 46）

（＊19） Shimazu T, Hirschey MD, Newman J, He W, Shirakawa K, Le Moan N, Grueter CA, Lim H, Saunders LR, Stevens RD, Newgard CB, Farese RV Jr, de Cabo R, Ulrich S, Akassoglou K, Verdin E. Suppression of oxidative stress by β

海馬の錐体細胞の脆弱性（図 32）

（＊７）Yasuda Y, Shimoda T, Uno K, Tateishi N, Furuya S, Tsuchihashi Y, Kawai Y, Naruse S, Fujita S. Temporal and sequential changes of glial cells and cytokine expression during neuronal degeneration after transient global ischemia in rats. J Neuroinflammation. 2011 Jun 22;8:70.

錐体細胞の変性過程（図 33）

（＊８）Camandola S, Mattson MP. Brain metabolism in health, aging, and neurodegeneration. *EMBO J.* 2017;36(11):1474-1492.

アミロイド沈着とニューロン変性（図 34）

（＊９）Bharadwaj P, Wijesekara N, Liyanapathirana M, Newsholme P, Ittner L, Fraser P, Verdile G. The Link between Type 2 Diabetes and Neurodegeneration: Roles for Amyloid-β, Amylin, and Tau Proteins. J Alzheimers Dis. 2017;59(2):421-432.

メマンチンの基本作用（図 36）

（＊10）Xia P, Chen HS, Zhang D, Lipton SA. Memantine preferentially blocks extrasynaptic over synaptic NMDA receptor currents in hippocampal autapses. J Neurosci. 2010 Aug 18;30(33):11246-50.

インスリン抵抗性とエネルギー基質（図 37）

（＊11）Neth BJ, Craft S. Insulin Resistance and Alzheimer's Disease: Bioenergetic Linkages. Front Aging Neurosci. 2017 Oct 31;9:345.

スパインと脳の老化（図 38）

（＊12）Chang PK, Boridy S, McKinney RA, Maysinger D. Letrozole Potentiates Mitochondrial and Dendritic Spine Impairments Induced by β Amyloid. J Aging Res. 2013;2013:538979.

ケトン体と認知機能（図 39）

（＊13）Murray AJ, Knight NS, Cole MA, Cochlin LE, Carter E, Tchabanenko K, Pichulik T, Gulston MK, Atherton HJ, Schroeder MA, Deacon RM, Kashiwaya Y, King MT, Pawlosky R, Rawlins JN, Tyler DJ, Griffin JL, Robertson J, Veech RL, Clarke K. Novel ketone diet enhances physical and cognitive

【参考文献】

（論旨の展開に重要な５つの原著論文には★をつけましたので、ぜひご参照ください。）

１．図中での原著論文（＊１－31）

血液脳関門（図６）

（＊１）Segarra M, Aburto MR, Acker-Palmer A. Blood-Brain Barrier Dynamics to Maintain Brain Homeostasis. Trends Neurosci. 2021 May;44(5):393-405.

オリゴデンドロサイトの運動技術習得の役割（図９）

（＊２）McKenzie IA, Ohayon D, Li H, de Faria JP, Emery B, Tohyama K, Richardson WD. Motor skill learning requires active central myelination. Science. 2014 Oct 17;346(6207):318-22.

乳酸シャトルとアストログリア細胞（図15と図16）

（＊３）Brekke E, Morken TS, Sonnewald U. Glucose metabolism and astrocyte-neuron interactions in the neonatal brain. Neurochem Int. 2015 Mar;82:33-41.

★ケトン体シャトルの提唱（図19）

（＊４）Guzmán M, Blázquez C. Is there an astrocyte-neuron ketone body shuttle? Trends Endocrinol Metab. 2001 May-Jun;12(4):169-73.

ヒト胎児のケトン体濃度（図22と表７）

（＊５）Muneta T, Kawaguchi E, Nagai Y, Matsumoto M, Ebe K, Watanabe H, Bando H, “Ketone body elevation in placenta, umbilical cord, newborn and mother in normal delivery. Glycative stress research 2016 3:133-140.

インスリンの血糖値制御（図30）

（＊６）Leto D, Saltiel AR. Regulation of glucose transport by insulin: traffic control of GLUT4. Nat Rev Mol Cell Biol. 2012 May 23;13(6):383-96.

〈教師職〉

2001年12月岩手大学工学部・准教授：独立して神経再生工学研究室を主催。桜100選の高松の池を毎朝歩いて大学に通った。毎年恒例となっていた学生たちとの花見や学期ごとの研究室のお茶会が楽しみであった。

*海馬のニューロン死を抑制するテルペノイド（アルカロイドの1種）ローズマリー由来のカルノシン酸*にはまる。*褐藻類由来のゾナロールの研究*では、シワヤハズを採るために屋久島、種子島、八丈島を訪れる（島のダイバーの人たちとの食事会が楽しかった）。

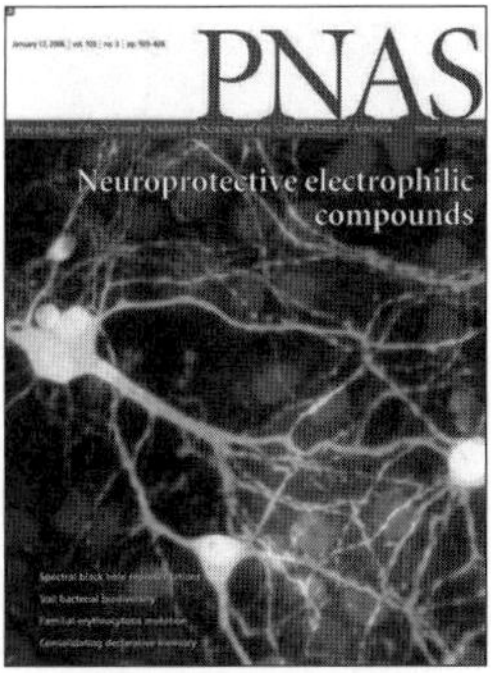

PNAS2006年1月

〈現職〉

2014年4月以降東京工科大学応用生物学部・教授：アンチエイジングフード研究室を主宰。授業中の学生の反応がよい時や、学期末におこなう記述式試験の解答を読むときに仕事のやりがいを感じている（じつに的確で詳しく書かれた解答を読んで、感動してしまうことさえある）。

ビタミンCなど天然分子によるニューロンの保護を研究。特にケトン体の抗老化作用に注目し、共同研究を展開。

昼寝も欠かさなかった)。

ヒトT細胞白血病ウイルスのREX遺伝子の研究。


〈ポスドク時代〉

大阪大学蛋白質研究所・研究員：畠中寛研究室で神経科学（ニューロン死）の研究を開始。畠中先生の茫洋な性格に触れながら、研究者として生きてゆく勇気を得る。夏に汗だくになって自転車通勤を続けた。

小脳顆粒細胞のニューロン死のメカニズムの研究。


〈研究員〉

大阪バイオサイエンス研究所神経科学部門・研究員：渡辺恭良先生の並外れた気配りのおかげで多数の論文を生産することができた。休日の度に万博公園を散歩した（太陽の塔は今でも希望のシンボルである)。

ニューロン死を抑制する創製分子（NEPP11）の研究。


〈客員教授〉

バーナム研究所神経科学部門・客員教授（2003～2004年)：Stuart A Lipton（スチュアート・リプトン）のサイエンスの先鋭的なテーマを見つける嗅覚の鋭さに感動。あらゆる国から来ている研究者たちとの交流は貴重な経験となる。西海岸ラホヤの一年中春のような気候と美しい海辺の生活を楽しむ（お金もヒマもなかったが充実していた)。

NEPP11の作用点の研究。

論文の写真がPNASの表紙になったことは人生でうれしかったことのベスト10のひとつ。

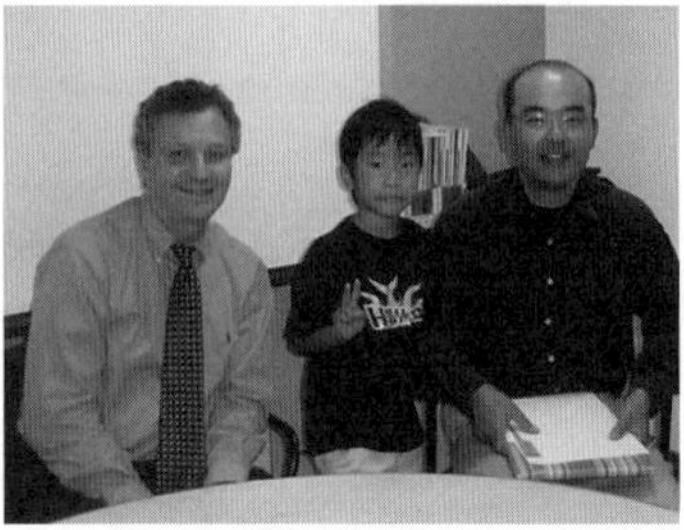
スチュアートと息子と
（バーナム研）

著者プロフィール

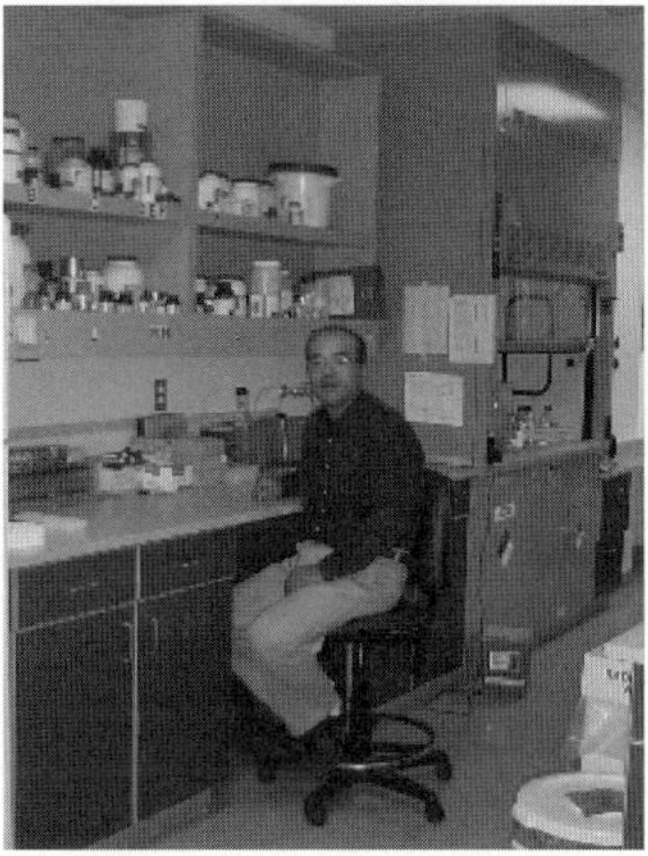

佐藤拓己

岩手県一関市出身。
現　　在：東京工科大学応用生物学部・教授
専門分野：神経科学および抗老化学
趣　　味：世界史の勉強

〈高校時代〉
一関第一高等学校理数科：数学と化学が得意科目。基本英文 700 選を肌身離さず持ち、暗誦することを趣味とする。真冬以外はゲタ通学（一度駅の階段で転ぶ)。

〈大学時代〉

東京大学農学部畜産獣医学科：生命科学に目覚める。板橋本町のアパートに下宿。住人である変わったヒトたちとの生活を楽しむ。司法試験中の人、哲学者の卵の人など個性豊かであった。自分は山登りと岩登りにはまった（のでまじめな学生ではなかったかもしれない)。

平滑筋のカルシウムとエネルギー代謝を研究。


〈大学院時代〉

京都大学大学院医学研究科分子医学専攻：黒谷のそばの聖護院のアパートに下宿。そこでも変わった住人との生活を楽しむ。大家さんがよく夕食会を開いてくれ、５人で夜中まで居座った。京都と奈良の名所によく出向いた。研究室には毎日夜中までいた（がその分、

佐藤拓己（さとうたくみ）

1961年岩手県生まれ。東京工科大学応用生物学部教授。岩手県立一関第一高等学校理数科、東京大学農学部畜産獣医学科卒業。京都大学大学院医学研究科修了。博士（医学）。大阪大学蛋白質研究所研究員、財団法人大阪バイオサイエンス研究所研究員、岩手大学工学部准教授、米国サンフォード・バーナム研究所研究員を経て現職。麻布大学獣医学部客員教授兼務。専門は神経科学、抗老化学。著書に『ケトン体革命』（エール出版社）がある。

脳《のう》の寿命《じゅみょう》を延《の》ばす「脳《のう》エネルギー」革命《かくめい》

ブドウ糖神話《とうしんわ》の崩壊《ほうかい》とケトン体《たい》の奇跡《きせき》

2021年9月30日初版1刷発行

著　者 —— 佐藤拓己

発行者 —— 田邉浩司

装　幀 —— アラン・チャン

印刷所 —— 近代美術

製本所 —— ナショナル製本

発行所 —— 株式会社光文社
東京都文京区音羽1-16-6（〒112-8011）
https://www.kobunsha.com/

電　話 —— 編集部03（5395）8289　書籍販売部03（5395）8116
業務部03（5395）8125

メール —— sinsyo@kobunsha.com

落丁本・乱丁本は業務部へご連絡くだされば、お取替えいたします。
 ISBN 978-4-334-04564-7

光文社新書

1144

孤独は社会問題

孤独対策先進国イギリスの取り組み

多賀幹子

世界で初めて「孤独担当大臣」を設け、EU離脱後も混乱が続く国で、いま何が起きているのか。日本が学べることは何か。イギリス社会を見続けてきたジャーナリストが現地から報告。

978-4-334-04552-4

1145

ダイエットをしたら太ります。

最新医学データが示す不都合な真実

永田利彦

「ほぼ確実にリバウンド」「BMI18・5未満の死亡率は2倍」「小太りが一番長生き」――ダイエットは百害あって一利なし。摂食障害が専門の精神科医が「やせ礼賛」文化を斬る!

978-4-334-04553-1

1146

教養としてのロック名曲ベスト100

川﨑大助

現代人の基礎教養、ロック名曲100を、これまでにない切り口で紹介・解説。著者の主観・忖度抜き、科学的な手法で得られた驚愕のランキングの1位は? サブスク時代に最適のガイド。

978-4-334-04554-8

1147

日本のバドミントンはなぜ強くなったのか?

藤井瑞希

近年、なぜ日本のバドミントンは国際大会で目覚ましい結果を残しているのか。ロンドン五輪女子ダブルス銀メダリストの著者が自身の軌跡を振り返りながらその強さの秘密を語る。

978-4-334-04555-5

1148

腸と森の「土」を育てる

微生物が健康にする人と環境

桐村里紗

人の不調と、環境の不調は「土」でつながっている――最も身近な自然環境=「腸内環境」と心身の関係、日々の食事の選択の重要性と方法を「プラネタリーヘルス」の観点から説く。

978-4-334-04556-2

光文社新書

1154
新聞記者、本屋になる
落合博

新聞記者であった著者はいかにしてひとり本屋を始めることができたのか。定年目前の58歳、子どもは3歳、書店員経験は0。第二の人生、妻の反対を押し切っての本屋開業記！

978-4-334-04561-6

1155
ルポ　コロナ禍で追いつめられる女性たち
深まる孤立と貧困
飯島裕子

臨時休校、おうち時間、休業補償、テレワーク……。コロナ禍で生じた出来事の多くでより深刻な状況に陥ったのは女性だった。その背景にあるものを、当事者への取材から探る。

978-4-334-04562-3

1156
日本のジーパン
林芳亨

米国で生まれたジーンズがいかに日本で独自の発展を遂げたのか？　ジーンズ界の重鎮である著者がジーンズの歴史や、日本における受容のプロセス等「ジーパン愛」を語り尽くす。

978-4-334-04563-0

1157
脳の寿命を延ばす「脳エネルギー」革命
ブドウ糖神話の崩壊とケトン体の奇跡
佐藤拓己

巨大で大食漢な働き者「脳細胞」を長持ちさせる助っ人とは⁉ ヒトの脳の発達を可能にしたエネルギーとしてケトン体に注目。認知症・うつを防ぎ健康にも役立つ栄養摂取法を考察する。

978-4-334-04564-7

1158
田舎暮らし~~読~~毒本
樋口明雄

田舎暮らしにスローライフは存在しない！　東京から自然豊かな地方に移住して20年の小説家が満を持して贈る、田舎暮らしのノウハウと闇。本書を読まずして移住するべからず！

978-4-334-04565-4